拯救脑卒中

Warding off Stroke

惠 凯 编著

中国科学技术出版社
·北京·

图书在版编目（CIP）数据

拯救脑卒中 / 惠凯编著 . — 北京：中国科学技术出版社，2022.5（2023.2 重印）
ISBN 978-7-5046-9474-4

Ⅰ . ①拯… Ⅱ . ①惠… Ⅲ . ①脑血管疾病—防治 Ⅳ . ① R743

中国版本图书馆 CIP 数据核字 (2022) 第 039152 号

策划编辑	池晓宇　焦健姿	
责任编辑	靳　婷	
文字编辑	方金林	
装帧设计	佳木水轩	
责任印制	徐　飞	

出　　版	中国科学技术出版社	
发　　行	中国科学技术出版社有限公司发行部	
地　　址	北京市海淀区中关村南大街 16 号	
邮　　编	100081	
发行电话	010-62173865	
传　　真	010-62179148	
网　　址	http://www.cspbooks.com.cn	

开　　本	710mm×1000mm　1/16	
字　　数	453 千字	
印　　张	24.5	
版　　次	2022 年 5 月第 1 版	
印　　次	2023 年 2 月第 2 次印刷	
印　　刷	运河（唐山）印务有限公司	
书　　号	ISBN 978-7-5046-9474-4/R · 2842	
定　　价	48.00 元	

内容提要

脑卒中离我们远吗？早晨起来穿不上衣服了、吃着饭手拿不住筷子了、打麻将时突然昏迷了……活生生的例子都警告着脑卒中就在我们的周围。脑卒中后偏瘫、言语笨拙、痴呆，甚至卧床不起都可能成为患者可怕的终身后遗症。即使反复的轻度脑卒中，也会造成患者性格改变、人格改变或精神异常，而这些往往是被广泛忽视的中风表现！

脑卒中在随时敲打着我们，正伺机侵入我们的大脑！

动脉硬化是一种退化机制，随着年龄增加而持续加重，因此脑卒中在老年期最多见。然而，脑卒中正在呈现出年轻化趋势，中年人成为新增主力，青壮年更是呈现出崛起之势，这些都有其深刻的根源。

脑卒中面前人人平等，区别在于你能否科学地对待和自我管控，而不是盲目自信。防范脑卒中绝不仅仅是管理好高血压和糖尿病，心脏、血液、遗传等疾病同样可以导致脑卒中。防范脑卒中也不仅仅是戒烟、戒酒，持续的不良生活习惯是当下健康人群和已有脑卒中基础疾病人群突发脑卒中的强烈诱导因素。

3～4 天足以催生一个平素无恙的人突发脑卒中，这不是耸人听闻！引发青壮年、青年脑卒中的诱因往往让人们捶胸顿足、悔不当初。你会想到饮水不足、熬夜、久坐能引发脑卒中吗？你能意识到长期脑疲劳、精神压力会造成脑动脉狭窄吗？这些恰恰是被人们最为忽视、最未觉察、最不警醒的因素。

脑卒中发生在我们身体上，也生长在我们的内心里。

没有一种神丹灵药服下后，脑卒中就好了，就不偏瘫残疾了！脑卒中后康复的艰辛、人体功能的损害、社会职业能力的丧失是难以想象的。

拯救脑卒中，控制基础疾病、规避不良生活习惯、倡导健康生活方式才是根本。

序　一

实施"健康中国"行动，是关乎我国民众健康，涉及未来中国发展的长远战略。民众身体健康、心理健康是维系国之命运、国之昌盛的基石。

脑卒中的高致残率、高死亡率、高发病率，使其成为严重损害人民健康的重大疾病。国家卫健委脑卒中防治工程委员会（脑防委）正在全面推进我国脑卒中防治工程，卒中中心、卒中地图等脑卒中救治体系遍布全国县市医疗机构，足以彰显对脑卒中的重视。防范脑卒中，要从提高民众对疾病的认知开始。《拯救脑卒中》就是打通脑卒中的最后一公里，与脑卒中零距离接触，庇佑脑卒中淫威下的生灵，尊享自主、自立的生活。

动脉硬化是人类目前无法攻克的疾病之一，不仅限制了人类的寿命，更重要的是促使机体脏器衰老、引发组织器官退变。作者提出的"脑血管疲劳理论""动脉斑块-闸门效应学说"，是以新的学术观点去揭示人类动脉硬化疾病的发生、发展、衰退和最终的疾病作用，可谓一语道破动脉硬化性脑卒中理论的新论点，值得临床工作者和医学生们借鉴。

本书作者是我非常熟悉的教授，三十年来长期致力于脑血管疾病诊治领域。脑卒中发病因素众多，不同年龄阶段的脑卒中各有其发病特点。贯读全书，可见作者对脑卒中疾病的认识已不再停留于单纯救治和预防动脉硬化、高血压、糖尿病等脑卒中相关病因层面。作者通过阐述脑卒中原理，透过中年人群脑卒中增加的现象，分析青壮年、青年脑卒中发病因素的本质，揭示日常生活诱因参与脑卒中发病，日常不良生活习惯是导致脑卒中年轻化的重要生活根源。

不良生活习惯主导的生活方式，绝不仅仅是嗜酒和吸烟。作者提出日常生活中长期饮水不足、熬夜、脑疲劳、久坐、压力、情感异常、忽视、盲目自信等，是导致基础疾病加重，乃至引发健康人群发生脑卒中的导火索！青年、青壮年往往疏于自身疾病的管控，对诱因的思想认识匮乏，从而引发了脑卒中，这是最生动、最贴近百姓理解与警醒的总结！作者在书中描述的由于生活诱因而引发不同年龄阶段患者突发脑卒中的案例，生动而又深刻。

作者在解析疾病发生诱因、布局疾病预防层次方面，已经升华到提高人们心理认知、改变日常不良生活习惯、倡导健康文明生活方式的新型疾病预防模式。

　　本书是一部认识脑卒中损害、体验脑卒中痛楚、管控脑卒中发病因素，从日常生活出发指导脑卒中预防、护理与康复的科普图书，也是一部倡导回归人类原始运动本能、保障生理睡眠能力，推行用宽容、阳光的心态走进健康文明生活方式的社会医学理论著作。

　　大脑决定健康！爱护大脑！保护大脑！减少脑卒中！

哈尔滨医科大学附属第二医院
神经内科主任、卒中中心主任

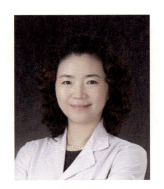

王丽华

一级主任医师、二级教授，博士后、博士研究生导师，哈医大星联杰出教授，哈尔滨医科大学附属第二医院神经内科主任、卒中中心主任，哈医大二院一流专科带头人，哈尔滨医科大学学术委员会委员。国家卫健委脑防委督导专家组组长，中国卒中中心管理指导委员会秘书长，中国卒中专科联盟副主席，中华医学会神经病学分会全国委员、脑血管病学组委员，中国卒中学会常务理事，中国医师协会神经病学分会常务委员、神经免疫学组副组长，黑龙江省医学会神经病学专业委员会主任委员，黑龙江省卒中学会会长，黑龙江省免疫学会神经免疫分会主任委员，黑龙江省医师协会神经重症委员会主任委员，黑龙江省科协常务委员，《中华神经科杂志》编委。享受省政府特殊津贴，龙江名医。获国家卫健委脑防委杰出贡献专家奖，中国医师协会杰出神经内科医师学术成就奖，位列全国神经内科专家学术影响力前 100 强。

序 二

　　脑卒中并不是唯有老年人发生，而中年人、青壮年人遥不可及！近30年来脑卒中发病呈现年轻化趋势，平均发病年龄明显前移，中年人、青壮年人脑卒中发病均呈崛起之势，甚至波及青年人！导致脑卒中年轻化与高发病率是单纯因为高血压、糖尿病泛滥吗？不是的！脑卒中发病率的增加与人们对脑卒中的认识匮乏、不健康的生活方式或习惯直接相关；是人们在日常生活中积攒疾病病因、积攒不良生活习惯诱因、忽视自身机体所处状况、缺乏对脑卒中疾病的敬畏、缺乏对"疾病诚信"的了解等综合原因所导致的结果。

　　在目前国内外脑卒中等脑血管病成为人类头号疾病杀手的情形下，防范脑卒中不如称谓拯救脑卒中！拯救脑卒中就是让人们了解脑卒中原理，知晓不同年龄阶段人群脑卒中发病因素，动脉硬化、斑块、狭窄的演变与根源，深刻体会高血压、糖尿病是脑卒中两大基础疾病，遗传或先天因素和心脏、血液、肿瘤等疾病同样可以引发脑卒中。不良生活习惯推波助澜脑卒中的发生，成为脑卒中的重要诱因！防范脑卒中不只是戒烟、戒酒，要知道日常生活中饮水不足、熬夜、久坐、情感异常、忽视、盲目自信等是最容易被忽视的脑卒中诱发因素。

　　脑卒中不仅形成个体躯体损害，思维、认知、心理的损害远远超出常人的想象。脑血栓、脑出血等脑卒中典型疾病的致残性远不只是肢体偏瘫、言语不清，更严重的是伴随终生的痴呆、情感异常、精神异常等。脑卒中不仅给患者造成身体功能的损害，而且使之丧失家庭尽责能力，甚至社会职业能力被完全摧毁。

　　拯救脑卒中，应从提高思想认知开始，从改变不良生活习惯，倡导、推行健康文明生活方式入手，而不是单纯地就病论病。大医治未病，有思想、有策略，这也是本书值得赞许与赏读的所在。

　　瘫痪的成本太大！给脑卒中算算经济账，这是本书的另一突出特点。脑卒中后家庭护理是目前和未来必须面对的家庭窘境，人员减少、支出增多，久病床前难寻"孝子"呀！

　　脑卒中急性期康复和日常护理是被忽视的领域，家庭护理责任重大，要把脑卒中老人当孩子般对待！衣、食、住、行要细微到每日饮水多少、尿多少、食盐多少，防摔、防坠床是第一要务！先坐、后站、再行走，偏瘫恢复次序道出的是大脑功能的可塑性。本书针对目前防范脑卒中后患者饮食问题、护理问题，给予了实用的权威解读，对减少脑卒中后复发和并发症极具贡献。

书中所述内容广泛，极力疏解民众关心和认识上的常见误区，如哪些疾病状态和年龄的人需要血压高点、哪些动脉斑块不需立刻吃药、动脉瘤不是脑肿瘤等。涉及一些机制，如脑出血"三部曲"、脑卒中"痴呆三角"、高血压自我管理、糖尿病饮食分级等，阐述简明扼要、条理清晰。作者将大脑结构比喻为"手机硬件"，人的精神、智慧、思想、性格、情感等是软件，简单易理解。书中还列举了一些临床脑卒中实例，如钓鱼调出来的脑卒中、离婚后情感压抑诱发的脑卒中，19岁的学生熬夜3天玩网络游戏突发脑卒中等。许多经典语句足以发人深省，如"脑卒中是人生最自私的个人所有，一旦拥有将伴随终生""忽视颈部动脉超声多普勒检查，是一生中最大的错误之一"等。写作语言通俗易懂，"吃三条""三不管""三八线"分别描绘"吃"具有的三项含义和高度发达的人类大脑也存在供血管理的薄弱，在脑供血问题上相互"推诿"。

本书也关注了儿童脑卒中，重点提出"儿童电子屏幕依赖症"可以是引发先天性脑血管异常患儿突发脑卒中的诱因；更主要的是，"儿童电子屏幕依赖症"是精神依赖的一种，可能成为损害儿童、少年健康生活方式的一个重要家庭隐患因素，极不利于少年儿童成长。

防范脑卒中是个系统工程，作者提出"5 ☆ 基础调控"。健康生活方式的保障，运动是核心。运动能增加快乐感、能抵御焦虑、能释放压力、能改善睡眠。"脑－体连接"是首次以中风医学为方法针对运动提出的新概念，极具特点和匠心。Ⅱ类运动以增强体质为主，Ⅰ类运动在增强体质的同时有明显改善脑功能的作用。例如跑步（Ⅱ类）时可以"不用"脑，可以听着音乐跑；而打羽毛球（Ⅰ类）时则不能，必须保持时时的、紧密的"脑－体连接"。

本书是一部全面系统、通俗且颇具指导价值的脑卒中科普著作。本书作者惠凯教授是三甲医院脑血管病专业主任医师，在当前国家推进"健康中国"之际，作者总结几十年的脑卒中诊治与预防经验，深入浅出、系统成著，根植疾病源头、直唤生活方式的改变以拯救脑卒中。

防范脑卒中从预防脑卒中开始，从践行健康生活方式开始，从改善心理认识和行为开始。

大庆市大庆龙南医院　院长

前　言

　　每一位脑卒中患者发病前，都会认为脑卒中与自己无关，甚至离自己远着呢！然而，国内外的实际状况是每 6 个人中就有 1 人会发生脑卒中，平均每 6 秒就有 1 人新发脑卒中。更残酷的是，这些脑卒中患者中有 75% 的人治疗后仍会留下不同程度的残疾，其中 50% 会留下永久的重度残疾。脑卒中不仅使患者失去自主、自立的生活能力，甚至使患者因脑卒中后痴呆、精神异常而丧失人格。

　　作为专业的脑血管病医生，笔者明显感受到人们在脑卒中防治方面存在很多错误的观念和行为。这些错误导致了脑卒中的发生，甚至使患者错失了脑卒中早期的最佳治疗时机。正如书中介绍的，19 岁的青年人会因长时间熬夜、久坐、饮水不足、脑疲劳而突发脑卒中致残，这只是一个方面，更重要的是可能危及患者的生命。令人叹息之余，更应促人深省，科学、合理的脑卒中防治知识亟待普及。

　　笔者将脑卒中防治中的常见误区，归纳为"脑卒中错误 321"。

- 3 个错误观点
  - 脑卒中只发生于中老年人；年轻人发生脑卒中肯定与高血压、糖尿病、嗜酒、吸烟、肥胖有关；脑卒中离"我"太遥远。
  - 脑卒中与生活因素无关；饮水不足、运动缺乏、久坐、熬夜等不良生活习惯及情感异常等问题不会引发脑卒中。
  - 得了脑卒中关键在于治疗，医生和医院技术决定遗不遗留后遗症；预不预防不重要。

- 2 个错误行为
  - 发生脑卒中后没有第一时间赶往医院救治。
  - 面对溶栓、取栓犹犹豫豫，瞻前顾后，不敢承担风险。

- 1 个不能识别
  - 不能识别脑卒中早期症状（或忽视或侥幸，用各种原因、理由解释可能已经发生的脑卒中早期症状）。

实际上，忽视脑卒中发病因素、盲目相信自己与脑卒中无关，始终贯穿于这些人的思想中。

　　脑卒中重在预防，而不是等到发病后再去治疗！

　　脑卒中发生在人们的身体上，也生长在人们的心里！

　　在此特别感谢中国科学技术出版社对本书出版的大力支持。同时也感谢在本书写作的 4 年中，给予我帮助的同仁和友人。

编著者

目　录

第1章 脑卒中与脑血管病

一、什么是脑卒中

（一）脑卒中就是急性脑血管病

1. 脑卒中

脑卒中俗称"中风"，是一种急性脑血管病。脑卒中是指由于脑血管突发闭塞或破裂导致脑组织坏死或损伤，并引起偏瘫、痴呆等临床症状的一组疾病，患者的个人生活能力受到严重损害。

脑卒中又称为脑血管意外，是急性脑血管病，专指急性发生的脑出血和脑梗死。

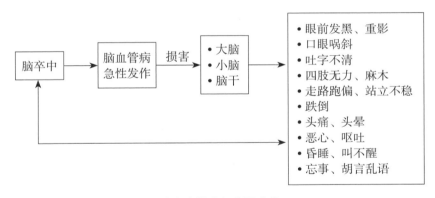

脑卒中损害与主要症状

故此，脑卒中 = 脑血管意外 = 脑梗死或脑出血。

2. 脑卒中十大关键主题

(1) 脑卒中根本病因：脑动脉粥样硬化。

(2) 脑卒中两大基础疾病：高血压、糖尿病。

(3) 脑卒中非动脉硬化性病因：心房颤动、心脏瓣膜疾病、血液疾病、女性雌激素使用、妊娠、遗传性或发育性脑血管异常等。

(4) 脑卒中最常见诱因：嗜酒、吸烟、暴怒、压力、熬夜、饮水不足、运动缺乏、肥胖、忽视。

(5) 脑卒中脑组织损害形式：缺血性梗死、出血性坏死。

(6) 脑卒中发病特点：病来如山倒，病去如抽丝。

(7) 脑卒中临床特征：面部或肢体无力、麻木、吐字不清、呛咳，嘴歪眼斜。

(8) 脑卒中后遗症：偏瘫、言语障碍、卧床、痴呆、精神、情感异常。

(9) 脑卒中后遗症特点：伴随后半生。

(10) 脑卒中防治：预防重于治疗。

（二）脑梗死、脑出血都是脑卒中，谈谈脑卒中的分类

脑卒中按照脑卒中发生时脑血管是闭塞或破裂的病变性质，将脑卒中分为两大类。

1. 出血性脑卒中

出血性脑卒中简称脑出血或脑溢血，指脑组织内出血，如丘脑出血、小脑出血、脑干出血等，广义的脑出血还包括蛛网膜下腔出血和脑室出血。

2. 缺血性脑卒中

缺血性脑卒中又称脑梗死，脑梗死包括脑血栓形成（或称脑血栓）、脑栓塞、分水岭脑梗死、腔隙性脑梗死。

急性缺血性卒中（acute ischemic stroke，AIS）是缺血性脑卒中的另一种称谓，重点突出缺血性脑卒中急性发作的特点。卒中与中风意思完全相同，只是使用的场合有区别，这一点在本章节最后有论述。

短暂性脑缺血发作（transient ischemic attack，TIA）是脑卒中的前兆，是极其重要的脑卒中强烈信号，归为缺血性中风样发作。因为有的 TIA 样发作其实就是发生了脑卒中，所以纳入缺血性脑卒中分类以示其重要性。

当然不论是缺血性或出血性脑卒中，都包含由于脑内静脉系统血栓形成导致的缺血性脑卒中或出血性脑卒中。

脑卒中分类

出血性脑卒中		缺血性脑卒中	
脑实质出血	其他部位脑出血	中风样发作	脑梗死
• 脑干出血 • 丘脑出血 • 基底节出血 • 小脑出血 • 脑叶出血	• 蛛网膜下腔脑出血 • 原发脑室系统出血	• 短暂性脑缺血发作（TIA） – 椎 – 基底动脉供血不足 – 颈内动脉系统供血不足	• 脑血栓形成 • 脑栓塞 • 腔隙性脑梗死 • 分水岭脑梗死

（三）脑卒中发病因素

脑卒中的病因和诱因如下。
- 疾病病因（病因）
  - 根本病因。
  - 基础疾病。
  - 其他导致脑卒中的疾病（非动脉硬化性疾病病因）。
  - 脑血管先天发育异常和遗传性脑血管病。
- 生活诱因
  - 嗜酒、饮水不足、久坐、熬夜、忽视、肥胖等。

　　脑卒中的发病因素是指导致脑卒中发生的疾病因素和诱发脑卒中发生的疾病或非疾病因素。前者称为病因，后者称为诱因。

　　脑卒中发病因素＝病因＋诱因。

脑卒中的发病因素

疾病病因				生活诱因
根本病因	基础疾病	其他疾病	先天发育和遗传	
• 动脉粥样硬化	• 高血压 • 糖尿病	• 心脏瓣膜疾病 • 血管炎 • 血液病 • 代谢疾病 • 感染、肿瘤等	• 动脉瘤 • 烟雾病 • 血管畸形 • CADASIL 等	• 嗜酒、吸烟 • 饮水不足 • 情绪异常、忽视 • 运动缺乏 • 熬夜、脑疲劳等

1. 病因

　　脑卒中的病因是指可以直接导致脑卒中的疾病，如动脉硬化；或者直接导致形成脑卒中根本原因的疾病，如高血压、糖尿病。

　　脑卒中的病因可以概括为四大类，即根本病因、基础疾病、其他导致脑卒中的疾病、先天发育和遗传性脑血管疾病。

　　(1) 脑卒中根本病因：动脉粥样硬化（简称动脉硬化）是种疾病，脑血管动脉硬化是导致脑卒中的根本病因。

　　动脉硬化性脑卒中贯穿整个老年期和中年期，动脉硬化前移仍然是导致青壮年期脑卒中的根本病因，局限性脑动脉硬化是青年期由于高血压、糖尿病导致脑卒中的主要根源。

(2) 脑卒中两大基础疾病：高血压和糖尿病。

高血压、糖尿病是动脉硬化性脑卒中的两大基础疾病。高血压、糖尿病引发青年期局限脑动脉硬化、青壮年动脉硬化前移，在青年、青壮年脑卒中病因中占主导地位。高血压、糖尿病在所有脑卒中中占比最高，青年、青壮年脑卒中两者患有率高达 80% 左右，同样是青年、青壮年脑卒中的基础疾病，而且还有不断上升的趋势。

(3) 其他导致脑卒中的疾病（非动脉硬化性疾病病因）。

其他导致脑卒中的疾病，归纳起来主要是非动脉硬化性疾病的一部分，这一部分包含较广，如心脏疾病、血液病等。

非动脉硬化性疾病病因主要包括如下几项。

① 心脏疾病：瓣膜病、冠心病、心律失常、心内膜炎、心房黏液瘤等。

② 血管炎类：梅毒、艾滋病、风湿性疾病等。

③ 血液疾病：红细胞、血小板增多症、凝血性疾病、纤维蛋白增高症等。

④ 代谢疾病：高脂血症、高同型半胱氨酸血症、高尿酸血症、线粒体脑肌病等。

⑤ 感染性疾病：单纯疱疹病毒、巨噬细胞感染、结核、寄生虫等。

⑥ 肿瘤、变性疾病：肿瘤、淀粉样血管变性。

⑦ 其他：外伤、夹层等。

(4) 脑血管先天发育异常和遗传性脑血管病：脑血管动脉或静脉先天发育异常、遗传性脑血管病，如脑动静脉畸形、烟雾病等同样可以引发脑卒中，是脑卒中发病因素之一。

这类疾病导致的脑卒中常见于青年或青壮年期以下人群，年龄越小关联度可能越高。

这类疾病导致脑卒中的脑血管病理改变不是动脉硬化；病因归类实际上仍是非动脉硬化性疾病。因为先天发育或遗传因素明显而突出，所以将这类疾病单独列为一项病因。

脑动脉、静脉先天发育异常和遗传性疾病主要包括如下几类。

① 遗传性血管病变：CADASIL、肌纤维发育不良、Fabry 等。

② 先天发育异常：海绵状血管瘤、动静脉畸形、烟雾病（Moyamoya 病）等。

2. 诱因

脑卒中的诱因是指可以诱发脑卒中的因素，包含生活因素（或称生活诱因）和其他因素。

生活诱因占据脑卒中诱因的绝大多数，在诱发脑卒中发生中占有极其重要的地位和重要的环节。诱发脑卒中的生活诱因都来源于日常生活，是能引发脑卒中发生的日常基本生活因素。

生活诱因在引发脑卒中发生过程中既普遍而又关键，是拯救脑卒中必须关注与控制的至关重要的因素。

脑卒中诱因中其他因素，诸如手术、外伤、感染、医源性等发生率较低，而且部分因素如感染等也和生活因素有直接或间接的关联；故本书所指脑卒中发病因素的诱因，主要指向生活诱因。

(1) 生活诱因：诱因是引发脑卒中发生的原因，是脑卒中的导火索，是脑卒中的加速器；诱因也可以引发无脑卒中疾病病因的健康人突发脑卒中。

无或具有脑卒中病因的患者突然发生或提前发生脑卒中，其决定因素往往取决于诱因。这一点希望在日常生活中"保持"着脑卒中诱因的不良生活习惯者，要有足够的警惕；如暴怒引发动脉瘤破裂导致脑出血、饮水不足引发脑动脉狭窄后血流缓慢、瘀滞导致脑血栓形成等。

可诱发脑卒中的日常生活因素包括以下几个方面。

① 嗜酒、吸烟。

② 运动缺乏、久坐。

③ 精神压力、情感低沉、暴怒。

④ 饮水不足。

⑤ 熬夜、脑疲劳。

⑥ 忽视、盲目自信。

⑦ 高盐、高糖、高脂饮食。

⑧ 肥胖等。

(2) 生活诱因不同程度参与各年龄段脑卒中：日常生活因素如嗜酒、吸烟、熬夜、运动缺乏、饮水不足等参与脑卒中的发生，构成脑卒中发病因素中重要的诱因环节。这些日常生活因素的持续，即被称为不良生活习惯。

不良生活习惯多在青年期后养成，并呈逐年上升趋势。青壮年和中老年期最为显著，老年期后有所下降并稳定，呈幕样分布。老年期生活诱因参与度有所下降与老年人保健意识提高有直接关联，青年期后上升与青年、青壮年不注重保健意识、肆意挥霍青春积累有关。

（四）不同病因和诱因在各年龄段脑卒中的作用和差异

年龄因素与脑卒中发病密切相关，我们把脑卒中按年龄段划分，不同年龄段脑卒中的病因和诱因占据的发病作用和分布明显不同（本节内容在第 2 章还有详述）。

1. 老年期（> 65 岁）发病

● 动脉硬化是根本病因。

● 高血压、糖尿病是两大基础疾病。

● 年龄越大动脉硬化越明显，发病特点围绕动脉硬化展开。

● 生活因素往往成为老年期脑卒中的导火索。

2. 中老年期（45—65 岁）发病

● 动脉硬化是根本病因。

● 高血压、糖尿病是两大基础疾病。

● 生活诱因引发中年期脑卒中的参与度，要高于 65 岁以上的老年人。

3. 青壮年期（30—45 岁）发病

● 动脉硬化或脑动脉硬化前移仍然是根本病因。

● 高血压、糖尿病是两大基础疾病。

● 其他脑卒中非动脉硬化性病因参与青壮年脑卒中的发生。女性脑卒中与长期口服避孕药或使用雌激素替代治疗有关。

● 生活诱因扮演着引发青壮年脑卒中发病的主角；严重而持续的生活诱因也可以成为青壮年期脑卒中的独立发病因素。

4. 青年期（18—30 岁）发病

● 高血压、糖尿病是两大基础疾病。

● 局限性脑动脉硬化是动脉硬化性脑卒中的根本病因，基础疾病控制、管理不良是导致局限性脑动脉硬化的最主要原因。

● 非动脉硬化性病因独立参与青年期脑卒中；特点鲜明、因素较多，年龄越轻，这种参与度越高。

● 生活诱因引发患有脑卒中基础疾病的青年发生脑卒中；严重而持续的生活诱因也可以成为青年期脑卒中的独立发病因素。

5. 少年和儿童期脑卒中（< 17 岁）

● 脑卒中病因主要以非动脉硬化性疾病、脑血管先天发育异常和遗传性脑血管为主；少年儿童期脑卒中几乎见不到脑动脉硬化的身影。

● 生活诱因参与度较低。

总之，脑卒中年龄越大、动脉硬化和两大基础疾病越占据主要病因；年龄越小，脑血管发育性、遗传性病因越占据主导；两者在 40 岁左右形成交汇，此年龄段前脑卒中病因种类参与众多。

不同年龄段脑卒中发病因素归类

发病因素		老年 （＞65 岁）	中年 （45—65 岁）	青壮年 （30—45 岁）	青年 （18—30 岁）	少年和儿童 （＜17 岁）
疾病病因	根本病因	+++++	+++++	++++	++	
	基础病因	+++++	+++++	+++++	++++	
	其他病因		+	++	+++	+++
	先天＋遗传		+	++	+++	+++
生活诱因		++++	+++++	+++++	++++	

（五）脑卒中早期表现都有哪些

脑卒中临床表现概括为症状和体征的改变，如言语、吞咽、肢体活动、面部表情、眼球运动、意识状况等改变，还有各种感觉、行为、情感、精神、认知等异常或障碍。

脑卒中早期临床表现包括如下几点。

1. 头面部

(1) 头晕、头痛、恶心、呕吐。

(2) 视物不清、重影、黑矇。

(3) 吞咽困难、饮水呛咳、口角流涎。

(4) 吐字不清、听不懂别人说话。

(5) 口眼㖞斜、一侧鼻唇沟变浅、伸舌偏斜，面部、舌、唇麻木等。

2. 肢体

(1) 一过性左侧或右侧肢体无力或麻木。

(2) 肢体麻木、无力呈进行性加重，半身不遂。

(3) 步态不稳、拖沓等。

3. 行为、精神和认知

(1) 性格改变、行为异常、言语内容混乱。

(2) 突发痴呆、找不到家。

(3) 困倦、嗜睡、淡漠。

(4) 尿便失禁、尿潴留。

(5) 失计算、失读等。

危重脑卒中往往快速出现严重的临床表现，如突发性头痛、恶心呕吐，血压异常增高，嗜睡、叫不醒等；出现鼾声大、呼吸急促、意识障碍预示着脑出血的可能。

（六）脑卒中发病和病程特点

脑卒中病程按时间顺序可以分为四个时期，即发病前期、发病期、恢复期和后遗症期。4 个时期持续的时间长短不一，临床症状也有不断的变化。

脑卒中病程特点

疾病过程	发病前期	发病期		恢复期（康复期）	后遗症期
		起病阶段	疾病演变期		
持续时间	• 漫长基础疾病期 • 生活诱因持续期	• 从"秒""分"到"小时"	• 一般也是住院时间，数日	1.5 年内	1.5 年后
症状特点	• 基础疾病症状 • 不良生活习惯	• 脑损害 • 出现功能障碍	• 可进行性加重 • 并发症	康复治疗期功能渐恢复	遗留残疾

脑卒中发病和病程特点是发病迅速，恢复缓慢。

形象的比喻是病来如山倒、病去如抽丝。

1. 脑卒中发病前期

脑卒中发病前期是脑卒中的"抚育"期，患者主要以动脉硬化、高血压、糖尿病等基础病变或基础疾病导致的脑血管退化、斑块形成、狭窄等为主。临床以基础疾病的表现为主，没有脑卒中的症状。

特点：漫长，以基础疾病为主要表现。

2. 脑卒中发病期

脑卒中病因不同、发病机制不同，发病期发病速度和临床病程转归表现也不尽相同。脑卒中起病最快的可以用秒来计算，慢一点的可以用几小时和几天来衡量。

发病速度和症状特点

发病速度	按"秒"计算	按"分钟"计算	按"小时"计算	按"天"计算
病种	脑栓塞	脑出血 部分急性脑梗死	脑血栓 活动性脑出血	进展性脑血栓
症状特点	突然发生、发病前后完全不同、有明显的功能障碍	症状完全，也可以进行性加重	症状不完全，可以进行性加重	进行性加重
预兆	无	有或不明显	有或不明显	有

(1) 伴有功能损害：不论是哪个类型的脑卒中，脑卒中后都会出现肢体、言语等功能障碍和脑损害。

发病期治疗过程中也可能出现疾病进一步演变，此时患者多能处于就医或住院状态。

(2) 功能损害进展：有些脑卒中如进展性脑血栓和活动性脑出血，还可以表现为不断加重的肢体活动障碍、语言障碍等；甚至是能走入病房的患者，治疗期内反倒完全瘫痪了。这是由于脑卒中的血栓形成或出血不能被终止，出现血栓增长或出血量进一步加大的结果。

特点：快速起病，功能损害即刻出现，进展。

发病突然、速度快；睡一宿觉，瘫了！

脑血栓等急性缺血性卒中（AIS）多在夜间睡眠时发病，患者发病前可能会存在肢体麻木、轻度无力或言语含糊、流涎等，也可能无任何前期中风表现，患者多在忽视或侥幸的状态下，睡一宿觉，早晨起来瘫了！这些主要发生在具有脑卒中根本病因或两大基础疾病的中老年患者身上。

脑血栓等急性缺血性卒中（AIS）发病速度很快，几小时就可以形成脑血管闭塞。

脑出血，发病速度更快。患者脑出血发病前一分钟还可能好好的，或仅有头胀、头痛、眼花等，后一分钟就昏迷倒了、瘫了！

而最快的当属脑栓塞了，前一秒和后一秒完全不同，而且患者毫无预感，也无任何先兆症状。

3. 恢复期和后遗症期

(1) 恢复期漫长：脑卒中发病后数日即进入恢复期，恢复期也是最主要的康复治疗期。这个恢复期因人而异，短则数月，长则一年半左右。

(2) 后遗症期：脑卒中一年半左右之后即进入后遗症期，残疾形成并伴随后半生。

特点：缓慢恢复，后遗症伴随后半生。

病去如抽丝，脑卒中后恢复缓慢。

脑卒中的恢复是缓慢的、漫长的，而且功能障碍的恢复是有时间限制的，进入后遗症期后，脑卒中形成的功能残疾基本完全定型，后期的锻炼、康复都难取得进一步的效果。

脑卒中时形成的肢体、语言、认知等障碍，其恢复效果、恢复程度和恢复时间与脑卒中的类型、脑损害的部位、脑损害的范围、脑损害的程度密切相关；而脑损害的范围、程度又与脑血管是否能快速建立侧支动脉循环直接关联。

另外脑卒中后是否产生脑损害与脑功能障碍的另一个关键因素在于，是否能在发病后"黄金时间"（6 小时内）采取有效的溶栓或取栓治疗措施。

脑卒中复发是造成脑卒中恢复缓慢的原因之一，脑卒中复发可以在任何时期、任何阶段，并将患者重新带入脑卒中病程的循环中。

（七）脑卒中的三高特性

脑卒中是目前人类三大死亡原因之首，那么脑卒中又是凭借什么特性能夺得"世界第一"的称号呢？"宁愿死，也不要瘫在床上大小便"，发生脑卒中后又会导致什么样的后果，让患者发出如此的感叹呢？

带你领教脑卒中的三高特性。

- 高致残性。
- 高死亡率。
- 高发病率。

脑卒中高达 75% 的致残率和近 80% 的复发率足以令人望而生畏；每 4 个脑卒中患者就有 3 个患者会出现不同程度的各种残疾（功能障碍），其中 50% 会形成永久性的后遗症。

恐惧疾病无益于从根本上解决脑卒中，预防才是硬道理！

对于脑卒中，预防重于治疗！

宁可每年拿出 1 万来预防脑血管病，也不要拿 10 万来治疗脑卒中。您能理解吗？

（八）肢体瘫痪，脑卒中最常见的残疾

1. 左边脑卒中，右边肢体瘫

左侧大脑支配右侧肢体，大脑支配肢体是左右交叉的。

双侧大脑半球的功能和供血是左右分开的，左侧大脑半球交叉支配右侧肢体、右侧大脑半球交叉支配左侧肢体。

左侧大脑半球的脑血栓只会引起右侧肢体瘫痪。

右侧大脑半球的脑血栓也只会引起左侧肢体瘫痪。

老百姓常说"男怕左侧瘫、女怕右侧瘫"，实际是没有道理的。是否合并语言功能的丧失，主要看左右大脑半球哪侧是主侧半球，最简单的办法就是看哪侧手是利手。

人类绝大多数都是右利手，不是左利手（左撇子），那么绝大多数人的左侧大脑半球是主侧半球，左侧肢体瘫痪通常不会合并失语和言语障碍，这一点与性别无关。

2. 脑卒中 5 种常见的瘫痪模式

脑卒中后肢体活动障碍，也就是常说的"半身不遂"是最常见的后遗症。但是脑卒中后并不都产生表现为半身不遂的一侧上下肢瘫痪，即偏瘫模式。有的可以仅是一只手、一只胳膊、一条腿或者双下肢瘫痪，这些都与脑卒中的部位和范围有关。

常见的脑卒中瘫痪模式有以下 5 种。

(1) 偏身瘫痪模式：晨练时"拎筐"走路的偏瘫模式您一定见过了吧！这是最常见的脑卒中瘫痪模式，即偏身瘫痪，简称偏瘫，或称半身不遂；也就是半侧上下肢同时出现活动障碍。

(2) 单瘫：单侧上肢或下肢瘫痪。

(3) 交叉性瘫：面部瘫痪与肢体瘫痪不在同一侧，如一侧面部咀嚼肌或表情肌瘫痪和对侧上或上下肢瘫。

(4) 截瘫：双下肢都不能运动，一般同时伴有尿潴留。

(5) 全瘫：四肢都不能动的全部肢体瘫痪模式。

3. 瘫痪模式与脑血管病变部位直接关联

不同的瘫痪模式对应着不同部位的脑组织损坏，自然也对应着不同部位的脑血管病变。也就是说，狭窄发生在哪一根动脉血管，当这根狭窄的血管闭塞时，产生这根动脉血管供血区的脑组织坏死，由此表现为该脑组织神经支配的肢体瘫瘫模式。这么说，你就知道脑血管病的厉害了吧！

偏瘫←→大脑中动脉

单瘫←→大脑中动脉多见

截瘫←→双侧大脑前动脉同时闭塞

全瘫、交叉瘫←→基底动脉、椎动脉

再如偏瘫上肢活动障碍重于下肢，是大脑中动脉区损害；上肢活动障碍轻于下肢，大脑前动脉区；上肢活动障碍同于下肢见于内囊和脑干。

要说明的是，我们上面谈到的瘫痪模式专指脑血管病引起的瘫痪，不是外伤、脊髓病变等所致。

（九）中医学对脑卒中的精解

1. 中风，老祖宗描述半身不遂的精彩词汇

中风，是祖国医学精辟词汇。中风最早记载于 2000 多年前战国时期的医学著作《黄帝内经》，原意指外受风邪。

"中"（zhòng）意即突然得到、获得，如"中奖"之意；"风"中医指人体外致病因素的一种。"中风"即指人体突然感受"风邪"，产生"半身不遂""身偏不用"。

正式提出"中风"病名的是汉代医学大家张仲景，出自其所著的《金匮要略》。《金匮要略》将"风"列为中医四大顽疾"风、痨、臌、膈"之首，"中风"也由此成为难治病例首篇，中风病名也一直沿用到今天。

2. 中风、卒中，都是指脑卒中

(1) 卒中：卒中，正确读音是 cù zhòng，中医名词。卒中最早见于东晋时期葛洪著作《肘后备急方》，该书是中国历史上第一部医学急救手册。书中描述"卒中急风、闷乱欲死"，"卒中"者"瘫、身体不自收、不能语、迷昧不知人"。

(2) 中风、卒中一回事：几千年的祖国医学文化传承中，"卒中""中风"在历代中医古籍里多是相提并论、混称并存的，"卒中风"一词就是最好的佐证。汉代以后"卒中风"被定义发生"半身不遂、口眼歪斜、不能言语"等，"卒中""中风"所指疾病也基本完全与现代"脑卒中"相同。卒中，更有书面使用和官方使用的特点，比如"世界卒中联盟"（WSF）、"国际卒中学会"（ISS）、"卒中病房"等；"世界卒中日"是每年的 10 月 29 日等。

国家卫健委脑卒中防治工程委员会（简称脑防委）积极推进的高级脑卒中中心，是遍布全国的脑卒中急诊急救治疗体系。

急性缺血性卒中（AIS），是急性缺血性脑梗死，急性脑梗死的另一种说法。中风，多用于口语，也更直白更民俗化，具有中国特色。

二、谈谈脑血管与脑血管病

（一）脑血管基本形态和特点

1. 脑血管形态人人都一样，不一样就可能是病态

(1) 脑血管是人体血管的一部分：人体，就是由骨架撑起的、浸泡在血液内的、由皮肤包裹成型的、具有高等智慧的高级生物体的集合。血管系统构成以水为载体的物质运输循环系统，心脏是这个系统的泵动力。这个高级生物体浸泡在血管系统最细小分支的微循环网络即毛细血管网（capillary network）中。

(2) 没有皮肤的包裹，人的组织结构都相同：从这点上看来人类除了男女外观的高矮、胖瘦、皮肤颜色、俊丑之外，人体器官、组织的形态、结构、功能都是一样的，如果器官、组织的结构、形态、功能不一样，那么这种差异就是构成病态的基础了。

(3) 脑血管形态与绝大多数人不同，就可能是病态脑血管：同理脑血管的基本形态也是人人都相同的，即便是不同种族、不同性别的人，他们的脑血管基本形态和发育过程，也是完全相同的。如果一个人的脑血管形态与大多数人不同，这种差异可能就是一种病态。如果这种病态脑血管能引发脑卒中，那么这个异常形态的血管就是脑卒中的致病病因。当然这种病态脑血管可以是遗传、先天发育或是后天动脉硬化的结果。

2. 脑动脉血管特点

人体脑动脉包括两大部分，一是颅内脑动脉，顾名思义就是指颅骨内的所有脑血管；二是颈部脑供血动脉，这一点也好理解，因为虽然这些动脉血管在颈部，但却是连接颅内血管与心脏大动脉的必经之路，所以也归属于脑血管的范畴。

(1) 脑动脉颅内段的特点：颅内脑动脉主要包括颈内动脉终末段、大脑中动脉、大脑前动脉、大脑后动脉、椎动脉颅内段和基底动脉。颈内动脉及分支大脑中动脉和大脑前动脉，入颅后供血给大脑半球前部，又称前循环系统。椎动脉末端入颅后合并为基底动脉供血给小脑、脑干、部分脊髓和大脑半球后部的枕叶，又称后循环系统。

脑动脉颅内段特点和意义

颅内动脉特点	生理和病理意义
动脉血管壁薄	只相当颅外同等动脉管壁厚度的 1/3，肌层薄弱或无，易发生狭窄、闭塞和动脉瘤样病变
弯曲	沿脑组织表面自然行走
分叉多	分叉处易发生动脉瘤
供血范围固定	狭窄或闭塞后引发固定范围内的脑梗死，定位意义明确
存在分水岭区域	分水岭为相邻的两条大动脉间的供血薄弱区域
Willis 环	沟通前循环和后循环，连接颅底各大动脉，防止大动脉闭塞引发脑组织缺血
供血末梢不在脑表面	末梢供血障碍形成的脑梗死病灶在脑组织深部

颅骨是圆的，所以颅内脑血管走行也都极少是直的，脑内动脉主要沿着颅底、脑裂、脑沟、脑表面匍匐而行和转折，向脑组织深部发出分支。脑血管分支与树枝分支一样，动脉血管分支越来越细、越来越密，管径越来越小；不同的是树枝末梢在树的周围，而脑血管的末端则不在大脑表面而是在大脑深处。

总结颅内脑动脉血管特点如下：①压力高；②血流速度快；③动脉分叉多，分支越来越细小；④管壁光滑，比颅外动脉薄，但比静脉厚。

(2) 脑动脉颅外段的特点：主动脉弓发出的大动脉由右向左依次为头臂干、左侧颈总动脉、左侧锁骨下动脉，颈部脑供血动脉源于主动脉弓的大动脉，颈部脑供血动脉主要包括双侧颈总动脉、双侧颈内动脉和双侧椎动脉。

有点太复杂，简单一点说。

经颈部入颅的脑动脉共 2 对，分别是双侧颈内动脉和双侧椎动脉。

颈内动脉和颈外动脉由颈总动脉在喉结旁分出，颈外动脉供血给颈部，如甲状腺、头面部皮肤和肌肉等。双侧颈内动脉、椎动脉经颈部上升至头颅和颈部交界处，再由颅脑底部进入颅内。

① 入颅动脉的生理扭曲：要强调的是，颈内动脉和椎动脉入颅前都存在一个生理扭曲，即颈内动脉虹吸段和椎动脉寰枢椎段（V_3 段），主要生理作用是缓解血流对脑组织的冲击。但是这个生理性扭曲段也是动脉狭窄最容易发生的部位，其原因可能与血流切应力、血流冲击有关。

② 椎动脉起源异常：双侧椎动脉起源于同侧锁骨下动脉，经由颈椎椎体的

椎间孔上升至颅底部入颅，故名椎动脉。另外有部分的左侧椎动脉跨过锁骨下动脉直接起源于主动脉弓，此时该椎动脉一般发育较细小，我们称为椎动脉起源异常，这一点也是构成动脉硬化后患者反复头晕的一个原因。

(3) 脑静脉血管特点：脑静脉系统是大脑动脉及组织的回血系统，静脉血管广泛分布在大脑各个部位，逐步汇聚成较大的静脉血管，大的静脉也称静脉窦，最后静脉窦注入颈内静脉出颅回流到心脏。

大脑静脉系统具有全身静脉的共同特点：①压力低；②血管壁薄弱、管壁光滑；③血流速度慢；④静脉汇聚越来越粗。

不同点在于，脑内静脉多不与脑动脉相伴而行，脑内静脉多单独行走，同时在大脑表面成网状分布，即脑表面静脉网，也是大脑表面静脉破裂发生较多的原因。

(4) 动脉系统供血、静脉系统回血，有如房屋的上下水系统：举个例子来说明大脑动脉系统与静脉系统的差异。

比如一个房屋，有上水系统——自来水，有下水系统——排水、地漏等。上水系统特点为压力高、水管壁厚实、水流速度快、管径越来越细。下水系统特点为压力低、水管壁薄脆、水流速度慢、管径越来越粗。

上水系统，相当于动脉系统；下水系统，相当于静脉系统。

上、下水系统与脑动、静脉系统对比

	特　点	脑血管对应系统	对应的动静脉疾病原理
上水系统	• 压力高 • 水管壁厚实 • 水流速度快 • 管径越来越细	动脉系统	• 管道生锈——动脉硬化 • 管道阻塞——动脉血栓 • 管道破裂——脑血管破裂、脑出血 • 管道越来越细——脑血管管径越来越小
下水系统	• 压力低 • 水管壁薄脆 • 水流速度慢 • 管径越来越粗	静脉系统	• 无压力，依靠重力下行和流动——脑静脉系统亦如此 • 管道挂油凝结，下水流动缓慢——静脉高凝、高黏状态 • 下水阻塞、溢水——静脉血栓、出血

事实上人类大脑动脉系统和静脉系统的特点与房屋的上水和下水系统十分相似。

简单地说，就是——

自来水管使用长久生锈了、堵了；就是脑动脉硬化斑块狭窄形成了、血栓了。

下水道堵了、家里跑水了地板家具被浸泡了；就是静脉血栓了、出血了。

综上所述，静脉系统压力低、血流缓慢容易产生血凝而形成血栓。静脉血栓后局部静脉血不能回流，造成静脉阻力增大、静脉壁被回流的静脉血膨胀，由于静脉血管壁薄弱不能耐受增高的静脉压，就此导致静脉破裂出血！由这一点去理解，为什么脑静脉血栓后常伴发脑出血也就不难了。

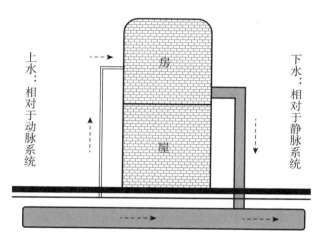

上、下水系统与脑动、静脉系统对比

(5) 静脉窦：脑静脉窦是脑内静脉血管汇合成的颅内最大静脉。颅内较大的静脉窦贴近颅骨，藏在硬脑膜内，就像埋在地面下的排水管道。静脉窦由两层硬脑膜卷曲而成，静脉窦腔（管腔）内表面衬有内皮细胞形成内膜与静脉的内皮相连续。

静脉窦的解剖特点包括无瓣膜、无纤维肌层。

(6) 静脉窦的功能缺陷：静脉窦的解剖特点决定了静脉窦的功能缺陷。

① 无瓣膜：静脉窦内的血液容易反向流动和反复发生涡流。静脉瓣的主要功能就是防止静脉血液反流。大家知道的小腿静脉曲张，就是由于下肢静脉瓣功能丧失或不全导致的静脉血液局部瘀滞形成静脉外观屈曲的静脉扩张现象。

② 无收缩能力：静脉窦内的血液流动完全依靠血流的自身重力。动脉血管能收缩有波动，静脉没有，大小静脉血管壁都没有。静脉窦管腔较大，一旦出现血流缓慢、瘀滞，大量的静脉血极容易凝结成血栓团块。

说到上面的房屋下水的例子，静脉窦就好比地下的排水管道，虽然粗，但极容易堵塞。脑静脉系统与房屋下水系统都是回流的排水系统，道理也都是一样的。

（二）大脑各功能区与脑血管

1. 大脑结构与功能区

(1) 脑组织分为左右大脑半球、脑干、小脑：人类脑组织结构分为两大部分即大脑和菱脑，大脑又分为左右两个大脑半球，菱脑由小脑和脑干构成。

左右大脑半球由胼胝体联结，小脑通过脑干与大脑相连。

通常我们百姓所说的大脑，一般是指一个人的全脑组织，通指人类大脑神经中枢结构，即全脑。但是在医疗专业上讲，我们还是要分开大脑不同部分的。毕竟大脑和小脑的功能和结构完全不同，即使结构相同的左右大脑半球，其功能也有明显的差异。

(2) 大脑外形如核桃：我们经常拿核桃来比喻大脑，大脑外形与核桃之间有许多相似，来看一下吧，以便更好地了解大脑解剖。

核桃比作大脑

核桃	椭圆的	两半组成	表面有沟	表面凸起	中间相连	有硬壳
大脑	类椭圆形	两个大脑半球	有脑沟	有脑回	胼胝体连接	有颅骨

(3) 大脑萎缩，大脑重量（或称容积）的重要性。

① 人类大脑平均 1.5 千克，地球上大脑占体重最大的是人类。

② 大脑占人体体重的 2%，但消耗 20% 以上的能量和氧。

③ 脑重量的下降，可以直接导致脑功能异常。

④ 脑萎缩和脑组织坏死是大脑重量下降的主要表现。

2. 脑血管病变可导致大脑各部位功能损害

(1) 人类脑组织结构：按供血区可划分为以下三大块。

① 左侧大脑半球：左侧颈内动脉系统 + 左侧大脑后动脉供血。

② 右侧大脑半球：右侧颈内动脉系统 + 右侧大脑后动脉供血。

③ 小脑和脑干：由双侧椎动脉、基底动脉供血。

(2) 大脑半球的各功能区：每侧大脑半球共分为 5 个叶，额叶、顶叶、颞叶、枕叶和岛叶，分别位于颅骨颅内的前额部、顶后部、外耳颞骨部、后枕部和颞骨内侧深部。

不同脑组织具有不同的功能

脑　叶	功　能
额叶	运动、语言、情感、思考、精神、记忆、人格、智力、抽象思维、书写
顶叶	各种感觉、空间定向、逻辑、阅读、运用
枕叶	视觉中枢、图形辨别、面孔识别
颞叶	听觉、嗅觉、记忆、情绪、精神活动、食欲、命名
岛叶	内脏功能
小脑	平衡、协调、精细运动
脑干	眼球运动、面部运动、舌活动、吞咽、呼吸、心跳、觉醒

(3) 左右大脑半球功能有区别："一个大脑、（分为）二个半球、（每个半球有）三个面、四个极、五个叶"，这是给学生讲大脑功能时必说的一句话，也是我们在本书中已经提到的关于人类大脑的解剖特点，目的就是告诉您人类大脑的解剖事实。

人类的大脑，分为左右两个半球，每个半球又有三个面，即内侧面、底面、外侧面，大脑半球外侧面呈弧形紧邻头颅骨。当你伸出五指扶头时，这五指对应的就是大脑半球外侧面。大脑半球外侧面全是脑沟和脑回，就像你新剥的核桃一样。这些脑沟和脑回是人类大脑的主要功能区，如手、上肢、脚、下肢的运动，语言、感觉等。

人体左右大脑半球是通过一个叫胼胝体（callosum）的联合纤维相互联系，但是左侧、右侧大脑半球的功能和供血却是左右分开的，同时左右半球与左右肢体也是交叉支配的。

(4) 左侧大脑主管着绝大多数人的语言：人类的语言中枢在优势侧大脑半球（又称主侧半球），右利手（非左撇子）的人语言中枢在左侧大脑，所以右上肢瘫痪时患者一般合并言语笨拙、吐字不清等失语表现就是这个道理。

左右大脑半球在功能上不仅仅是在语言功能区上有明显的区别，其他功能上也有差异。比如左脑更倾向于逻辑思维，而右脑更利于抽象思维。但是左右大脑半球在供血上并不存在明显差异化，而且左右大脑半球的动脉都是对称的，左侧有的动脉右侧也会有，只不过在精细的发育上有粗细、分叉位置略有不同等差异罢了。

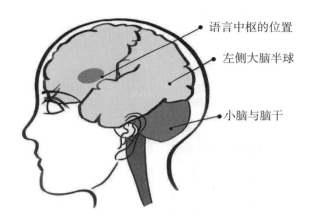

语言中枢的位置

左侧大脑半球

小脑与脑干

大脑、小脑、脑干和语言中枢在头颅的位置（左侧位）

(5) 看看真实的脑血管吧：以下是脑血管数字减影血管造影（DSA）检查的正位和侧位图，虚线部分为颅骨骨影位置和眼眶位置。

我们可以看到，右侧大脑半球的右侧颈内动脉、右侧大脑中动脉和右侧大脑前动脉的位置，右侧颈内动脉沿颅底部由眼球后方进入颅内，大脑中动脉主干分支居于右侧大脑表面的外侧，大脑前动脉居于右侧大脑半球表面的内侧，两条动脉均由大脑表面向大脑半球深部发出分支供血。

在 DSA 图像上，我们可以看到脑动脉走行：①流线样，②光滑，③分支越来越细、越密集，④无锐角转折，⑤毛细血管网络遍布各处，⑥大动脉有自己的固定供血区域。

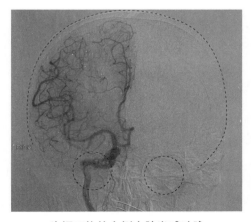

头颅正位的右侧大脑半球动脉

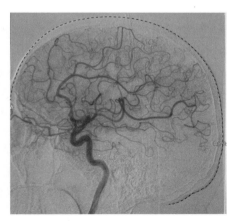

头颅侧位的右侧大脑半球动脉

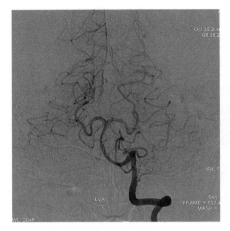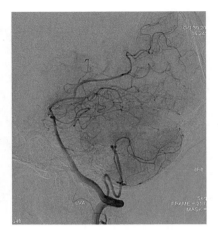

头颅额顶位的小脑、脑干的动脉　　　　　　头颅侧位的小脑、脑干的动脉

（三）脑血管病与脑损害

1. 脑血管病导致脑功能损害

大脑半球、小脑、脑干都是浸泡在血液中的，不同部位都有专门的脑动脉血管负责供血。当脑血管因动脉硬化、炎症、变性等原因导致脑血管狭窄、闭塞后，造成脑动脉供血能力减退、丧失，即称为脑血管病。

脑血管病变是脑卒中的直接原因，脑血管闭塞或破裂直接导致该动脉供血区域或破裂处邻近脑组织损害、坏死，该区域的脑组织功能受损。

比如，额叶损害，产生运动障碍、情感障碍、语言障碍、眼球运动障碍；顶叶损害，各种感觉障碍；颞叶损害，产生精神障碍、视野受损、食欲异常、记忆减退；枕叶损害，产生黑矇、视物不清、视野缺损、面孔失认；小脑损害，产生平衡、共济、精细动作、发音音调障碍等。

2. 脑卒中直接损害脑的各种功能

脑动脉供血状况直接决定大脑半球功能的实现；换句话说，脑卒中可以直接导致两侧大脑半球各脑叶出现各种类型的功能障碍。

精神障碍、痴呆是除肢体运动障碍、言语障碍、吞咽障碍等功能残疾外，患者还可以发生的严重的脑卒中后遗症。

3. 脑卒中后大脑组织坏死和萎缩

大脑组织坏死和萎缩，是大脑结构和功能损害的直接外观证据。

大脑功能的维持和正常运行，必须依靠正常的脑动脉供血。脑动脉供血障碍可以导致大脑出现两大损害，一是脑组织坏死、二是脑萎缩。

脑卒中导致的脑组织坏死，直接破坏脑结构，如同破坏手机的硬件一样。

脑萎缩是脑组织细胞、框架结构的慢性损害。

例如，一部 256G 的手机损坏了仅剩 126G，也自然装不下那么多的 APP 了，原有的 APP 运行也会受阻或干脆用不了。

同理，脑组织坏死、脑萎缩后，脑组织细胞功能也是直接受影响的，脑功能难以再实现！

不论是脑组织坏死还是脑萎缩，都会直接导致大脑重量或容积的下降。

4. 脑血管闭塞不一定都产生肢体瘫痪，但会导致脑组织坏死和萎缩

先来看一道测试题。

测试题：当患者脑动脉中出现一条大动脉闭塞后，该患者是否一定会产生肢体瘫痪？

选项：A. 一定会　　　　B. 不会　　　　C. 不一定

当您看到这节时，您肯定会有好大的疑问，血管堵塞了没有瘫痪！我们那么多患者不都是因为血管狭窄导致血管闭塞，才产生的瘫痪吗？是不是题目错了！

题目没错，正确答案选项是 C。下面阐述发生大血管闭塞，而不导致瘫痪的机制。

我们用事实说话，看一下这几张患者的实际 CTA 与 MRI 图片资料。

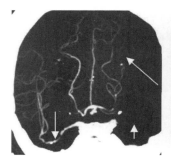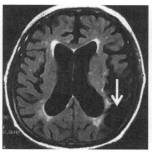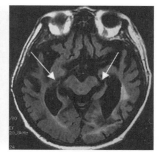

A. 头部 CTA　　　　　　　B. 头部 MRI　　　　　　　C. 头部 MRI

患者 CTA 与 MRI 图片资料

病例：阿尔茨海默病 + 左侧大脑中动脉闭塞 + 脑梗死

这是一位 85 岁老年男性患者，老人患有严重的阿尔茨海默病，即老年痴呆症。患者不认识家人，甚至自己的老伴也不认识。患者每日就是躺着，吃饭、大小便也极少离开房间。不是患者不能走，而是患者主动性差，你

不主动扶他出来，老人不会主动离开自己的床。

老人大脑重度萎缩，海马结构萎缩（上图 C 箭），这是阿尔茨海默病的重要特点，但是脑梗死并不重，只是在左侧顶枕部有部分脑梗死灶（上图 B 箭）并伴有重度萎缩。

另外老人言语不清，反应迟钝，目光呆滞，行走动作笨拙，吃饭不知道饥饱，但是没有明显的吞咽困难和饮水呛咳。

吞咽困难、饮水呛咳也就是我们说的假性延髓麻痹，这是脑卒中患者最常见的后遗症之一。

左侧大脑中动脉闭塞无偏瘫　患者左侧大脑中动脉（MCA）都闭塞了（上图 A 短箭），也产生了左侧顶叶的梗死灶（上图 B 箭）。右侧大脑中动脉也伴有中至重度狭窄（上图 A 中箭），但患者没有最终产生脑卒中的瘫痪和假性延髓麻痹后遗症，原因在哪儿？

其一，顶叶是感觉中枢，顶叶脑梗死和脑萎缩并不产生运动障碍；其二，患者大脑中动脉闭塞是在反复治疗控制后的慢性闭塞，闭塞过程长达6 个月。这个时间段内，患者左侧大脑半球产生了一定的侧支代偿（上图 A长箭），所以患者虽然为高龄患者，又有严重的大脑中动脉闭塞，但大脑的运动区域并未发生坏死。

此时患者的脑梗死病灶是存在的，同时由于慢性缺血和脑组织坏死加重了脑萎缩的形成和发展，大脑功能必然受到影响，患者产生淡漠、寡言、少动、易怒等精神、情感障碍和痴呆就不足为怪了。

病例：大面积脑梗死，直接导致大脑半球 3/5 区域软化

再看下面这个病例，患者女性 78 岁，突发左侧肢体活动障碍伴呼之不应 3 天。头部 CT 显示患者右侧大脑中动脉供血区完全性梗死，导致右侧大脑半球 3/5 区域脑组织彻底坏死。CT 图片白线标识的暗色区域就是脑梗死，这个区域必将在梗死后完全软化，然后液化成为空腔。

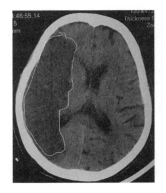

头部 CT

这种由于大脑中动脉或颈内动脉突然闭塞引起供血区域完全性梗死，我们叫大面积脑梗死。由于脑组织损害面积大，患者临床症状也表现为突发和危重，对脑功能的损害可想而知了；必然导致右侧大脑半球的功能，全脑的协调功能损害，患者左侧肢体完全性瘫痪，意识障碍也必不可少了。

（四）脑血管病分类

了解了脑血管病和脑血管病的脑损害，我们再来知晓一下脑血管病的简单分类。

脑血管病分类方法有多种，比如我们常提到的脑卒中、脑血管意外、中风等，指的就是急性脑血管病，是按照临床脑血管病急性或慢性发病特点划分的。

现在临床医学常用的脑血管病分类主要有三种，包括：①按急慢性分类；②按是否动脉粥样硬化分类；③按中风病变性质分类。

1. 按急慢性发病分类

这种分类比较直观，"急性"告诉您要立刻就医、不能怠慢，警觉性比较强，也比较让百姓容易接受。

(1) 急性脑血管病：包含脑出血、急性缺血性脑卒中（脑梗死、脑栓塞等），不论是脑出血还是脑梗死都可以用中风、卒中、脑血管意外来表述。

(2) 慢性脑血管病：包含脑动脉硬化症、动脉斑块、动脉狭窄等，是导致脑卒中的根本病因，其他慢性脑血管病还有脑供血不全、脑动脉盗血综合征、脑白质变性（或病变）、萎缩等。

近代以前的医学没有 CT、MRI 等高精尖检查设备，中医诊病讲的是望、闻、问、切四大法，卒中、中风的诊断完全依靠患者的症状和体征，如"患中风，卒中昏不知人，口眼㖞斜，半身不遂，痰厥气厥"等。中风、卒中亦可见暴厥、昏厥、大厥等急症描述。所以中风、卒中都是讲疾病急性发作并有肢体功能异常的急症，这一点也一直沿用到今天。

急慢性脑血管病分类，体现了急救医学的原则：按急慢性发病的脑血管病分类，在没有 CT 等设备的条件下是有利的、客观的，该分类方法表明了在医学发展的过程中，重视急症、急救医学的原则。

但是该分类的缺点是不能区分病变的性质，比如脑出血和急性脑梗死都可以称为脑卒中和脑血管意外，两者在治疗上完全不同。

不能区分脑血管病病变的性质，这也是按急慢性发病分类脑血管病的弊端。

2. 按病因分类

按病因分类适用于讲座、科普宣传等，动脉硬化是最常用的划分标准之一。强调动脉硬化在脑血管病中的地位，是预防脑血管病、拯救脑卒中的基础。

按脑血管病是否存在动脉硬化病因分类如下。

(1) 动脉硬化性脑血管病。

(2) 非动脉硬化性脑血管病。

非动脉硬化性脑血管病也是导致脑卒中的常见疾病，主要发生在青年或青壮年，如遗传性脑血管病、脑血管畸形、动脉瘤等。广义的非动脉硬化性脑血管病还包括能引发脑卒中的其他系统疾病，如心脏疾病的房颤、瓣膜病，血液疾病的红细胞、血小板增多等。

3. 按病变性质分类

这是现代临床工作最常用的分类方式，因为这种方式直接表明患者是出血性脑血管病如脑出血，还是缺血性脑血管病如脑血栓，这一点对于临床治疗工作的指导最为明确和客观，这种客观依据的获得主要依靠现代诊断设备 CT 和 MRI。

毕竟，出血性和缺血性脑血管病的治疗是有明显差异的，不可混淆。

按病变性质分类如下。

(1) 出血性脑血管病。

(2) 缺血性脑血管病。

4. 按动脉、静脉系统分类

静脉系统脑血管病，主要有脑静脉系统血栓形成和静脉畸形、静脉瘤等；静脉系统血栓形成较后两者发病率高。静脉系统血栓的临床影像表现主要包括两类，即梗死性和出血性。

按部位划分静脉系统血栓大致分为以下三种。

(1) 静脉窦血栓。

(2) 大脑深静脉血栓。

(3) 脑表浅静脉血栓。

5. 静脉系统脑血管病没有动脉系统脑血管病多见和丰富

讲到此您差不多明白了吧。

脑静脉系统血管病，少见，发病率低，主要形式是血栓形成。

脑动脉系统血管病，多见，发病率高，表现多样。

静脉系统脑血管病多见于先天性脑静脉畸形和女性妊娠、长期口服避孕药等相对特殊的生理状况下。

第 2 章　不同年龄阶段的脑卒中

一、老年脑卒中（年龄＞ 65 岁）

（一）年龄越大，脑卒中发生率越高

脑卒中发病率随着年龄增加而增加，80% 以上脑卒中事件发生在 60 岁以后。60 岁以后年龄每增长 10 岁，脑卒中发病率增长近 1 倍，70 岁以后脑卒中发病率趋于稳定并居于高位。

脑卒中是严重损害老年期生存质量和生命的疾病

我们说在动脉硬化的发展过程中，年龄、性别是不可改变的重要因素。追求活得更久，那么动脉硬化是必须经历的生理退变过程。年龄增长的同时，动脉硬化导致的心脑等重要脏器病变，是严重危害老年期患者生命和严重损害老年人生存质量的疾病，其中脑卒中就是标杆和标志性的疾病。

年龄越大脑卒中发病率越高，脑卒中在老年期致残率、致死率、复发率和残疾程度都明显高于青壮年和青年期人群。

（二）动脉硬化、两大基础疾病是脑卒中的首要病因

1. 动脉硬化、高血压、糖尿病，老年高发、损害持久

动脉硬化是老年期持久的脑血管病病因，也是最重要的、根本的脑卒中病因，年龄越大血管越僵硬、管壁越厚、管腔越狭窄，斑块多、斑块大、不稳定、易脱落。动脉硬化还导致脑血管代偿功能减退，侧支循环难以建立或功能难以完全实现。

高血压、糖尿病，这两大脑卒中基础疾病可伴随老年期患者数十年，对全身血管的破坏和侵蚀也几乎达到无孔不入的地步。

高血压、糖尿病的持续和不良控制，是导致脑卒中的基础。

高血压、糖尿病是颠覆老年期身体健康和生活质量的重要推手。

2. 非动脉硬化性其他病因，导致的脑卒中相对少见

脑卒中其他病因主要是非动脉硬化性疾病导致的脑血管，如心源性疾病、血管炎、血液病、外伤、免疫、遗传性与发育性脑血管病等，这些疾病病因相对来说发病率较低，在老年期脑卒中发病因素中不占据主导地位。然而，其中心源性脑卒中如房颤、心脏瓣膜疾病等病因要高于其他几类病因。

（三）老年脑卒中的特点

1. 动脉硬化是根本病因。
2. 高血压、糖尿病两大基础疾病占据疾病病因的主导地位。
3. 年龄越大发病率越高。
4. 生活诱因中，饮水不足最为突出。
5. 忽视脑卒中早期就医较为普遍，致使错过脑卒中"黄金 6 小时"。
6. 疗效差、致残率高、残疾程度重，严重影响患者生活质量。
7. 合并痴呆、精神、情感障碍多见，严重影响患者的生存质量和人格。
8. 复发率高。
9. 男性居多。

（四）不立刻就医，是老年人突发脑卒中后最常见的错误

忽视脑卒中后第一时间就医，错失脑卒中治疗的"黄金时间"

老年人重视日常生活保健的比例要高于青壮年，没有具体的统计数据，但是直观的感受起码如此。

要强调的是，老年人在突发肢体麻木、轻度无力、吐字不清等症状出现时，往往都会自我以各种原因解释症状的出现，而不是首先考虑脑卒中；或者是想到了脑卒中，但仍就以各种原因不采取第一时间就医。

脑卒中症状出现时即为发病时间，很多老年患者会在发病时间后数小时或次日，甚至2～3天后才去医院，致使患者错失脑卒中后最关键的"黄金 6 小时"。

（五）哪些老年人容易突发脑卒中

1. 患有高血压者。
2. 患有糖尿病者。
3. 血压、血糖控制不良者。

4. 合并心肺疾病、高脂血症、高同型半胱氨酸、高尿酸血症者。

5. 脑动脉有斑块或狭窄者。

6. 颈部动脉有斑块或狭窄者。

7. 有过脑卒中病史或发生过 TIA 者。

8. 长期严重饮水不足者。

9. 嗜酒、吸烟者。

10. 缺乏锻炼、久坐者。

11. 忽视、盲目自信，拒绝常规体检者等。

二、中年脑卒中（45—65 岁）

（一）中年人：脑卒中的高危人群

我们把 45—65 岁以内的人归为中年人，中年期人群年龄跨度达 20 岁。60 岁不是老年的开始，花甲之年注重健康保持，之后的 5 年其身体状况仍具有较高的潜能，能培养良好的老年期体质。

中年期之所以把年龄跨度如此大的人放在一起，是因为以下几点。

1. 脑卒中平均发病年龄前移，50—60 岁将成为脑卒中浪潮的新潮头，45 岁或将成为这个年龄阶段脑卒中发病的转折点。

2. 更重要的是要引起中年人群对脑卒中的足够重视。

3. 这个年龄阶段的中年人群还具有另外一个非常重要的特点，就是"心理年龄"明显小于自身躯体年龄（实际年龄），忽视自身机体的退化成为较常见的现象。

"年轻"的心理年龄经常会对"相对老化"的躯体，产生有利于患者自我心理年龄的误判，导致某些疾病信号或疾病早期症状被忽视或主观掩盖。

中年人是脑卒中的高危人群。

90% 以上脑卒中事件发生在 50 岁以后，50—65 岁已成为脑卒中发病增长的新年龄阶段。然而近些年来脑卒中的新增年龄起点仍在逐步移向 45 岁，45—50 岁间新增脑卒中所占比例正在逐年增加。

中年脑卒中年发病率呈逐年增加态势，增长程度远远超过老年期人群；提示 45—65 岁人群对脑卒中事件发生的控制要弱于 65 岁以上的老年人。

（二）中年脑卒中的高危因素，"1+2"脑卒中病因模式

1. 脑卒中 "1+2" 病因模式

如同老年期脑卒中，中年期脑卒中发病动脉硬化是根本病因。

高血压、糖尿病两大基础疾病占据疾病病因的主导地位。

这种"1+2"脑卒中病因模式（1 个根本病因 +2 个基础疾病），与老年期脑卒中病因模式相同。

有部分心脏疾病、血液疾病等其他脑卒中病因参与该年龄人群脑卒中发作。

2. 生活诱因推波助澜中年脑卒中

值得一提的是，诱因在中年脑卒中的诱发上起了重要作用。忽视、盲目自信、缺乏锻炼、熬夜、饮水不足等生活诱因，助推中年期脑血管病的增长、触发脑卒中的发作。

（三）中年脑卒中的特点

1. 动脉硬化是根本病因。

2. 高血压、糖尿病是脑卒中的两大基础疾病。

3. 生活诱因，如缺乏运动、久坐、情感异常、嗜酒、吸烟等是突出特点。

4. 忽视脑卒中的病因和诱因较为普遍，如忽视不良生活习惯的危害，忽视脑动脉、颈部动脉斑块、狭窄的存在，忽视既往的轻度脑卒中病史或 TIA 等等。

5. 运动障碍、语言障碍等后遗症持久，严重影响患者生活质量。

6. 合并痴呆、精神异常、情感异常持久，严重影响患者的生存质量和人格。

7. 非动脉硬化性脑血管病病因参与脑卒中发生。

8. 复发率高。

9. 男性多于女性。

（四）"躯体已退化、心理尚年轻"，忽视潜在病因是中年期普遍现象

子曰"四十不惑，五十知天命"，45 岁起是个"尴尬"的年龄阶段。

一方面，躯体逐步退化、老化已经开始，躯体功能减退已经发生；或者在某些疾病的状态下躯体某些组织、脏器已经进入衰退。

另一方面，也是相当重要的，许多 45 岁的人主观否认，"心理年轻、躯体退化"的事实。

推崇阳光年轻心态，不是对自身疾病的否认和忽视。

特别是 50 岁"知天命"之年，依旧拥有着"心理年龄相当年轻"的状态，虽然这种心理状态我们是极其推崇的；但是这种"年轻态"却有主观忽视、甚至否认自身躯体退化的心理成分，这一点就不对了。

因为这种心理年龄和躯体年龄造成的差异，致使中年人主观不愿意承认自己"躯体已不再年轻"的事实。

中年期人们最常见的忽视现象和内容，有以下几个方面。

1. 忽视疾病的早期症状或信号。

2. 缺乏系统的、规律的锻炼。

3. 对常规体检不重视。

4. 不接受医疗建议。

5. 仍旧保持着不良生活习惯。

6. 挥霍、消耗自身的体质积累和脑储备。

"你还年轻""正是年富力强"……

同事这么说、家人这么说、周围人都这么说，自己也这么说！

这就是比较典型的忽视心理，忽视中年期后逐步退化的身体状况，而形成这种忽视的主要原因起源于自我过于盲目自信的"年轻心理"。

忽视脑卒中早期信号，对于有些中年人来说，付出的可能是失去自主、自立生活的能力！

在恰值中年鼎盛时期突发脑卒中，每个因忽视而导致脑卒中的中年患者，背后都有一个"诱因"的故事。这些故事我们会在本书的不同章节穿插讲述，以便我们更好地汲取预防脑卒中的"经验"教训。

三、青壮年脑卒中（30—45 岁）

（一）青壮年：脑卒中年轻化的"主力军"

近些年来青壮年脑卒中"异军突起"，青壮年有望成为脑卒中年轻化的"主力军"。45 岁以内人群脑卒中发病率增高，是脑卒中年轻化的重要标志。

青壮年发生脑卒中是让患者个人、家庭、社会，特别是医务工作者十分堪忧的事。

1.脑卒中年轻化的主要原因

(1) 青壮年人群对脑卒中等脑血管病认识不足、缺乏相关的科普知识、缺乏系统的预防策略。

(2) 患者个人及家庭自我防范意识淡薄、对脑卒中后果认识不足，侥幸心理和不断持续的不良生活习惯为青壮年脑卒中铺设了"导火索"。

2. 预防脑卒中，重要责任在于患者本人

社会媒体、医疗机构等在推行全民大健康事业的过程中，要担当的是积极科普宣传、科学指导、合理规范、正确引导，达到引起青壮年人群的足够重视，引导青壮年人们改变陋习、积极参与，从而减少青壮年脑卒中的发病，降低脑卒中残疾的发生、减轻残疾程度。

（二）两大基础疾病 + 动脉硬化，"2+1"病因模式占据主导地位

青壮年脑卒中主要发生在长期患有高血压和糖尿病的患者身上。

高血压和糖尿病是导致青壮年脑卒中的基础疾病，这两大基础疾病引起动脉硬化性损害，致使脑动脉硬化提前发生（前移）是青壮年脑卒中的根本原因。

动脉硬化前移使脑动脉血管壁僵硬、管腔狭窄，局部脑动脉血管功能减退或丧失，特别是脑内小动脉损害更早、更重、更明显。

1. 脑卒中"2+1"病因模式

青壮年脑卒中疾病病因模式是先有 2 个基础疾病，并由基础疾病导致（1 项）脑动脉硬化，这种疾病病因模式称为"2+1"病因模式。

2. 青壮年脑卒中"2+1"模式，与中老年"1+2"模式有所不同

"2+1"病因模式与"1+2"病因模式是有差异的，这种差异主要体现在疾病各病因发病顺序和因果关系的不同。

"2+1"模式，即先有两个基础疾病，后有动脉硬化；脑动脉硬化是动脉硬化前移的现象，是两大基础疾病导致的结果。

"1+2"模式，即先具有长期的动脉硬化，后有或合并两大基础疾病，动脉硬化是年龄增长等因素造成的，不是前移现象。

青壮年出现动脉硬化，是在高血压和糖尿病基础上发生的动脉硬化，动脉硬化提前发生了（前移）！ 30—45 岁的青壮年人尚无明显的动脉硬化或无致病性的严重动脉硬化，青壮年提前发生动脉硬化导致脑卒中，是高血压、糖尿病的结果。

故此对青壮年期来说，有效控制和降低高血压、糖尿病是防治青壮年脑卒中的根本措施。

3. 非动脉硬化性病因，参与青壮年脑卒中的发病

青壮年期脑卒中的病因相对复杂、参与因素也多。不仅仅是不惑之年前后

的动脉硬化前移，更有而立之年前的高血压和糖尿病两大基础；重要的还有一部分青壮年脑卒中是由于其他非动脉硬化性病因，如房颤、心脏瓣膜性疾病、血管炎、血液病、遗传、发育性脑血管异常，以及女性长期口服避孕药、妊娠等。

非动脉硬化性其他脑卒中的病因，可以是青壮年期脑卒中的独立致病因素，这一点非常重要。

（三）青壮年脑卒中的重要诱因，持久的日常不良生活习惯

生活诱因是诱发脑卒中的导火索，每个诱发患者突发脑卒中的生活诱因，都有故事性。这一点不仅发生在中年、老年期患者身上，在青壮年脑卒中患者身上诱因的故事可能更具"新颖和独特"。

生活诱因就是生活中患者具体的行事内容，比如患有高血压或糖尿病的青壮年人，不规范、不管理自己的饮食、任意熬夜、久坐、过度劳累、不规律口服药物、饮水少、压力过大、肥胖等。

重视青壮年日常不良生活习惯的管理

青壮年的日常不良生活习惯，已经不是什么新鲜话题了，似乎对于某些青壮年来说也不足为奇、久而久之成习惯了，"许多人不都是这么过来的吗？哪有脑卒中呀！"

绷紧的琴弦，早晚会断。

许多许多的青年，看到的仅是未断的弦。

未断的"琴弦"，也成为他/她们持续不良生活习惯最为有力的"证据"！

督促青年期人们认识不良生活习惯、改变不良生活习惯，要意识到虽然不良生活习惯形成危害可能不是一朝一夕的事，但终究是日积月累的结果。

然而，持续数日的饮水不足、熬夜、脑疲劳、久坐等不良生活习惯，却可以突发导致脑卒中，这一点您记住了吗？

（四）青壮年脑卒中患者的特点

1. 明确病因是诊治脑卒中的重点。

2. 具有两大基础疾病伴发过早脑动脉硬化，占据病因的重要地位。

3. 非动脉硬化病因是青壮年脑卒中的独立发病因素，青壮年脑卒中必须考虑其他致病因素。

4. 许多患者存在明确的生活诱因。

5. 生活诱因被广泛忽视和漠视。

6. 缺乏对脑卒中等脑血管病的足够认识。

7. 缺少对人类疾病的足够敬畏。

8. 运动、语言障碍，精神、情感异常，人格改变、认知损害等后遗症严重影响患者生活质量。

四、青年脑卒中（18—30岁）

（一）青年脑卒中的主要原因

青年脑卒中不是脑血管病的主流，发生率并不高。

但是当个别青年发生脑卒中或其他类型脑血管病后，却是让人痛彻心扉的，因为每个青年脑卒中患者发病的背后，都会有一个让人痛心疾首故事。

青年期脑卒中按发病因素可以分为两大类，即动脉硬化性疾病导致的脑卒中；非动脉硬化疾病导致的脑卒中。

1. 动脉硬化性疾病导致的青年期脑卒中

患有明确的导致动脉硬化性疾病的因素，即高血压、糖尿病，或者两者兼有；血压、血糖控制不良导致局限性脑动脉硬化，从而导致部分青年期高血压、糖尿病患者突发脑卒中。此类青年脑卒中人群，男性占多数。

(1) 患有高血压、糖尿病且控制不良，导致脑卒中：18—30岁的青年期人群患有高血压、糖尿病已经不是什么稀有和少见的状况，其中部分是家族性遗传因素导致青年患有脑卒中两大基础疾病，更有部分是后天不良生活习惯所导致。

青年期患有高血压和（或）糖尿病，且控制不良，由此导致局限性脑动脉硬化，是青年期脑卒中发病的重要原因之一。

(2) 生活诱因极度参与脑卒中发作：年轻的患者自身谈不上充分了解自身疾病与脑卒中，日常生活中饮食节制或积极体育锻炼基本全无或少的可怜，不良生活习惯如熬夜、久坐、脑疲劳、情感波动、体重过大、过度用眼等随意信手拈来，在某种程度上可以说是肆意挥霍年青的脑力和体力资本；致使生活诱因严重参与该类青年期脑卒中的发生。

生活诱因，在青年期脑卒中发生过程中，起到推波助澜的作用。

用他们自己的理解来解释他们的日常行为特点，就是"我知道（疾病）、我以后改！"。

这类青年对自身疾病的重视和管理远远不足，对于患有的糖尿病和（或）高血压甚至根本不采取任何治疗和控制措施，或是短暂的、表面的控制而不是长期的、有效的治疗和控制。

2. 非动脉硬化性病因，独立参与青年脑卒中的发病模式

心脏疾病、血液病、血管炎、创伤等其他脑卒中疾病病因，以及遗传性或发育性脑血管异常等非动脉硬化性疾病，独立参与青年脑卒中的发病模式。

这类青年期脑卒中患者基本无高血压或糖尿病，导致脑卒中发生的病因也不是脑动脉硬化，而是脑血管栓塞、血液高黏、血管炎症闭塞等，发病人群没有男性多于女性的特点。

要强调的是，非动脉硬化性疾病参与青年期脑卒中病因构成，其特点是非常强烈和主题鲜明的；患者可以在没有高血压、没有糖尿病的基础上，由于存在动脉夹层、Moyamoya 病、血管炎、妊娠、产褥、长期口服避孕药等状态下，独立引发脑卒中。

青年脑卒中非动脉硬化性病因的重要提示如下。

(1) 动脉夹层。

(2) Moyamoya 病。

(3) 心源性，卵圆孔未闭、房颤、瓣膜病、心肌炎、心内膜炎、心房黏液瘤等。

(4) 血液病，如 V 因子缺乏，蛋白 C、S 缺乏，红细胞增多症、血小板增多等。

(5) 遗传性脑血管病，如 CADASIL、Fabry 病等。

(6) 血管发育异常，如海绵状血管瘤、动脉畸形、FMD 等。

(7) 炎症、肿瘤、免疫、代谢，如 Takayasu 动脉炎、梅毒性血管炎、红斑狼疮、白塞病、线粒体疾病、特鲁索综合征、高同型半胱氨酸血症等。

(8) 女性长期口服避孕药、雌激素使用、妊娠、产褥等。

(9) 滥用药物，如笑气、大麻等。

(10) 隐匿性病因，即原因可能不明确等。

总之青年脑卒中的病因中，非动脉硬化因素占据相当重要的地位，年龄越小该特点越分明。

（二）青年脑卒中特点

导致青年脑卒中有两大类疾病病因，即动脉硬化性疾病和非动脉硬化性疾病。青年脑卒中的病因不同，其表现也具有不同的特点。

青年脑卒中发病特点

脑卒中类型	主要疾病	生活诱因	特 点	占 比
动脉硬化性疾病	明确的基础疾病 • 糖尿病 • 高血压 • 两者兼有	• 诱因明确、极度参与缺乏或无锻炼、体重偏重、久坐、熬夜、饮水不足、情感异常等	• 忽视基础疾病 • 无生活诱因管控 • 起病突然 • 男性多于女性	多数
非动脉硬化性疾病	心房颤动、心脏瓣膜疾病、血液病、血管炎、创伤、夹层、先天发育或遗传性脑血管病	• 参与不明显或无	• 病因隐匿，或发病后才发现 • 发病前病因明确或稳定	较少

1. 有高血压、糖尿病即病因明确

(1) 生活诱因参与度极高。

(2) 起病突然。

(3) 男性多于女性。

(4) 符合动脉硬化性脑卒中的一般特点。

2. 病因不明或不明显

(1) 非动脉硬化性疾病独立导致脑卒中。

(2) 发病前可能未发现脑血管异常或其他疾病的存在。

(3) 原有疾病稳定，或者忽视原有疾病可能诱发脑卒中。

(4) 生活诱因参与度低或无。

（三）避免不良生活习惯，降低青年脑卒中

1. 不良生活习惯严重参与部分青年脑卒中

我们在许多青年脑卒中患者的日常生活史中，都能发现不良生活习惯的参与。

也可以说绝大部分患有高血压、糖尿病的青年脑卒中患者，在其发病前的日常生活中不良生活习惯达到"令人发指"的程度，是促发脑卒中发生、导致患者遗留终生残疾、甚至是致使脑卒中危及患者生命的重要推动力。

2. 青年脑卒中患者日常不良习惯的养成和诱因的形成，是父母失职的结果

青年患者不良生活习惯的养成和进一步发展导致疾病的出现，为人父母有不可推卸的责任。

许多患者的父母以娇惯替代养病，致使年轻的高血压、糖尿病患者不良好地

进行或根本不进行基础疾病的管理；缺乏锻炼、饮食不节制、熬夜、脑疲劳等，成为青年患者日常反复的生活状态。

娇生惯养、任其所为、督促不利、教导失责、忽视体检、心怀侥幸等，似乎也都是失职父母的所为。青年脑卒中患者日常不良生活习惯的养成和最终成为脑卒中的诱因，与青年患者的父母失职密不可分。

3. 青年应该规避的不良生活习惯

(1) 运动方面：久坐、运动缺乏、无运动习惯。

(2) 饮食方面：饮水不足、高糖饮食、偏糖饮料、吸烟、嗜酒、肥胖。

(3) 睡眠方面：熬夜、失眠、多梦、早醒、易醒。

(4) 精神、情感方面：情感波动、心境不良、烦躁、易怒、偏执、沟通不良、忽视原有疾病。

（四）痛心的真实病例：19 岁的脑血栓患者

19 岁，患脑血栓并发脑出血离世。

19 岁，足以让人触动和扼腕叹息的年龄，花样的年龄、青春的悸动刚刚开始就结束了，叹悲之后更多的是回想、反思。（每每提及这个病例时都会痛心到底线，不想让同样的事故再发生，最终还是写了下来。把他的名字隐去，以示对年轻逝者的敬佑吧。）

1. 沉迷于网络游戏 3 天 3 夜，直至手拿不住鼠标

【**病史**】19 岁，男孩子，在读学生。体质发育正常，无既往疾病史。

男孩在网吧一待就是 3 天 3 夜，吃住都在网吧。直到第 4 天上午男孩右侧手拿电脑鼠标费力、手指手腕都不灵活了，还在坚持打游戏。手不听使唤、速度太慢被其他玩家踢了出来，男孩气恼不已。男孩女朋友此时才发现他说话不流利、连字都咬不清楚，才赶紧赶到医院。

补充病史：患者在网吧足足待了 3 天 3 夜玩网络游戏，除了必须去卫生间大小便外，还主动减少饮水量以求减少去卫生间小便的次数。3 天 3 夜未曾入睡，头两天还精神饱满，第 3 天起就基本不喝水了，也未如厕。

【**查体结果**】意识清，反应迟钝，言语笨拙，吐字不清，口角歪斜、流涎。右侧上肢不能抬举，右手不能握拳，行走也出现右侧下肢明显拖沓，不能抬右腿上台阶，走路向右偏斜，病理征阳性。

【**辅助检查**】头部 MRI：左侧大脑半球额叶、顶叶、基底节区大面积脑梗死（急性）。脑血管数字减影血管造影（DSA）：①左侧颈内动脉、左侧大脑中动脉全程痉挛，管径纤细、血流量降低，动脉期明显延迟。②左侧大脑中动脉供血区动脉充盈不良，分支动脉显示明显减少和缺损，血流量降低。

【诊断】急性脑梗死（左侧、大面积）。左侧颈内动脉全程痉挛性狭窄。左侧大脑中动脉及分支广泛痉挛、闭塞。

2. 过度脑疲劳导致脑动脉痉挛，引发脑卒中

很明显，这是一例主要因为持续过度脑力劳动、脑疲劳，合并脑血管病高危生活诱因，这些高危诱因包括熬夜、饮水不足、肢体活动不足、疲劳等，导致患者出现全身低代谢、低血压、脑血管广泛痉挛、大脑低灌注，最终引发无高血压、无糖尿病、无发育性异常的青年脑卒中。

沉迷网络游戏是毒害青少年的，我一直支持这个观点。青少年正处在心智、思维、世界观的成长期间，不用沉迷于网络游戏，就是单纯网络游戏的画面、内容、虚幻、暴力甚至色情对青少年都是毒害的。青少年的自控力是极差的，甚至谈不上自控能力。注重青少年的日常管理，加强青少年人生观的培养，正确引导与培养青少年的合理爱好是极其重要的。

3. 发病诱因

(1) 过度脑疲劳：患者长达近 72 小时从事脑力劳动（电脑游戏），脑耗氧量剧增，对血液的需求量剧增。

(2) 持续过度紧张：为跟随游戏内容，必须保持大脑处于高度的紧张状态，造成长时间的持续紧张性脑力劳动，大脑得不到充分的休息，脑耗氧量增加、代谢产物剧增。

(3) 肢体活动减少：患者久坐或久卧肢体活动减少，全身血流不充分，全身代谢受抑制，血流速度缓慢，肌肉产热不足造成相对的低体温、低代谢状态。

(4) 饮水不足：肢体活动不充分、加之为了减少离开电脑的次数和时间，患者主动减少饮水量，导致有效循环血量不足，脑部供血不足。

(5) 躯体疲劳、低代谢：肌肉活动减少、水摄入严重不足，心脏、肝脏、肾脏、胃肠、肌肉处于显著低代谢状态。

4. 发病机制

(1) 脑血管痉挛：脑力活动的过度疲劳、过度紧张都可诱发脑血管痉挛，该患者脑血管痉挛范围较大，从颅外段颈内动脉起始处一直到颅内段大脑中动脉，全程痉挛性狭窄；动脉血管变细，严重阻碍脑血流。

(2) 脑灌注不足：摄水不足，血液有效循环血量减少。而脑部供血需求量占全身的 20%，循环血量减少直接导致脑供血减少和脑灌注量不足。患者脑活动没

有减少反倒增加，因此导致脑获得的供血量相对明显下降。大脑血液灌注量持续降低，引发脑缺血性梗死。

5. 教训总结

(1) 避免熬夜。

(2) 避免久坐。

(3) 避免脑力过劳。

(4) 避免情绪波动。

(5) 避免长时间脑力紧张。

(6) 定时饮水。

(7) 定时肢体活动。

记住，持久的不良生活习惯，就是潜在的脑血管病高危因素。

6. 总结建议

不论老年人还是年轻人，都要避免过度脑力劳累、熬夜、思虑过重。

如果必须从事长时间的脑力工作，建议定时起身做肢体活动、定时饮水，以补充有效血液循环、促进代谢、缓解大脑皮层紧张度，避免诱发脑血管痉挛、诱发脑动脉供血不足、甚至脑卒中的发生。

故事讲到这可以告一段落了。

但是（这又是故事主人公命运的一个转折词），

但是故事并没有结束，男孩通过治疗后，临床症状明显得以改善和控制。然而，在住院第 3 天他的同学来看望他时，由于情绪激动，男孩脑梗死部位继发大量脑出血，

……

不写结果了。

7. 后记，感悟年轻生命的陨落

实际上每次讲这个病例时，我内心都很沉重，总是心痛的难以名状，要流泪……

想想，还是想把这个故事完整的告诉更多的人，因为这个故事太具有代表性和普遍性了。

能警觉多少人，算多少人吧！

能引起几个人触动，算几个吧！

哪怕有一个人吸取了经验，

避免了类似事情的发生，

避免了任何年龄类似的脑卒中事件的出现，

我都认为是值得的！

男孩的发病诱因，实际上是生活中每一个人都会、都在经历，或已经历，或正准备经历的过程。

但是，我们不自知！

其实，诱发脑血管病的危险诱发因素，就在我们的日常生活中！

所谓的高危险因素，并不是你、我、他去经历危险的环境，而是日常生活中最普通事情的过度，如饮水不足、久坐、熬夜等都可成为病态的根源。

祝您安康、幸福。

五、少年儿童脑卒中（年龄＜17 岁）

（一）少年儿童脑卒中，少见

国内少年儿童脑卒中发病率在 8/10 万以内，低于欧美国家。少年儿童脑卒中是导致少年儿童终身残疾的一个重要病因，也是导致儿童死亡的十大原因之一；少年儿童脑卒中同样分为出血性和缺血性脑卒中。

少年儿童脑卒中发病率虽然很低，但现实生活中还是存在的。约有 50% 患儿遗留不同程度的运动、认知、精神等功能障碍后遗症，而且脑卒中后癫痫发生率远高于成人。

（二）少年儿童脑卒中常见病因和临床表现

1. 病因

少年儿童脑卒中危险因素众多，非动脉硬化性疾病是最常见病因。虽然儿童高血压病也有参与部分少年儿童脑卒中的发作，但不占据主流。

按照病因起源于身体部位的不同，可以将少年儿童脑卒中的病因分为如下两大类。

(1) 脑部遗传性或发育性血管异常。

(2) 全身或其他系统疾病。

全身性或其他系统疾病引发的脑卒中，多是先发生脑部以外的疾病而后继发脑卒中。常见病因如下。

① 脑动脉病：局限性脑动脉狭窄、脑动脉夹层、血管炎等。

② 先天性脑血管畸形：如动脉瘤、动静脉畸形、海绵状血管瘤、静脉畸形等。

③ 心脏疾病：先天性心脏病、心肌病、心瓣膜病、严重心律失常等。

④ 血液系统疾病：如白血病、出凝血障碍疾病、维生素 K 缺乏、镰状细胞病等；血栓前状态，如凝血因子异常，高凝及蛋白 C、S 缺乏症等。

⑤ 感染细菌性或病毒性颞动脉炎、儿童艾滋病、副鼻窦炎、头面部皮肤感染等。

⑥ 遗传代谢性疾病。

⑦ 脱水、外伤、肿瘤。

⑧ 围产期并发症、新生儿惊厥、早产儿、产前子痫、异常分娩、胎盘病变。

⑨ 儿童高血压、儿童糖尿病等。

2. 临床表现

少年儿童脑卒中起病多比较突然，缺乏成人脑卒中典型临床表现，这一点年龄越小越突出，新生儿、婴幼儿尤为明显。

患儿缺少突发偏瘫、吐字不清等局灶神经功能缺损症状，常表现为嗜睡、拒食、易激惹等；再如突发恶心、呕吐、抽搐、惊厥、头痛等，同时呼吸、心率、体温等出现异常改变。

少年儿童脑卒中常见临床表现如下所述。

(1) 突发头痛。

(2) 恶心、喷射性呕吐。

(3) 抽搐。

(4) 颈项僵硬。

(5) 惊厥。

(6) 偏瘫。

(7) 意识障碍。

(8) 血压、心率、呼吸节律改变。

3. 少年儿童脑卒中的特点

少年儿童脑卒中相对于成人而言，无论在发病病因还是临床表现方面都存在明显不同；年龄越小临床表现差异越大。

但要明确的是在脑卒中导致的后遗症方面，无论是成人还是少年儿童，都会遗留永久性的运动残疾、认知障碍和精神异常等；这一点还是要引起高度重视的。

少年儿童脑卒中具体有以下几个特点。

(1) 危险因素多种，脑血管病发育异常和全身性疾病为主，明显区别于成人动脉硬化性疾病病因。

(2) 临床表现多样，没有固定的表现形式，婴幼儿尤为明显。

(3) 遗留不同程度的运动、言语、认知、精神等后遗症。

(4) 发生率低，少见。

4. 儿童电子屏幕依赖症：说给年轻的爸爸妈妈

儿童电子屏幕依赖症（pediatric digital-screen addiction syndrome，PDSAS），这个问题因为是涉及儿童的异常心理和行为，所以放在本节内讲。

另外主要是作者认为，目前电子屏幕依赖是当下社会各年龄阶段人群的通病，是异常的社会、家庭现象。当这种现象侵及仅有几岁的儿童后，未来的儿童是否出现其他依赖性并发症，导致依赖性身心异常等改变，这些都难从说起、还有待观察。

(1) 儿童依赖症发作，儿童脑卒中的高危诱因：PDSAS 不是儿童脑卒中的病因和诱因；但是儿童依赖性的产生、破坏依赖后儿童的哭闹、喊叫、屏气、痉挛性用力等却可以成为引发脑部动脉瘤、血管畸形、烟雾病等血管破裂出血的高危诱发因素。

故此儿童在形成电子屏幕依赖症后，依赖发作时病理生理改变可成为诱发儿童脑血管病或其他相关疾病发生脑卒中的诱因。

(2) PDSAS 的形成：要知道儿童特别是幼儿的电子屏幕依赖症的发生，是当下逐步广泛发生的家庭儿童异常依赖现象，包括留守儿童；这一点应当引起儿童父母、家庭成员及社会的高度重视。

儿童在家庭环境、其实主要是儿童的父母及身边人员，手机、电脑、电子产品屏幕的大量、无时无刻不离手等的耳闻目染和熏陶下，使儿童过早地接触、玩弄电子屏幕产品。

例如"3 岁小孩子不给玩手机就哭闹"；源于小孩子自我无控制心理，是主动心理依赖的表现。

反复"给孩子手机"，是父母等在被迫状态下、被动（怕孩子哭闹）心理导致的主动行为。

如此反复，就形成了儿童 - 主动依赖、父母等 - 被动依赖的双向依赖现象。

(3) 儿童、父母双向依赖：这种依赖形式是双向依赖关系，只是没构成疾病状态。但是这种依赖已经构成对孩子教育、成长和性格、心理发育的阻碍。

　　儿童手机依赖，特别是幼儿、少儿对手机等电子产品屏幕的依赖，已经构成一种引起儿童哭闹、憋气、全身发抖、大汗等心理、躯体出现症状的心理依赖症和躯体性依赖症，称之为儿童电子屏幕依赖症。

　　PDSAS 是"90 后"宝妈宝爸必须学习和认真对待的儿童教育问题和儿童成长问题，更是我们社会必须面对的课题，因为这个问题涉及祖国的未来。

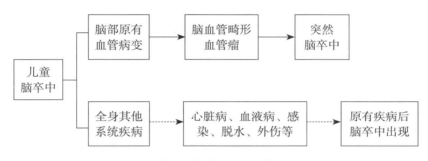

儿童脑卒中病因与发病特点

第3章 脑卒中发病的疾病因素

第一节 动脉硬化，脑卒中的根本原因

一、动脉硬化本相和演变

（一）动脉硬化，每个人中年以后必须经历的过程

1. 动脉硬化本相

动脉粥样硬化（arteriosclerosis）简称动脉硬化，是动脉血管壁的一种非炎症性病变，脂质物质沉积于动脉血管壁内，正常的富于弹性、光滑、流畅的血管壁消失或退变，致使动脉管壁局部或普遍增厚、变硬，失去弹性，伴随动脉斑块形成、甚至管腔狭窄。

动脉硬化是一种血管疾病，硬化后动脉供血功能受到损害。动脉硬化的程度、范围和被供血器官的功能损害程度，决定动脉硬化后的表现。被供血器官不同，动脉硬化临床表现可以完全不同，动脉硬化是导致人体器官衰老、退化的决定性因素。

总之动脉硬化就是动脉血管结构、外观形态和血管功能的退变，临床表现主要是被供血器官的功能损害。

那么动脉硬化本相到底是什么呢？归纳动脉硬化本相主要包含三个方面内容。

(1) 动脉硬化，是随年龄增长而出现的过程，没有谁能侥幸。

(2) 动脉硬化，起初具有保护性，进一步发展成致病性的。

(3) 动脉硬化，是人体衰老的根本原因。

绕开枯涩医学定义，看一下动脉硬化的基本含义吧。

不同于正常动脉血管的形态及内膜，动脉硬化是动脉血管形态老化、僵硬和功能退化，就如同一根原本很有弹性的新塑料管，经过常年的风吹日晒后老化变性了、弹性丧失了、皲裂了一样。

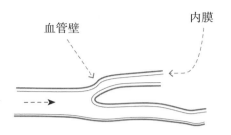

血管壁　　　　　　　　内膜

正常动脉血管特点
• 血管壁光滑 • 血管壁弹力肌层丰富 • 血管壁富有弹性 • 内膜光滑、完整、流畅

正常动脉血管形态及内膜

动脉硬化的结果就是血管变硬、管壁变厚、管腔变窄、管壁不均匀、内膜失光滑，直接导致动脉血管失去弹性，动脉血管舒张和收缩能力、自我修复能力、氧及物质通过功能受到损害。

正常动脉血管与动脉硬化血管的对比

	非动脉硬化血管	动脉硬化血管
年 龄	≤ 50 岁	> 50 岁
生理特点	• 血液层流 • 富有弹性	• 涡流、层流破坏 • 弹性丧失
内 膜	内膜完整、光滑	受损、脂纹、斑块出现
弹力肌层	弹力肌层丰富	薄弱、变性
外 观	走行流畅	僵直、扭曲、压迫

动脉硬化是随着年龄增长而出现的血管疾病，其规律通常是在青年时期开始初步发生，至中年时期后动脉硬化完全形成并可伴有病理性改变。

动脉硬化初期具有生理性保护性意义，伴随着年龄增长而同时出现。在高血压、糖尿病等因素作用下，动脉硬化逐步由量变转变为质变，形成病理性动脉血管硬化不可逆的形态改变和功能改变。

动脉硬化是全身性的，只不过动脉硬化后血管功能退化在重点器官被表现得更为突出，直至硬化后的动脉闭塞导致该器官出现严重的功能障碍，如脑动脉闭塞引发脑梗死，出现脑卒中。

2. 脑动脉硬化是脑卒中的根源

人类大脑是具有精密结构与高度发达的人体重要器官，脑动脉硬化是脑血管病形成的根源，直接危害人类大脑功能。

脑动脉硬化不仅侵蚀正常形态的脑血管，而且能更早地出现在发育异常的脑血管，促使其提前步入退化进程。动脉硬化后脑血管随即出现病理性演变，如狭窄和斑块形成。

脑动脉硬化及动脉硬化后脑血管演变，是脑卒中的根本原因。

（二）动脉硬化过程隐匿，可以延缓，但绝不可能逆转

1. 动脉硬化过程三大特点

动脉硬化是随着年龄增长如期而至的，动脉硬化的过程如影相随、缓慢发生、不知不觉。

每一个四五十岁及以上的人都有不同程度的动脉硬化，追求长寿的人动脉硬化是必须经历的过程。

结合人类动脉硬化的特性，三大点必须敲击对动脉硬化抱有幻想或误解的人们。

(1) 动脉硬化，过程隐匿。

(2) 动脉硬化，不可逆转。

(3) 动脉硬化，不可终止。

2. 动脉硬化，是个体生存的必然过程

动脉硬化是人类自身进化和发展的必然过程，这个动脉硬化过程，不会因为你是美女，就不会出现；不会因为你是屌丝，就早点到来；不会因为你是总统，就晚点到来；不会因为你是土豪，就永不发生。

对人类不同的个体而言，动脉硬化只是程度上的轻点或重点、早点或晚点到来，但是只要个体生存着，动脉硬化从不会缺席。

3. 避免动脉硬化、逆转动脉硬化只是个噱头

目前任何保健品、任何药品、任何运动方式、任何饮食调节都不会达到逆转动脉硬化的目的。

但是可以达到延缓动脉硬化进程的作用！

延缓动脉硬化，也是有限的，这种延缓包含以下两方面的内容。

(1) 延缓动脉硬化发生的时间：这只是相对的，不可能绝对延缓。

70岁了还不发生动脉硬化！那纯粹是瞎掰，是扯淡！目前研究看，延缓3年、5年的就不错了。

(2) 延缓动脉硬化的程度：延缓动脉硬化的程度这一点十分重要，从近40年

的脑血管病发病率、复发率等指标综合看，某些发达国家脑卒中平均年龄要晚于我国 10 年左右。换句话说，目前我们可以将动脉硬化的程度至少可延后数年，从而达到减少脑卒中发病。

（三）动脉硬化的原因？别忘了，年龄是动脉硬化的推进器

1. 动脉硬化的机制

动脉硬化发生、发展的机制，以及动脉硬化的绝对成因，目前仍然不能全面解释，临床研究和实验探索表明动脉硬化形成有以下几种机制参与。

(1) 脂质代谢紊乱。

(2) 内皮损伤。

(3) 炎症反应。

(4) 壁面切应力。

(5) 肠道微生物菌群失调。

血脂异常，只是动脉硬化的一个因素。上述导致动脉硬化的每一种机制，都可以在人体找到相应的因果关系，在动物实验制造动脉粥样硬化模型也能获得成功。但是单独干预某一因素，如脂质代谢紊乱、调节脂质代谢生理化过程，并不能达到阻止动脉硬化的最终发生。

动脉硬化是不能被阻止的进程。动脉硬化，是由生理化进程逐步演变成病理化结果的过程。干预动脉硬化进程，至目前仍然只能起到一定的延缓作用，还不能从根本逆转动脉硬化进程或者阻止动脉硬化进程停止在某一程度。

不可阻止或阻断动脉硬化进程，就是不能阻止动脉硬化性疾病的发生和人体衰老的进程。

这一点似乎很尴尬，但是完全符合人类进化理论。

2. 动脉硬化成因

导致动脉硬化的因素很多，包括熟知的高血压、糖尿病、高脂血症，还有高同型半胱氨酸血症、高尿酸血症等。

导致动脉硬化的因素可以划分为以下两大类。

(1) 可干预、可控因素。

(2) 不可改变或不可控因素。

不可干预因素，主要是指干预后无法改变的因素，如性别、种族和年龄。

动脉硬化是人类必经的老化过程，加速动脉硬化的因素除疾病因素外还有嗜酒、吸烟、肥胖、缺乏运动、焦虑、不合理膳食等。但是这些因素从医疗、生

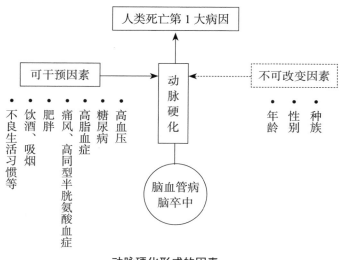

动脉硬化形成的因素

活、保健方面讲，还是可干预、可控制的因素。

不可控因素中，最主要的是年龄。年龄是不可改变因素中唯一每天都在增加的变量！

3. 年龄是动脉硬化的推进器

动脉硬化对于正常形态的脑血管而言，硬化成形、功能衰退的时间基本是在50岁左右；而对于有血管形态异常的脑动脉而言，脑动脉硬化前移或局限性脑动脉硬化的年龄要提前，脑血管丧失其功能也会更早。

我们追求长寿、追求生命更持久，就必须经历动脉硬化过程。

我们追求长寿，就必须经历动脉硬化过程所造成的血管形态改变和功能退化。

请记住，年龄！

年龄的增长，是生命的延续和长寿的标志。

年龄，是不渴求像高血压、高血糖那样被抑制的、是渴求每时每刻都会平安增长的、不可改变的动脉硬化因素。

年龄，是动脉硬化最主要的因素，而且是不断增加的变量！

岁月是把雕刻刀，任何人都经不起岁月的雕琢。

面容、体型可以通过美容针、美容刀一次次改变，而自身动脉硬化控制可不是一蹴而就的买卖，必须经过长期的综合的调控才能达到延缓病理性硬化程度的过程，这些综合措施包括饮食调节、运动、情绪、睡眠和不良生活习惯的改变等。

（四）僵硬、扭曲、斑块、狭窄，动脉硬化后血管的改变

1. 动脉硬化导致血管结构、形态和功能改变

动脉硬化后动脉血管发生的改变，主要分为以下三个方面。

动脉硬化血管结构、形态和功能改变

结构、形态改变	功能改变
• 血管僵硬，扭曲，正常走行的外形消失 • 血管壁欠光滑，粗糙，结节性隆起 • 血管壁弹力肌层丧失或明显薄弱 • 内膜不光滑，欠完整 • 内膜下脂质沉积	• 层流改变，出现涡流 • 血流切应力增加 • 舒张功能、收缩功能减退 • 血流阻力增加 • 供血、供氧、物质交换障碍

(1) 结构改变：如内膜损伤、弹力肌层退化、玻璃样变等。

(2) 形态改变：如僵硬、斑块形成、狭窄、走行异常、夹层、闭塞、瘤样改变等。

(3) 功能改变：如动脉血管舒缓功能障碍、阻力增加、修复障碍、弹性减退等。

脑血管特别是脑内小动脉，自身发育过程中动脉弹力肌层缺乏，对粥样硬化的侵蚀会表现得更早、更明显。

动脉血管壁结构改变后，血管功能减退和血管外形变异会随之发生，如僵硬、扭曲等，甚至对邻近重要组织、神经产生压迫作用。

三叉神经痛、面肌痉挛就与三叉神经在颅内、面神经在面神经管内，遭受硬化后小动脉压迫、波动性刺激等有关。

2. 动脉斑块形成、动脉狭窄形成

动脉硬化后在动脉内膜遭受损伤时，局部动脉内膜下诱发脂质沉积导致动脉斑块形成，动脉斑块形成直接结果是致使动脉狭窄。另外导致动脉斑块和狭窄形成的原因还与动脉血管舒缓障碍有关。

动脉斑块和动脉狭窄，是导致局部动脉血流量减少的主要原因。有关动脉斑块和动脉狭窄的内容会在下面章节细致论述。

3. 动脉硬化性疾病和表现

动脉硬化是人体老化必经的血管状态，脑、心、肾、肝、肠系膜、肢体等任何人体脏器、组织的正常功能维持，都依靠血液来完成。

任何脏器、组织的动脉供血出问题，都会直接影响该脏器、组织的功能，包

括入土百年不腐烂的毛发。

动脉硬化是人类机体退化、衰老的过程，这个过程程度的轻与重、速度的快与慢、多重参与因素的有或无，干预、控制程度的好与坏，最终都将通过动脉硬化后的结果体现在脏器或组织的功能上。

动脉硬化后组织、脏器功能衰退表现为以下几个方面。

(1) 皮肤皱纹增多、失弹性、变薄。

(2) 发质无光、干涩、持续脱发量增加。

(3) 眼睛老花、无神，耳鸣、听力减退。

(4) 味觉退化、不敏感、味觉改变。

(5) 腹胀、食欲缺乏、消化不良、便秘。

(6) 肌肉易酸痛、不耐劳。

(7) 骨质脱钙、易骨折。

(8) 闭经、乳房下垂、卵巢萎缩、性激素水平降低。

(9) 脑萎缩、脑内缺血灶。

(10) 记忆力、判断力、反应力等脑功能减退。

(11) 动作迟缓、动作笨拙。

(12) 固执、偏激、抑郁、多疑等。

有些脏器、组织的动脉在发生动脉硬化后就会出现较明显的疾病，如心脏的冠状动脉硬化，即形成冠状动脉粥样硬化性心脏病，简称冠心病。冠状动脉闭塞或严重狭窄，产生心绞痛或急性心肌梗死。

（五）血管疲劳是脑动脉硬化后，形成永久性狭窄和斑块的锁定器

1. 失配疾病学说，带你领略人类缓慢进化与科技快速发展的不协调

(1) 人类战胜了感染性疾病，却败给了自身性疾病：随着现代社会科技发展，人类消除了"天花"、封闭了"麻疹"、控制了"结核"、抵御了"艾滋病"病毒。人类对这些病毒、细菌等感染性疾病做到了能有效控制或最终的治愈，甚至在对某些恶性肿瘤的治疗上，也能明显延长患者生存期，为人类延续和人类健康做出了巨大成就。

当人类本应该享受随着科技发展而延长寿命的时候，动脉硬化、高血压、糖尿病、阿尔茨海默病、冠心病、失眠、焦虑等人类自身性疾病却逐步走入危及人类健康，甚至成为造成人类死亡的最主要疾病。

为什么在高度发达、迅猛发展的科技、信息和工农业产业化时代，人类延长

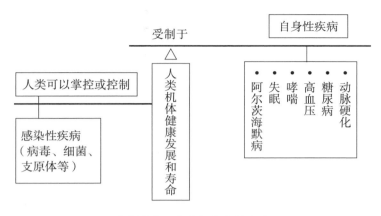

人类健康、寿命与自身性疾病

了生命、抵制了细菌、病毒，却遭受了人类机体非感染性慢性疾病的自身侵蚀和由此导致的机体功能衰退、甚至是死亡率增加和新的自身性疾病的困扰呢？

我认为失配性疾病学说，在某些层面上能更真实地揭示人类进化过程中人类自身性疾病发生和发展的真实缘由，能深刻揭示当今社会科技高度发达、能量过剩、人类原始运动减少与人类自身性疾病的根源性关联。

(2) 失配疾病理论，自身性疾病发生在现代社会的缘由：失配性疾病即指人体百万年长期的、缓慢的进化与现代科技快速发展和社会高度发达间的不相匹配，而产生的自身性疾病。如高血压、糖尿病、阿尔茨海默病、哮喘、失眠、骨质疏松等，这些自身性疾病限制住人类生命更长久、肌肉更强壮、器官更发达。

哈佛大学人类进化学家丹尼尔·利伯曼（Daniel E. Lieberman）教授，是失配性疾病理论的始推动者。

失配性疾病理论，从人类进化角度进一步揭示了脑卒中、高血压、糖尿病等疾病主要源于现代人体进化程度远远落后于当代工业、农业、科技等发展和社会发达的程度，是人类缓慢进化与科技社会快速发展失匹配导致的结果。

简单地说，失配性疾病理论的核心就是，人类进化缓慢、科技社会发展太快，两者不协调、不匹配。

2. 动脉血管疲劳理论

(1) 动脉血管具有收缩和舒张功能：人体动脉血管每时每刻都要承受着动脉压力和血流冲击，动脉压力主要来自动脉本身收缩和心脏收缩。心脏的心肌为泵动力来源，心肌也最厚实，血压越高心肌越肥厚；全身动脉血管中主动脉血管壁最厚，主动脉分支管壁依次逐渐变薄。

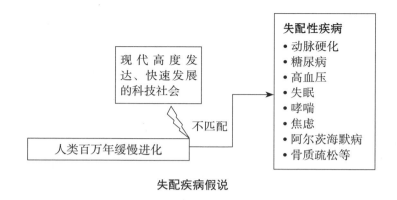

失配疾病假说

脑动脉血管壁最为薄弱，因为脑血管壁缺乏中间弹力纤维肌层，所以脑血管对抗高动脉压和血流切应力的能力也最差。

① 动脉血管收缩

• 大动脉血管收缩，血压上升，小血管压力也升高。

• 小血管收缩，动脉阻力增加，被供血脏器组织血流量下降。

② 动脉血管舒张

• 大动脉血管舒张，动脉阻力下降、舒张压降低、脉压加大。

• 大小动脉血管舒张能力减退，血管阻力加大、舒张压上升（就是低压增高）。

③ 动脉血管舒张功能的调节

• 动脉血管舒张功能是动脉血管自身弹性和顺应性的自我调节反应，是血管平滑肌对血液中舒张物质和神经调节产生舒张能力的表现。

• 局部动脉舒张功能减退，特别是动脉局部一小段局限性动脉持续收缩状态得不到舒缓后，可因动脉硬化等血管硬化因素的作用变成持续的动脉狭窄和促发斑块形成。

所以动脉血管收缩和舒张功能的实现，是依靠动脉血管平滑肌、内膜的调节功能；同时动脉血管收缩或舒张可直接影响动脉收缩压（高压）、舒张压（低压）、脉压、血管阻力、血流量、灌注量等。

④ 血管疲劳－血管舒张功能持续衰退：若动脉血管长时间处于持续收缩状态，动脉血管壁弹性、顺应性就可遭到破坏，动脉血管舒张功能减退或者丧失。加之随着年龄增加、高血压、糖尿病等导致动脉硬化出现，致使动脉血管舒张功能由减退到衰竭，甚至完全丧失。这个动脉血管舒张功能由减退到衰竭，形成完全丧失舒缓能力的过程即动脉血管疲劳。

脑动脉血管疲劳，血管功能改变包括以下几个过程。

- 弹性、顺应性减退。
- 舒张功能减退。
- 舒张功能衰竭或丧失。
- 早期硬化。

动脉血管疲劳状态持续得不到有效解除，就不能使处于痉挛收缩状态的血管舒缓痉挛，就此导致斑块形成和动脉狭窄出现，最终致使该段动脉形成持久的形态和功能改变。

动脉血管疲劳、舒张能力减退和舒张功能衰竭，三者共同组成动脉舒缓障碍。动脉舒缓功能障碍是动脉血管本身早期发生动脉硬化和动脉斑块形成的基础。

⑤ 动脉血管疲劳的意义：动脉血管疲劳、动脉舒缓障碍是长期高动脉压、高动脉阻力的结果。

(2) 动脉血管疲劳－舒缓障碍后，促发动脉血管形态的异常改变向永久的病理性方向发展，如下。

① 形成狭窄：不能在动脉压力有所降低时及时完全舒缓回到正常的生理状态，形成持久的局限性动脉狭窄。

② 斑块形成：局部舒缓障碍的动脉血管壁内膜，在对抗高压力血流冲击后常导致内膜损伤，损伤的动脉血管壁内膜得不到有效修复或过度修复后，诱发局部保护性无菌性炎症反应，在此处发生血小板和脂质样物质修复式沉积，从而导致局部动脉血管壁修复后的动脉斑块形成。

随后的年龄因素、饮食因素(如烟、酒)等参与的动脉硬化，都会促使疲劳－舒缓障碍的动脉于早期发生不可逆的动脉硬化性狭窄和动脉斑块形成。

3. 脑血管疲劳是脑血管进入病理状态的开始

导致动脉血管疲劳的病因并不只是高血压、高盐饮食、长期熬夜、脑疲劳，另外还有焦虑、精神压力过大、饮水不足、运动缺乏、肥胖、嗜酒、吸烟等，以及可以导致血流量降低、血液高黏、红细胞过多的原因等。

要强调的是，初始的动脉血管弹性减退、痉挛样改变都是可逆的，是具有一定保护性生理意义的。目的就是警示，脑血管－脑组织现在正承受着已经达到或超出自我修复能力的边缘生理状态，不及时终止目前的状况，即将产生量变到质变的病理状态，这就是永久不可逆的动脉狭窄和不断增长的动脉斑块。

例如，肌肉疲劳会产生肌肉酸痛，提示肌肉应该休息，不要再劳累。辛辣、冷硬食物刺激胃痉挛，提示胃肠不适宜，要及时终止。

同理，你不停止让脑血管疲劳的因素，那它就会狭窄、形成动脉斑块给你看。

我们在此提出"动脉血管疲劳"的概念，意在警示更多的青年、青壮年和中老年人，特别是那些患有高血压、糖尿病的患者，要积极控制基础疾病、规避不良生活习惯，达到延缓动脉硬化速度、减轻血管疲劳性刺激，防止动脉斑块形成和动脉狭窄。

（六）动脉硬化脑血管改变，初期具有大脑自我保护性机制

1. 早期动脉硬化形成，是人体动脉为适应环境变化而进行的生理性改变

要强调的是，不论是动脉硬化、还是动脉硬化后产生的动脉斑块、狭窄，初始时期都有为适合人体生理变化的目的，具有生理性保护意义。

如人体在运动过程、负重等体力劳动过程、外界应激时荷尔蒙增加等会导致心率增快、血压增高，此时动脉血管承受的压力增加、血流冲击力增大；此时必须增加血管韧性、强度、厚度，对抗更快、更高的血流和血压，动脉血管生理性的变硬、变厚就成为最有效的直接改变。

所以随着年龄增加、体力活动增强、身体向成熟和强壮发展的过程中，动脉血管的强度和形态也会随之发生改变；如同人的骨骼会随着年龄和体力支出的增加而变得更强壮一样，是为适合环境变化而发生的生理性改变。

2. 动脉狭窄初期也具有生理性保护作用

动脉在经受高血流冲击、高动脉内压的状态下，都可能会促使动脉发生局部痉挛性狭窄和反复修复式增长。目的同理于水管"闸门"要关小一点，以便限制水流量和压力；动脉狭窄的作用就是控制进入动脉内血流量和压力，避免被供血的器官经受高血流量和高动脉血压的冲击。

所以，某种程度上来说动脉狭窄、动脉斑块的形成，也是动脉血管自身管控局部血流量、降低动脉内压力的方式，起到人体动脉生理性"闸门"的作用。

3. 运动缺乏、熬夜、嗜酒等让保护性机制成为病理性根源

动脉硬化和动脉硬化血管改变初期目的是使人类机体适应环境变化、增加机体适应能力，是具有保护性意义的生理性改变。

只不过随着动脉硬化的加重、血管疲劳的出现，特别是在后天嗜酒、吸烟、熬夜等不良生活习惯的持续推动下，使生理性动脉硬化不可逆转、使狭窄和斑块变成不可逆的、永久的动脉狭窄和动脉斑块，具有了病理意义。动脉狭窄也真的变成了血管的"闸门"，并且处于不断"关"的状态。

科技发展、社会发展，人类原始运动本能的明显减少；人类不用再极速奔跑追逐猎物或躲避猛兽袭击，不用再空腹数日等待食物，肠道也不用再消化粗糙、不洁的食物，不用再为生存而付出更强、更高的体力。这些改变造成人类进化后的保护性机制无处可有，反而成为现代社会人类动脉硬化性疾病的根源。

可悲吗！

二、动脉斑块，脑动脉狭窄的基础

（一）动脉斑块究竟是什么

问：什么是动脉斑块？

答：动脉斑块（arterial plaque）是动脉粥样硬化斑块形成的简称，是动脉硬化过程中血管壁内膜损害，导致脂质类物质沉积于动脉血管内膜下形成局部脂质堆积块状隆起。动脉斑块可导致动脉血管管腔狭窄或闭塞，归属于动脉硬化性疾病。

1. 简单地说，动脉斑块就是血管壁的脂质沉积性团块

动脉血管壁一般可分为三层，即内膜、中层、外膜。较大的动脉中层为弹力肌层且较发达；脑内动脉中层薄弱，脑小动脉甚至无弹力层。动脉斑块的脂质物主要沉积在内膜下与中层之间，凸面突向动脉管腔。

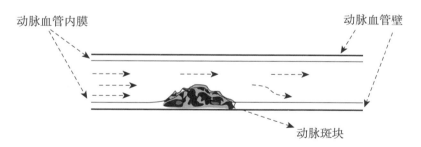

动脉血管内膜　　　　　　　　　　　　　　　　动脉血管壁

动脉斑块

动脉血管内斑块形成，血流性状改变

动脉斑块外形如丘状或山脊状，表面可光滑或缺损如虫蚀状。动脉斑块存在于动脉血管管腔内，引起动脉血管管腔结构改变，内膜流畅性和管腔连续性受到破坏，引发血流层流性质改变。

动脉斑块形成是导致脑血管狭窄的主要因素；动脉狭窄和动脉斑块，是导致动脉硬化后血管闭塞的最主要原因，动脉血管闭塞引发脑卒中。

2. 动脉斑块，脑血管的"闸门"

自来水管，靠水闸门来控制水压和水流量。关小闸门，水流量减少、水压降低；关闭水闸门，没有水、没有压力。

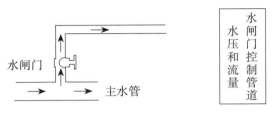

自来水管闸门的作用

那么，脑动脉血管靠什么限制进入颅脑的血流量和动脉压力的传导呢？脑血管动脉灌注压和灌注量的调节又会怎么办？

动脉斑块、动脉狭窄，就是脑血管的"闸门"！

您能理解吗？

在某些状态下动脉斑块形成、动脉狭窄，就是为降低脑动脉压、限制脑血流而"生"的。

脑动脉血管的斑块形成或动脉狭窄，就是脑动脉血管"水闸门"关小状态。只不过这种动脉"斑块性闸门"是单向的，只能随着斑块增长狭窄加重、"越关越小"。

脑动脉血管由于斑块形成或狭窄导致血管闭塞，就是动脉血管"水闸门"永久关闭状态。

3. 斑块、狭窄限制脑灌注量，降低脑灌注压

动脉斑块多生长在动脉起始部或动脉分叉处，"斑块性闸门"起到对该动脉全程分布区域灌注压和灌注量的调节作用。

看一下真实的动脉斑块形成伴动脉狭窄的脑血管造影图片（图见下一页）。

左侧图，颈内动脉起始部动脉斑块、动脉狭窄；右侧图，椎动脉起始部动脉斑块、动脉狭窄；那么就好理解这两条动脉远端全程分布区，存在脑血流压力降低、脑血流量减少了！

4. 脑动脉灌注量减少、灌注压降低，激发脑卒中

动脉斑块形成和动脉狭窄起到限制动脉灌注量和降低动脉灌注压的作用，当动脉灌注量和灌注压均降低达到一定界限时，可引发不可逆的脑组织缺血、缺氧性坏死，发生脑卒中。

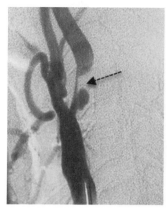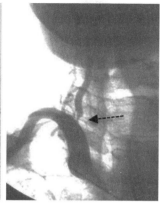

颈内动脉、椎动脉起始部斑块形成伴重度狭窄——"闸门"效应

所以控制斑块生长、降低动脉狭窄程度是预防脑卒中的重要措施，是干预和治疗斑块、狭窄的理论依据。

5. 可形成脑动脉"闸门"状态的其他血管形态改变

导致脑血管"闸门"状态的血管病变，不仅仅是斑块和狭窄，其他可引起脑血流灌注量减少和灌注压降低的血管状态还有以下几种。

(1) 局限性血管痉挛，导致可逆性狭窄。

(2) 动脉发育性纤细。

(3) 动脉夹层。

(4) 动脉局限受压。

(5) 旋转性动脉狭窄等。

（二）动脉斑块的大小和斑块稳定性的判定

1. 斑块厚度和长度

对动脉斑块大小的书面报告描述模式是，长度 × 厚度。比如 12.5mm×2.3mm，就是指长度 12.5mm、厚度 2.3mm 的斑块，有时测量单位会是 cm，这一点看报告时要注意。

动脉斑块厚度是重点观测动脉斑块大小的指标，斑块长度可以基本忽略。

斑块厚度（IMT），实际上是指动脉血管内膜凸起的高度，测量是指从血管内膜或斑块的表面到动脉中层间的距离，以此为内膜厚度或动脉斑块的厚度。

内膜厚度、斑块厚度的界定，有以下几个标准。

(1) IMT ≤ 1.1mm，为正常内膜。

(2) 1.2mm ≤ IMT ≤ 1.4mm，为内膜增厚，可能有少量脂质沉积，但不构成斑块。

(3) IMT ≥ 1.5mm，为斑块形成。

2. 动脉斑块的形态

动脉斑块生在有血液快速流动的动脉血管壁上，受血流冲击一般的斑块都较平滑。在斑块生长后或被血流冲击等因素下，会导致斑块局部少量或反复脱落，斑块表面的形态就大不同了。

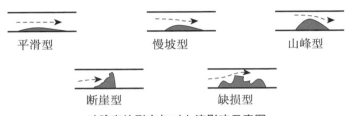

平滑型　　　　　慢坡型　　　　　山峰型

断崖型　　　　　缺损型

动脉斑块形态与对血流影响示意图

常见的斑块形态如下。

(1) 平滑型：表面光滑，阻力小、受血流冲击力小。

(2) 慢坡型：血流冲击力增大、有一定阻力。

(3) 山峰型：阻力大、引起局部管腔狭窄突兀，受血流冲击力大、易破损。

(4) 断崖型：阻力大，斑块完整性被破坏，相应供血区域内可有脑梗死发生。

(5) 缺损型：斑块表面已经发生脱落，缺损部位为斑块碎片脱落所致，又称溃疡性斑块。

所以当我们被告知动脉斑块形成时，一定要寻求专业医生帮助，综合考虑斑块以上特点，来确定下一步的检查和是否要治疗以及治疗方案。

3. 稳定性斑块和不稳定性斑块

通过超声可以直观检测颈部动脉斑块的形态和密度回声等特点，依据斑块的外形、将斑块性质分为稳定性斑块和不稳定性斑块。

按斑块稳定性的划分

稳定性斑块特点		不稳定性斑块特点	
超声回声	超声外型	超声回声	超声外型
• 回声均匀 • 强回声 • 钙化性硬斑块	• 平滑型 • 慢坡型 • 纤维帽覆盖完整	• 低回声软斑 • 回声不均 • 混合型斑块	• 山峰型 • 断崖型 • 溃疡性斑块

我们来看一下它们不同的特点。

(1) 稳定性斑块：表面光滑、完整，强回声、钙化性硬斑块，纤维帽厚、纤维帽覆盖稳定。

(2) 不稳定性斑块：低回声软斑、回声强弱不均的混合型斑块，厚度较大，表面不完整，溃疡性斑块，纤维帽残缺、薄弱。

不稳定性斑块是引发缺血性脑卒中的重要原因。

4. 斑块稳定性的决定因素

斑块的稳定性决定斑块是否容易脱落、崩解而引发动脉血管闭塞、脑血栓形成或脑栓塞，所以判定一个斑块的稳定性，是预防和减少脑卒中发生的必要技术手段。

斑块的稳定性取决于以下四个方面。

(1) 斑块厚度的大小。

(2) 斑块核心的构成与密度。

(3) 斑块表面纤维帽的完整性。

(4) 斑块的外形。

（三）不可忽视斑块最终导致脑卒中的恶劣属性

1. 稳定斑块导致血管狭窄，而后走向闭塞，不稳定斑块啥都干

动脉斑块如若任其生长，最终都会导致脑卒中，动脉斑块导致脑卒中有三种机制。

(1) 阻塞狭窄血管：斑块不断地增长、太厚了，最终导致狭窄的动脉越来越窄接近闭塞或发生闭塞，常见于稳定性斑块。

(2) 崩解阻塞、栓塞血管：斑块不稳定，斑块内部坏死、出血导致斑块内部向外的膨胀、崩解。崩解的斑块体积迅速增大，引发血管闭塞和或远端栓塞。

(3) 脱落，碎片阻塞远端小动脉

斑块表面不稳定，血流冲击下脱落的斑块碎片随血流阻塞远端动脉，引发栓塞性脑卒中。

第 1 种情况，是稳定性斑块干的。因为斑块厚实、内部结构稳定、表面又有完整的纤维帽覆盖和"压制"，所以只有等到斑块长大了才能干坏事。

第 2、3 种情况，都是不稳定斑块干的。不稳定斑块表面没有或仅有不完整的纤维帽，或者有也很薄弱，没多大作用、经不起血流的冲击；斑块内部又不稳定，总起"内讧"，出点血、内部暴雷什么的，该血管就倒霉了！

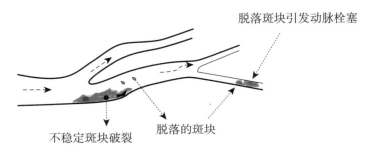

不稳定斑块破裂脱落引发动脉栓塞

后两种不稳定斑块又叫"易损斑块",下面会详细讲这个不稳定斑块中的"极品"。

2."易损斑块"是不稳定斑块的"极品",最可怕

易损斑块(vulnerable plaque),指的是斑块本身稳定性差、容易破裂或脱落,是不稳定斑块中最不稳定的类型。

易损斑块由于易发生破损,导致斑块脱落形成流动的栓子栓塞远端动脉,引发栓塞性脑卒中。或者因斑块自身内部出血、斑块核心坏死,由内部导致斑块崩解,即刻造成血管闭塞和(或)远端栓塞,引起急性闭塞性脑梗死或脑栓塞,结果都是脑卒中。

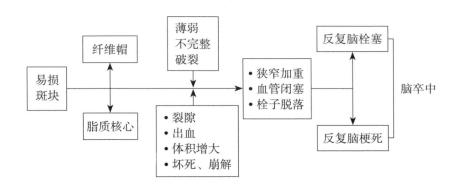

易损斑块的"邪恶轴心"

易损斑块,是造成反复脑栓塞、脑梗死的重要原因。

我们先来了解一下动脉斑块的结构组成和特点。

斑块主要由以下两部分组成。

(1)纤维帽,斑块表面的覆盖物:斑块发生于动脉血管壁上、表面突向血管

腔，在斑块表面有一层纤维组织覆盖于斑块表面，以保持斑块表面的完整性，该纤维组织即称为"纤维帽"，纤维帽是由富含胶原纤维的血管平滑肌细胞和血管内膜构成。

纤维帽薄弱、不完整、破裂，即造成斑块裸露或受血流冲击而脱落。

(2) 脂质团块，斑块的内部核心：斑块纤维帽和血管壁间的部分，由大量胆固醇及脂质物质、巨噬细胞、泡沫细胞等沉积组成，形成沿着血管壁堆积的团块，该团块是构成斑块的核心部分，即脂质核心。

胆固醇含量增多会促使胆固醇结晶化，进而造成斑块体积增大、斑块内产生裂隙，这些是斑块核心内出血、斑块破裂、崩解的主要因素。

3. 脱落的斑块碎片，有如雨水冲刷下掉落的石子和土块

斑块破溃、脱落的斑块碎片变成栓子，栓子到底是个什么样子？

这样给您做个比喻吧。

在雨水冲刷下，"干打垒"墙壁容易脱落。

见过东北的"干打垒"墙吗？用"干打垒"墙围成的土房屋现在已经极少见了。

"干打垒"墙体是用当地的泥土、石子和稻草枝混合后，夹在两层木板之间，加压捶打，使之牢固、承重、保暖，是在没有烧制窑砖的技术下建造房屋的方式。

干打垒墙经风吹日晒、雨水冲刷难免有墙体破溃或脱落，脱落的石子、土块就好比是"斑块"破溃后的能堵塞动脉血管的"栓子"。

稻草、泥土和石子的混合体缺点如下。

(1) 不如钢筋混凝土结构稳定，很容易被雨水冲刷而脱落，不稳定。

(2) 稻草不够致密，与泥土砖块结合不够紧密、内部不稳定、有间隙、易膨胀；这点就好比"易损斑块"的病理特点。

为了提高这个泥土石子混合体的稳定性，在表面覆盖一层水泥，这层"水泥帽"就相当于动脉斑块的"纤维帽"。

"水泥"纤维帽，能保护斑块免受血流的冲击，防止斑块脱落。但是薄纤维帽的保护作用还是有限的。

4. 增加易损斑块的稳定性，是防止脑卒中的重要措施

看完这个例子您就明白了吧，比喻嘛！那么如何提高这个泥土、稻草、石子混合体的稳定性能，提高它们间的黏结性和牢固程度呢？怎么办？

要把土块、砖块换成石砾！

要把稻草换成钢筋！

要把泥土换成水泥！

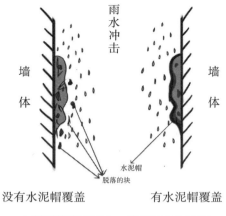

没有水泥帽覆盖　　　　　　　有水泥帽覆盖

水泥覆盖稳定泥土、石子混合体表面

要把松散的结构夯实！

这也就是对斑块临床治疗的目的，增加斑块的稳定性！

有临床研究表明，50%～70% 的动脉硬化血栓形成与动脉易损斑块的破裂、继发血栓形成或栓塞有关。

事实上这些易损斑块外形、体积、厚度并不是很大或很厚，斑块所引起的动脉血管狭窄也是轻度狭窄到中度狭窄居多，而并非都是重度狭窄。

易损斑块导致脑血管中风事件高发，主要原因在于易损斑块的稳定性极差。动脉硬化斑块形成的过程中，斑块的稳定性参与了脑卒中发病因素的构成，这也就是为什么要高度重视易损斑块的原因。

医者注：斑块破裂的机制

　　斑块的稳定性由多种因素决定，主要是：①脂质核心团大小；②炎症细胞数；③纤维帽厚度。脂质核心团越大，炎症细胞数越多，纤维帽越薄弱是导致斑块越容易发生破裂的根源。当纤维帽厚度 < 100μm、脂质核心团体积占斑块体积 > 40% 以上时，斑块易出现破裂和内部出血。

　　动脉斑块研究表明，纤维帽中平滑肌细胞减少与泡沫巨噬细胞、肥大细胞聚集攻击有关，这种反应始于斑块边缘部位。

　　由于巨噬细胞的吞噬致使纤维帽薄弱或缺失，在脂质团张力增加时导致纤维帽出现裂隙，肥大细胞被激活促进泡沫细胞形成。泡沫细胞进入斑块内部并在斑块内堆积，增大了核心团的体积；斑块内核心团不断膨大，是导致斑块内出血、破裂的原因之一。

（四）哪些因素导致斑块形成和生长，只有血脂吗

说到动脉斑块立刻很多人都会想起血脂、血黏稠，似乎有效控制高脂血症就能缓解斑块的生长；降低血脂就能起到缩减斑块大小的作用。

这个观点肯定是不全面的、片面的，虽然斑块的核心成分主要是脂质类物质，但可别认为斑块只和血脂异常有关。

引起动脉斑块形成的原因还有很多，给您罗列一下您自己对照吧！

- 动脉斑块形成的助长因素
  - 年龄大于 40 岁，超过 50 岁。
  - 男性高发，女性只是低点。
  - 长期吸烟。
  - 长期饮酒。
  - 高血压病。
  - 糖尿病。
  - 高同型半胱氨酸血症。
  - 肥胖。
  - 运动缺乏。
  - 空气污染。
  - 精神压力过大。
  - 脑疲劳、熬夜等。

血脂在动脉硬化斑块形成过程中起到重要的参与和调节作用。高血脂特别是低密度脂蛋白胆固醇、甘油三酯的增高，会诱导血管内皮损伤促使血管内皮斑块形成。通过影响血管内皮的调节功能，间接影响动脉的弹性；更为重要的一点是，增高的血脂本身还是形成动脉粥样硬化斑块的"原材料"。

因此当今学者专家认为，要远离动脉粥样硬化，就要关注血脂情况、有效调控血脂水平、保持血脂水平的正常或略低，血脂调控是目前认为可有效控制动脉过早硬化和可能抑制斑块增长的方法。

然而需要特别指出的是，控制血脂水平不是抑制斑块增长的唯一办法或终极治疗方式。

原因在于，高脂血症不是斑块形成的唯一因素！

（五）为什么要拿 40 岁的人说动脉斑块的事

通常动脉斑块伴随着年龄增长而形成和加重，一般 40 岁左右就可以隐隐发育，是适应血压波动、承受动脉压力改变的生理过程。至 45 岁、特别是 50 岁以后硬化呈现普遍和明显，较快的斑块增长呈现病理性作用，斑块向动脉管腔内突出，导致管腔狭窄。

- 高血压、糖尿病等，让 40 岁提早出现动脉斑块。

对于已经高血压、糖尿病数年或 10 年、20 年、40 岁人来说，特别是对于那些嗜酒、吸烟、缺乏锻炼、没有运动习惯、长期久坐、熬夜、肥胖、饮食不节、情感低沉等的青壮年高血压、糖尿病患者来说，动脉硬化早就深入血管、深入动脉了。基础疾病和不良生活诱因促进动脉斑块增长和发生，随之出现的动脉狭窄也可能早就陪伴了多年，只是他 / 她不知道，或不想知道而已。

40 岁是人生不惑之年的起点；但是在对于重视动脉斑块检测、斑块预防乃至脑卒中的防治上，40 岁的人能真的做到"不惑"的少之又少。

三、动脉狭窄，脑梗死的祸根

1. 先说一个动脉狭窄 99%，还在晨练，突发脑卒中的故事吧

运动，能增强体质，增加自信！

崇尚运动，是健康的生活方式，也是我们大力推崇的！

因保持运动习惯，而就此盲目自信自身所呈现的"健康状态"，忽视对自身的定期检查、拒绝体检，则是错误的和缺乏科学依据的。

即使是重度动脉狭窄，也会毫无先兆！ 重度动脉狭窄（狭窄率 > 70%）是大事！但是即使动脉狭窄到达 95% 以上，患者也可能毫无察觉、毫无症状，还一样可以从事跑步、广场舞等运动。

直至狭窄的动脉管腔变成丝线样细、甚至达 99% 狭窄后，或者因侧支动脉代偿不能发挥供血作用时，脑组织才因不能再耐受缺血的持续发生脑卒中，出现肢体无力、麻木、吐字不清等临床症状，此时重度的动脉狭窄才引起患者注意，才就医，甚至才被发现。

所以，要告诉您的是下面 5 点。

① 动脉狭窄是个过程，不知不觉的过程。

② 即使有重度动脉狭窄，患者运动、语言等也可以毫无受损表现。

③ 狭窄到闭塞引发脑卒中，是量变到质变，可以突然发生。

④ 动脉可以狭窄到不足 1/3mm，也可能毫无症状。

⑤ 运动可以延缓狭窄过程，但不会终止动脉狭窄。

及时发现自身存在的动脉狭窄、及时处置自身的动脉狭窄，即便我们从事较好的体育锻炼和运动，也不要盲目认为自己没有狭窄动脉。

所以，舞照跳；步照跑；歌照唱；球照打……但不一定身体没事！

运动＋科学防范＝利己、利家人。

运动＋盲目自信＝换一种方式"坑"自己！

这一点说完了，就可以继续我们的故事，因为我们故事的主人公就是个运动爱好者。

2. 重度动脉狭窄，晨练时突发脑卒中

【病史】患者，男，65 岁。长期坚持体育锻炼，每天慢跑 5 公里，没得过啥病，也从来没有住过院，秉持着"我运动、我健康"的理念。

编者注：

　　我没有说这种理念不对，想强调的是很多人误解了这句话的真谛，错误地认为坚持体育锻炼就不会得病了。

　　坚持锻炼是我们推崇的健康生活方式，是我们提出的"5 ☆ 基础调控"方案中首推的健康生活方法。每天慢跑这一点许许多多年轻人都做不到，对于患者能保持运动习惯是值得点赞的。

　　但是对于运动者不定期体检、拒绝就医，忽视自身可能存在的隐藏疾病、忽视自身疾病隐患的存在、盲目自信"能运动就无大病"等错误的观念和行为，我们是坚决持否定意见的。

某一天早上，患者跑完步后和以往一样又去广场跳舞。此时他发现自己右侧腿和胳膊有些不像以前那样灵活，腿在跳舞迈步时跟不上节拍。患者自信的认为是累了，坚持了一下就走回了家，也一如既往地没有去看医生。

当日下午的时候患者自觉右侧上下肢麻木，上楼梯抬腿略感吃力，不如晨起跑步的时候。

第 2 天早上，起床后，右侧肢体麻木、无力没有缓解。

第 2 天下午，上楼梯时下肢无力加重，需要用左手扶持楼梯扶手。

第 3 天早上，起床时右手无法握住衣服，下肢抬不起来穿裤子。

这才考虑是不是得脑血栓了！

患者以往身体健康，平素也不吃药，也没什么高血压、冠心病、糖尿病等疾病。按照患者和他夫人的话来描述过去，"这几十年来大病没得过，一般的发烧感冒也极少，喝喝水或吃点感冒药什么的就好了。主要就是锻炼，身体好得很。怎么这2～3天右侧胳膊腿就没力量了，一点一点就瘫痪了？"

【查体结果】意识清，言语含糊、吐字不清、言语欠流利，饮水呛咳，口角歪斜，右侧上肢近端肌力3级，远端2级（5级正常，0级最重），右手抓握无力；右侧下肢肌力3级，病理征阳性。

【辅助检查结果】颈部血管多普勒：左侧颈内动脉起始部斑块形成，重度狭窄（狭窄率99%）。

头部MRI：左侧大脑额叶内侧、侧脑室旁脑白质大片新发脑梗死。

脑血管造影（DSA）结果如下图：①左侧颈内动脉（LICA）起始部重度狭窄，狭窄率99%，局部充盈缺损，残余管腔线样改变。②左侧颈内动脉血流速度缓慢，左侧颈内动脉及左侧大脑中动脉充盈时间明显延迟，慢于同侧颈外动脉。左侧大脑中动脉充盈稀疏，分支显示不良。

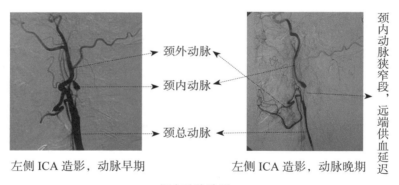

颈外动脉　颈内动脉　颈总动脉

颈内动脉狭窄段，远端供血延迟

左侧 ICA 造影，动脉早期　　　左侧 ICA 造影，动脉晚期

颅内动脉造影

【诊断】急性脑梗死（左侧颈内动脉供血区、大面积）。颈内动脉斑块形成（左侧、起始部）。颈内动脉重度狭窄（左侧、起始部、狭窄率99%）。

患者确实是突发脑卒中。

根源是，颈内动脉重度狭窄，导致同侧大脑急性梗死。

病因是，动脉硬化、动脉斑块形成、动脉狭窄。

诱因是，运动时饮水不足，长期忽视、盲目自信。

患者如若能定期体检、及时发现动脉狭窄和动脉斑块的存在，在重度动脉狭窄时或动脉闭塞前，积极采取包括动脉支架等治疗措施，脑卒中或偏瘫这样的事情还是能避免或被延迟的。

长期健身者＋动脉狭窄，突发脑卒中的机制。

脑卒中的发生都有相同的机制，即局部脑动脉低灌注量和低灌注压（这一点我们也反复讲述过了）；不同的只是发生在不同人的身上，有不同的故事而已。

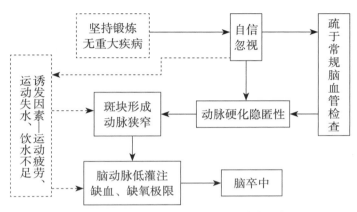

坚持锻炼并不能抑制斑块增长和狭窄发生

【**总结与经验教训**】平素好好的，而且还是坚定的运动"健康"者，怎么就会突然脑卒中了呢？

分析一下，也是警示一下吧。

(1) 动脉狭窄从 1%～99% 需要数年到数十年，没人能觉察。

(2) 动脉狭窄的发现，常在以下两种状态下。

① 被动状态，突发脑卒中时（血管堵了）。

② 主动状态，日常医学检测。

(3) 存在动脉狭窄或斑块，可以对日常生活或运动不造成任何影响。

(4) 对自己定期做体检，十分重要。

(5) 忽视、盲目自信，是坑害自己的另一种方式。

医者注：脑动脉优先供血法则

　　大脑存活是人类机体存活的标志和意义，脑死亡就标志着"人"失去思维功能仅成为"人体"的存在。人类进化过程中心脏和血液循环会优先保证大脑的供血，这个优先主要在供血量和供血先后顺序上。

颈内动脉直接供血给大脑，是脑动脉的重要组成，供血速度和时间顺序上都要早于颈外动脉供血给头颈部皮肤、颌面、舌、甲状腺、腮腺等组织。大脑供血量占全身的20%，而大脑重量仅占全身的2%～2.3%。

所以颈内动脉供血在DSA上要早于颈外动脉，出现延迟就不正常了。

3. 狭窄动脉变成什么样子？"窄"到你不敢想象

(1) 狭窄动脉形态和对血流性状的影响。

① 动脉狭窄的形态：动脉狭窄是指一段动脉血管管腔突然变细，动脉血管失去原有的管径粗细状况、变成更加细小管径状态；就像铅笔杆和笔芯、笔尖的关系。

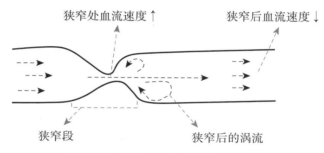

动脉狭窄处和狭窄后血流性状改变

动脉狭窄范围分为以下两种类型。

- 局限性。狭窄范围段短，仅数毫米到2～3cm。
- 弥漫性。动脉全程或狭窄段＞3cm。

② 狭窄对动脉血流的影响：就像沙漏的细小口阻碍沙子漏出一样，动脉狭窄处必然阻碍正常血流通过，并对狭窄后血流性状产生改变。

动脉狭窄对血流性状的改变如下。

- 狭窄处血流速度快。
- 狭窄近端血流量降低。
- 狭窄远端血流缓慢、层流消失、出现涡流。

(2) 动脉狭窄率的计算和狭窄程度的划分。

① 动脉狭窄率：通用的计算方法有两种，这两种计算血管狭窄的方法都是把最狭窄处的动脉管径与正常的无狭窄的动脉管径对比。

　　如下图所示，动脉斑块形成导致该动脉狭窄，狭窄处管径是 A，无狭窄的动脉管径 C、D，狭窄处预估原始正常管径 B。

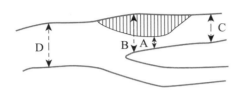

　　A：狭窄处最短直径
　　B：狭窄处预估原始直径
　　C：狭窄远端正常直径
　　D：狭窄近端正常直径

动脉斑块形成伴动脉狭窄的狭窄率测量

　　②动脉狭窄率测量方法一：狭窄率（%）＝（B−A）/ B×100%
　　③动脉狭窄率测量方法二：狭窄率（%）＝（C−A）/ C×100%

　　两种方法都是计算狭窄占正常的百分比，比如狭窄率 70%，就是说动脉狭窄了 70%，原来的动脉管径仅剩 30% 还能让血液流动。

　　例如，一侧颈内动脉直径（B）为 7.6mm，狭窄处（A）仅剩余 0.38mm 通畅，那么该颈内动脉的动脉狭窄率为 95%。

　　一支方便筷原本可以通过的管道，最后堵得不能穿过一个曲别针。这就是狭窄！您能想象得到吗！

　　您也许会疑问，有这么精确吗？可以到不足 1mm 的测量！

　　是的，通过 DSA 检查测量残存动脉管径可以精确到 1/10mm，甚至 1/100mm；这就是数字减影技术的魅力。

　　医者注：数字减影血管造影

　　　动脉狭窄的测量源于动脉血管介入造影技术，又称数字减影血管造影（DSA）。DSA 两个前提条件，一是 X 线，另一个是对比剂。在注入对比剂后拍摄数帧 X 线图像，图像经过计算机数字化处理，减去不流动的骨骼、内脏等，增强和再成像流动的血液（含对比剂），这就是 DSA。DSA 对比分辨率高、清晰，是血管检查的"金"标准。

　　动脉狭窄率两种测量方法，先是欧洲的标准，后是北美的、也就是美国人自己又搞了一套方法。美国人的方法叫北美症状性颈动脉内膜切除试验法（NASCET）。两种方法虽然有所差异，但万变不离其宗，不论是哪种方法都是为了适合临床技术要求而产生的。

而对于我们被测量者来说，发生了动脉斑块形成和动脉狭窄还有一层意义。

动脉狭窄率＝警惕！＋重视！！

(3) 动脉狭窄程度的划分：动脉狭窄程度，依据狭窄率国内外通行将动脉狭窄划分为四个级别，分别是轻度、中度、重度和闭塞。

动脉狭窄程度划分

狭窄程度	轻度	中度	重度	闭塞
狭窄率	30%～50%	51%～70%	71%～99%	100%

动脉狭窄程度的划分，为动脉斑块形成、动脉狭窄提供了明确的诊断和治疗标准。

针对斑块和狭窄，一般遵循如下原则。

① 动脉狭窄率＜70%；建议内科保守治疗（特殊状况除外）。

② 动脉狭窄率≥70%、MRI 提示有过脑梗死病灶；建议内科治疗＋神经介入＋动脉支架。

当然，要根据患者具体的脑血液循环侧支代偿情况、动脉狭窄分布情况、狭窄范围、年龄和身体状况等而定，这也就是医生常说的个体化原则。

简单地说，就是不能搞一刀切！医疗行为要精准，这是医疗模式的一种转变，即精准医学。

(4) 动脉狭窄 99%，吓人不？

99% 的动脉狭窄是个数值、也是个概念，在 DSA 下动脉血管细到对比剂（在血液中）不能顺利通过、血液呈间断流动现象；那你想此时的对比剂就是代表着血液呀，血液不能顺利通过狭窄段，那么没有足够血液的脑组织还能有好了吗！

99% 的动脉狭窄，唯一等待脑组织的是低灌注压、低灌注量和脑卒中风险！

医者注："私人定制"时代的医学模式——精准医疗（precision medicine）

医学模式也就是医学观的演变，我国医学观的发展大致经历了三个阶段，改革开放前的生物医学观，过去的循证医学观和当今的精准医学观。生物医学观也可称为大众健康医学观，简单地说，就是减少疾病发生，有病治病的社会全民健康价值观的体现。

精准医疗是当今的全球医学模式，如基因检测与治疗、分子治疗、靶向干细胞等。精准医学推动医学研究驶向个体化基因组学研究，依据个人基因信息为癌症及其他疾病患者制定个体精准的医疗方案。

精准医学不同于原有"一刀切"的治疗方法，在这种模式下，精准医学的检查会深入到最微小的分子和基因组信息，医疗人员会根据这些信息的不同来对诊疗手段进行适当的调整和改变，使医疗方案更符合个体生理。

4. 脑动脉狭窄的好发部位

脑供血动脉狭窄有其自身的规律，人体总有那么几个不安分的地方最好发动脉斑块和狭窄，比如动脉分叉处就是其中之一。

罗列一下脑供血动脉狭窄好发部位和部分体表标记。

脑供血动脉狭窄好发部位和体表标记

狭窄动脉名称	部　位	体表标记	好发等级
颈内动脉	起始部	体表喉结旁外侧、手可触及动脉搏动点	★★★★
	虹吸段	外耳道内侧	
大脑中动脉	水平段	太阳穴内侧约 60mm 处	★★★
	远端分支		
基底动脉	中下段	后枕部枕骨粗隆深处	★★★
椎动脉	起始部	锁骨下胸腔顶部	★★
	颅内段	颅底	

5. 脑动脉狭窄引发脑血栓的机制

脑动脉狭窄（cerebral artery stenosis）很多都是基于动脉斑块而形成和生长。当动脉斑块增长到一定程度时，即引起动脉狭窄；一般是斑块厚度达到该血管内径的 70% 左右，即可以导致动脉狭窄效应。狭窄后远端出现低灌注血流，在一定诱发因素或斑块增长等状态下引发脑卒中。

(1) 动脉狭窄引发脑卒中的机制是局部低灌注：低灌注，是由低灌注压和低灌注量两种状态组成。动脉狭窄后局部动脉发生低灌注的速度有两种状况：一是缓慢发生低灌注；二是突然发生，即突发血流中断。

狭窄引发脑卒中的机制

分　类	狭窄程度	脑卒中原理	侧支循环	出现症状	梗　死
血流突发中断	闭塞	血流突然中断	无	完全	动脉分布区
缓慢低灌注	未闭塞	血流逐步减少	可有，但不充分	可呈进展性	深部、病灶小、分水岭

缓慢低灌注状况　狭窄引起局部动脉血流量减少、灌注压降低，狭窄动脉远端供血区发生低血流量和低灌注压，血流呈现流动缓慢、瘀滞，此状况得不到缓解，随即发生缺血缺氧性脑组织坏死，即缺血性脑卒中。

①缓慢低灌注状况发生脑卒中的特点如下。

- 无动脉闭塞或缓慢闭塞。
- 脑组织坏死发生在动脉末梢，梗死面积小。
- 有动脉侧支循环代偿。
- 产生缺血性脑卒中，可表现为进展性。

狭窄动脉血管无闭塞，同时有一定的其他动脉侧支循环代偿，当代偿不能满足被供血区脑组织的供血需求时，即发生脑卒中；梗死部位多在供血动脉的最远端、脑组织的最深处或分水岭区，临床可呈进展性肢体活动障碍，梗死面积小。

突发血流中断突发狭窄动脉闭塞，血流急速中断，侧支循环未建立或代偿不充分而发生脑卒中；梗死面积大、症状出现完全、急速；梗死范围符合动脉分布区。

②动脉血流突发中断脑卒中的特点如下。

- 突发动脉闭塞，重度动脉狭窄或动脉栓塞。
- 无动脉侧支循环代偿。
- 动脉闭塞远端完全性脑组织坏死，面积大。
- 产生缺血性脑卒中，表现为完全性。

(2) 动脉闭塞性脑卒中：动脉突发闭塞引发脑卒中相对很好理解；血管闭了、血液不流动了，血液在动脉内凝固形成血栓，动脉再无供血、无供氧、无能量，自然就会脑组织坏死；脑卒中就来了，这一点不需多讲。

动脉 P_1 分叉后形成 P_2 动脉和 P_3 动脉。P_3 动脉起始部因硬斑块形成重度狭窄并导致 P_3 动脉闭塞。P_3 动脉血液流动停止，形成血管内血栓，即发生缺血性

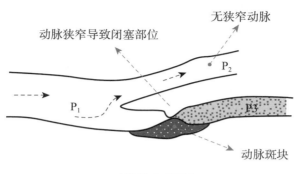

动脉狭窄后闭塞

脑卒中。

① 动脉闭塞后闭塞动脉段血管内的病理生理特点：灌注量为 0；灌注压为 0；血流速度为 0。

② 闭塞动脉血管内血栓形成过程：综上所述，讲讲 P_3 段动脉内因动脉闭塞发生血液凝固、血管内血栓形成的过程。

动脉狭窄导致动脉闭塞后，出现局部脑动脉灌注压、灌注量降至 0。继而形成该动脉区域内动脉血液流动、静脉血液回流动力缺乏。如若闭塞不能解除或无侧支动脉代偿，没有新的流动性血液，继而闭塞的动脉内血流瘀滞、血液开始凝固；导致该区域内脑组织缺血缺氧、脑功能出现异常。缺血持续，超出脑组织自身可以承受的阈值，形成不可逆的脑组织坏死，缺血性脑卒中。

此过程即为动脉狭窄突发闭塞后导致脑组织梗死的过程，该过程又称为脑血栓形成，简称脑血栓。脑血栓是脑梗死的重要类型，是常见的缺血性脑卒中。

(3) 动脉狭窄性脑卒中。

① 灌注量降低：还是以颈内动脉狭窄为例说脑卒中的事。

一侧颈内动脉负责供血给同侧大脑半球至少 3/5 区域内的脑组织，当颈内动脉发生重度狭窄后，同侧大脑半球血流量随着动脉狭窄程度的加重而逐渐降低，我们称为局部脑血流量（rCBF）降低。

当狭窄增加到一定程度，或其他诱因引发局部脑血流量进一步降低，达到脑组织不可耐受的阈值 30ml/(100g·min) 以下，就会导致离该动脉最远的脑组织发生缺血缺氧、细胞功能障碍，此时还是可逆的，及时挽救还可恢复，成为缺血"半暗带"。半暗带也是溶栓、取栓的理论依据。

继续缺血，缺血中心部位局部脑血流量可能降至 20ml/(100g·min) 以下或更低时，即可发生不可逆的脑组织坏死，脑卒中来了！

脑血流量与脑功能

维持全脑功能脑血流量（ml/min）	局部脑血流量 [ml/（100g·min）]		
	正常脑功能	出现脑细胞功能异常	神经元坏死
700～750	50～55	＜30	＜20

② 灌注压降低：再如图例，动脉 P_1 分叉后形成 P_2 动脉和 P_3 动脉。P_3 动脉起始部有斑块形成导致的重度狭窄，但无动脉闭塞。三条动脉的灌注压分别用 ΔP_1、ΔP_2 和 ΔP_3 来表示。

因为，P_1 动脉到 P_2 动脉通畅，动脉管径虽然相差，但两者压力传导基本相近。可以粗略的认为 $\Delta P_1 \approx \Delta P_2$。

因为，P_1 动脉到 P_3 动脉受阻，狭窄分支动脉 P_3，由于狭窄处血管流通面积缩小、残留管径变窄，导致狭窄后分支动脉远端灌注压（ΔP_3）明显降低。

$\Delta P_3 < \Delta P_1$。

故此，$\Delta P_3 < \Delta P_2$

狭窄分支动脉与无狭窄分支动脉存在明显的灌注压差异。

P_3 灌注压、灌注量明显低于无狭窄的 P_2，是导致狭窄动脉 P_3 远端发生动脉内血液不流动、血管内血液凝固形成血栓的根本原因。

第二节 高血压、糖尿病，脑卒中的两大基础疾病

一、高血压，脑血管病的终身"伴侣"

据资料显示全国 18 岁以上居民高血压患病率为 18.8%，全国高血压患者数超过 2.1 亿。脑血管病患者高血压的患病率达 65% 以上，在脑卒中中脑梗死和脑出血的高血压患病率高达到 80% 左右。

有高血压病的人患脑卒中的危险是无高血压病的 7 倍。高血压患者如果血压持续降低 6mmHg 以上，则脑卒中发生概率可以降低 34%。

高血压是脑卒中名副其实的、最重要的危险因素，而且这个因素从青年期起病后即贯穿患者的终生。

（一）高血压的标准与正确的血压测量方法

1. 血压有高压、低压之分，哪个高了都逃脱不了高血压

测量血压包括 2 个数值，即收缩压和舒张压，这两者我们百姓常称之为高压和低压。

收缩压，即高压。

舒张压，即低压。

不论是高压或低压增高都可成为高血压。

(1) 高血压的 3 种临床类型。

① 收缩压增高型高血压。

② 舒张压增高型高血压。

③ 混合型高血压（高压、低压都增高）。

(2) 收缩压增高型高血压。

① 以高压增高为主，最为常见、患者最多。

② 脉压增大明显，甚至可达 100mmHg 以上。

③ 血压波动频繁、幅度较大。

④ 高压 ≥ 140mmHg，1 级高血压；高压 ≥ 160mmHg，2 级高血压；高压 ≥ 180mmHg，3 级高血压。

(3) 高血压国际诊断标准。

对于人类血压测量数值，高压、低压的高限、低限，国际有统一的诊断标准，国内施行的也是这个统一标准。

(4) 高血压诊断的注意要点：①上述标准仅适用于未服用降压药物初测血压者。②成人、无性别差异，非儿童标准。③至少 2 次不同时间血压增高才有意义，不能仅根据某一次血压判定结果。④测压前禁止运动，需静坐 5min 后测量。

国际高血压诊断标准

血压分类	收缩压（mmHg）	舒张压（mmHg）
理想血压	120	80
正常血压	＜ 130	＜ 85
正常高值	130~139	85~89

（续表）

血压分类	收缩压（mmHg）	舒张压（mmHg）
1 级高血压	140～159	90～99
2 级高血压	160～179	100～109
3 级高血压	≥180	≥110
单纯收缩期高血压	≥140	<90

2. 测量血压的姿势与时间

(1) 测量血压的姿势：测量血压可以分为三种姿势，即卧位、坐位和站立位。以坐位姿势和卧位姿势最常用于日常血压测量，站姿只是用于特殊检查需要的血压监测。

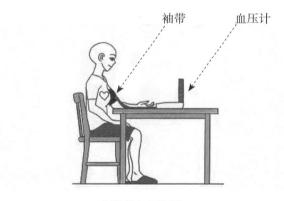

坐姿的血压测量

坐姿时心脏与血压计（sphygmomanometer）保持水平，前臂放松，袖带下缘置于上臂肘部肘横纹上一横指。

(2) 测量血压的时间：实际上一日内任何时间段测量血压都有意义，都可以；不同时间和情形代表不同的生理状况，可满足不同的诊断需求。

(3) 不同状态下血压的意义。

① 运动时血压，代表机体活动状况的血压，高于一日内平均状态血压。

② 晨起测血压，代表人体基础血压，通常是一日内最低，但在血压波动紊乱时除外。

③ 安静时血压，代表人体血压平均状态，介于基础血压与运动血压之间。

④ 夜间时血压，用于血压监测和发现血压生理波动周期的紊乱。

对于我们一般高血压而言，测量日常安静状态血压就可以满足对血压的日常监测，也没有必要必须测量其他状况时的血压。

对于血压不稳定、波动大、降压药物调整（增加或减少）、诊治需求等状况时，会采取多段不同时间测量血压。

（二）高血压对脑动脉血管的损害

1. 血压越高，脑血管越"紧张"

高血压，就是动脉血管内的血液压力，这种压力通过动脉血液作用在血管壁上并传导给供血组织。

动脉血液压力作用在动脉血管壁上，通过测量反映出的数值，就是人体动脉的高压和低压。

(1) 轮胎越厚，越抗压力：就像给自行车或汽车轮胎充气是一个道理，轮胎相当于血管壁。轮胎越厚抵抗压力变化越强，自行车轮胎要比小汽车轮胎薄、小汽车的薄于大卡车的、飞机的轮胎干脆是实心的，抵抗压力也最高。

轮胎充气越多、压力越大，再大点超过极限，轮胎会爆的。

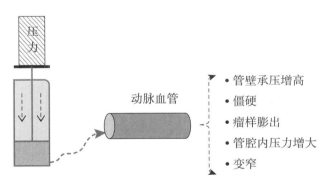

高血压导致动脉血管壁承压后改变

轮胎内的压力就相当于血压（当然，这种压力状况只存在一个压力数值，即高压），轮胎橡胶相当于血管壁，"血压"越高，血管壁承受的压力自然就越高。

(2) 动脉血管壁越厚、越能抵抗动脉压，但管腔变窄了：动脉血管壁承受较高的压力后，会发生血管壁变厚、变硬以抵抗血压的增高（就像我们把轮胎换个厚实点、结实点的一样）；同时由于动脉血管壁变厚直接导致动脉管腔变窄。另外如若动脉血管壁存在局部薄弱，在压力的作用下自然就鼓出包了，即动脉瘤。

血压增高，动脉血管承受压力增加、血管壁紧张度增加，脑血管就会变得越"紧张"。

(3) 高血压导致动脉血管壁改变：①僵硬、弹性减退、紧张度高；②变厚；③管腔变窄；④瘤样膨出。

2. 高血压 + 酗酒 = 人生的"减法"

酒、酒精，在人体的作用和饮用后酒精及酒精代谢产物如乙醛等对人体的危害，我们在脑卒中的诱因部分讲述，在本章节主要谈的是高血压患者与饮酒的事儿。

高血压患者是否可以饮酒？毋庸置疑、也不需要讨论，

高血压患者，绝对禁酒！

酒与高血压往往是"亲密无间"的，在某些患者身上特别是男性患者往往将两者结合、兼容得十分"完美"；某些高血压男士在血压巅峰时刻仍不断饮酒，"登峰造极"之壮，不禁让人瞠目结舌。

初步估算在北方地区男性高血压患者中饮酒者约占到 65% 以上，这也可能只是个保守数字。

(1) 高血压患者不要误入酒精活血的误区：适度、适量的少量饮酒，确实可以起到活血作用，祖国文化中也常有以酒作为药引子的叙述；如此经常会有某些高血压患者错误地认为"饮酒活血、活血还可以防血栓"！甚至形成"酒后血管扩张，可以起到降压作用"、"饮酒的保健作用大于危害"等片面的、错误的观念。

高血压患者是绝对禁酒的，重要原因是对于高血压患者而言，饮酒的危害远大于饮酒的保健作用；不论是哪种嗜酒方式，或偶然一次贪杯，均不可取。

真的能"适量"饮酒吗？

"适度、适量"饮酒！你问一下长期嗜酒的人，他认为的少量是多少？适量又是多少？能控制在每日（注意，强调的是每日）半两以内的普通白酒吗！

难吧！没有吧？

嗜酒者，往往每日 2 次、甚至 3 次、每餐必饮酒；没餐也要饮酒！其中很多人每次 2 两白酒起底，每日饮酒量均在半斤至 1 斤左右；这种适量，是医学认为"适量、适量"的至少、至少 5 倍之多。

依据临床经验和部分专家的共识，适度、适量饮酒，是指每日半两以内的普通白酒，且前提是无高血压病。

(2) 高血压患者 + 酗酒，人生"减法"的开始：以下几个原因让高血压患者不能把酒释怀。

① 依赖，饮酒形成了依赖、成瘾。

② 无视酒精的毒副作用。

③ 侥幸，"饮酒这么多年都没事儿呀，现在也不会有事儿"。

④ 盲目自信，"体内对酒精的代谢酶特顶事儿，喝多少都能把酒精分解了"。

(3) 忽视自身原有疾病，开始"豢养"自身原有疾病：这也正是高血压患者人生"减法"的开始，因为此种状况的出现标志着患者正在步入如下病理生理状况。

① 血压波动会增大。

② 高血压会顽固不易降低。

③ 不规律或者不服用降压药。

④ 酒精的脑血管损害不能终止。

高血压 + 酗酒，为脑卒中添了一把火！

3. 这些日常状况容易导致高血压脑出血

(1) 血压控制方面。

① 血压控制不良。

② 血压波动幅度增大。

③ 血压偏高，持续 180mmHg；或者高压 200mmHg、低压 120mmHg 以上。

(2) 降压药使用、血压监测。

① 不规律口服降压药。

② 拒绝口服降压药。

③ 以"保健品"等非药物治疗替代降压药。

④ 主观不控制血压，忽视高血压的危害。

⑤ 血压监测不严密或无监测，有的数月，甚至一年都不测一次血压等。

(3) 诱因方面。

① 不控制饮食、不戒酒。

② 高盐饮食。

③ 持续劳累、熬夜。

④ 力量型体力劳动。

⑤ 过度脑力劳动，如过久伏案工作。

⑥ 情绪不稳、紧张、思虑过度。

4. 饮酒 + 熬夜 + 情绪激动，引发脑出血

少饮有益、多饮为害！这是每一个饮酒和不饮酒的人都明白的道理。

隋唐五代诗人王翰把贪酒与贪财等同并论，"莫贪意外之财，莫饮过量之酒"，所以儒家提出"君子慎酒、持戒有德"；绝不可"今宵酒醒何处？杨柳岸，晓风残月。"

殊不知，高血压酒后"残"到哪，那可不一定了！

长期饮酒或即时饮酒出现很多悲催的故事，可以说不胜枚举，耳朵都听出茧了，但还是要讲给你听。

持续疲劳，高血压做伴、脑卒中作陪。

患者男性，48 岁，商人，发现高血压 5 年。长期饮酒 20 年，平均每日 6 两至 1 斤。朋友多、应酬多，半斤八两的总不在话下；既"不慎饮"、也不"持戒有德"。患者平素不怎么吃降压药，血压波动较大 160～190/100～120mmHg，但好在"没有一次脑卒中发作过。"（其实患者头部 MRI 资料显示，患者既往有多个腔隙性脑梗死病灶，只是临床没有导致患者出现明显的肢体无力等症状而已）。

近 1 个月饮酒次数较多，总是反复头痛、头胀，"血压肯定是高了"患者也这么觉得，以前也有过，吃点降压药也就好了。"晚上还有酒局，先不吃药了，明天再说"患者这么回答着夫人的告诫就出了门。

酒后患者又约另外 3 人去打麻将，这场麻将一打就是通宵。至次日晨 5 时左右，酒后、熬夜、疲劳、小有激动的患者突发头痛、头晕、眼前发黑、恶心，还没有等到站起来就一头栽倒，急送医院。

头部 CT 显示，脑干出血 8ml，患者从此再也没有醒过来。

【诊断】脑干出血；深昏迷。

很悲催吧！

（三）高血压与脑卒中

有临床研究数据显示，80% 左右的脑出血患者患有高血压，而高血压患者也约有 1/3 的机会发生脑出血，故脑出血又常冠名为高血压性脑出血。

长期高血压是脑出血病因中最为重要的因素，高血压直接参与脑出血的发生。高血压性脑出血患者的数量，占据着脑出血患者总量的绝对多数。

1. 高血压一肩双挑，一边脑出血，一边脑梗死

(1) 高血压加速脑血管硬化、退变和"鼓出"动脉瘤：由于脑血管动脉血管壁缺乏弹力肌层，同等直径的动脉在颅内要比在颅外的动脉血管壁薄许多，所以脑动脉对抗压力的能力也较弱。

持续动脉高压促使动脉早期发生硬化，动脉血管壁变得僵硬、厚实以抵抗动

脉内的血流压力 – 血压和血流的冲击；但是存在发育性动脉血管壁薄弱的地方，在动脉高压、高血流的作用下，就可能形成血管壁向外瘤样膨出，即动脉瘤。

　　脑内的小动脉由于管径较细，比如直径仅 100～400μm 的小动脉，难以对抗血管硬化后的改变，管径进一步变狭窄、变小，在高血压的作用下继而发生闭塞；硬化后缺乏弹性的动脉小血管很难逃脱闭塞或破裂出血的厄运。

　　这就是为什么高血压患者常见脑出血和脑梗死的主要原因。

　　(2) 高血压后常见的脑血管病：①脑出血；②脑梗死；③高血压脑病；④动脉硬化；⑤斑块形成；⑥狭窄；⑦动脉瘤；⑧脑血管痉挛（PRES、RCVS）等。

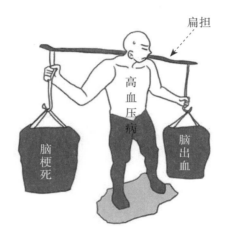

高血压"一肩挑"起两大类型脑卒中

2. 高血压，脑出血的动力

　　反复持续的高血压促使脑动脉发生一系列改变，初期最主要的是小动脉硬化性改变，目的是让血管变硬一点能对抗血管内的压力。

　　但是血压增高持续，久而久之小动脉血管壁越来越粗、阻力越来越大，导致小血管内压力不断升高。此时如若正有一波血压增高冲击过来，脑内小动脉基本再难以抵抗；就算可以顽强抵抗，也是一个阶段的事儿。

　　(1) 情感波动，推动血压增长：反复情感亢奋、情绪激昂的状态可导致血压猛增，即使能抵抗过去，但是这种状况下再来几个反复的情绪性诱因推动，可以造成血压无顾忌地增长，终于脑动脉难以抵抗、溃不成军，血液从脑动脉内一泻千里而出。

　　脑出血来了! 脑卒中来了!

(2) 高血压性脑出血的特点：高血压是脑出血的动力，高血压脑出血可表现为活动性脑出血，即出血量不断增加。

活动性脑出血形成的原因有以下两点。

① 血压增高，出血动力持续存在。

② 动脉僵硬、血管缺乏有效的收缩能力，自身止血困难。

此时动脉破裂口要完全依靠出血后形成的血管外血肿压迫才能使出血小动脉闭塞。血肿越大压迫作用越明显，所以在未达到压迫止血前，脑出血量会逐步增加。

如此常导致高血压性脑出血呈现为，小动脉破裂出"小血"（量小），大动脉破裂出"大血"（量大），或者反复出血。

3. 脑出血动脉，高血压脑出血的"出血口"

在脑出血一章我们会讲解脑出血动脉并配图，故在此不重复脑出血动脉的解剖，只强调脑出血动脉与高血压有关的特点。

脑出血动脉是指由大脑中动脉发出的豆纹动脉、基底动脉发出的脑桥旁中央支动脉，脑出血动脉不仅管径细小而且长度偏长。脑出血动脉与大脑中动脉或基底动脉管径相差巨大，是高血压导致小血管破裂形成脑出血的主要部位。

(1) 脑出血动脉的形态特点。

① 纤细而长　动脉直径仅有 50～200μm。

② 管径相差巨大　纤细的出血动脉起源于较粗的动脉干，比如豆纹动脉起源于大脑中动脉水平段（M_1 段），M_1 段大脑中动脉直径在 2.5～3.5mm，豆纹动脉与大脑中动脉 M_1 段直径差 50～70 倍。

③ 直角发出、血流方向急转　细长的分支动脉直角由较大的动脉发出，血流突然转向，血流切应力对细小动脉管壁损害明显。

(2) 脑出血动脉，高血压脑出血的"出血口"。

脑出血动脉的解剖形态特点决定了，细长的脑出血动脉不能承受较高的动脉压力。依据流体力学泊肃叶定律，相连的两个管径不同的血管，血管直径越小承受的压力越大，而且小血管内的阻力、压力还与小血管的长度成正比。

可以说，脑出血动脉完全具备增高小血管内压力的小管径和细长度。更重要的是患者在长期高血压、血压控制不良、波动幅度增大等的状态下，加之情感因素刺激血压异常波动和增高，可想而知脑出血动脉不出血那才怪呢。

脑出血动脉与载体动脉管径差异

载体动脉		脑出血动脉		
动脉名称	直　径	出血动脉名称	直　径	发出角度
基底动脉	3mm	旁中央动脉	50～200μm	直角
大脑中动脉	3mm	豆纹动脉	50～200μm	直角

4. 高血压是脑内"黑洞"的创造者，脑内动脉瘤的"膨大剂"

(1) 高血压创造脑卒中"黑洞"：脑卒中后局部脑组织坏死，坏死脑组织逐步被移除后即形成脑卒中后遗留的空洞。脑出血或脑梗死后期在 CT 或 MRI-T_1 等图像上，都呈现的是一个个黑色的空洞，我们称之为脑内"黑洞"。

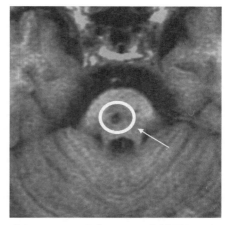

头部 **MRI T_1** 图像，可见脑桥黑洞（梗死灶）

脑内黑洞主要是脑卒中病灶的遗留，是患者脑组织损害坏死后的标志，黑洞越多、越大，患者脑功能损害就越大，患者动作、言语、记忆、认知等功能以及精神、情感都会存在不同程度的障碍。

所有的脑卒中最后均以不同形态的黑洞表现在 CT 或 MRI 上。

高血压是所有缺血性脑卒中和出血性脑卒中最权威的创始者之一，而且其权威性贯穿从青年期到老年期。

我们所见到的脑卒中，百分之八十离不开高血压。

高血压是脑内黑洞的缔造者，一点也不为过。

(2) 高血压动脉瘤的"膨大剂"：脑内动脉瘤的形态和动脉瘤的助长因素，我们在动脉瘤章节已经有不同程度的阐述，本段只讲血压对动脉瘤的"吹胀"作用。

动脉瘤就是血管壁的局限膨出，如同吹气球一样。对于脑内动脉瘤来说，高血压就是"吹气"让动脉瘤不断生长、变胖、膨大的动力。

这种"吹气"力量不终止，早晚会把动脉瘤这个"气球"吹爆的，即动脉瘤破裂出血！

（四）再认识和了解高血压，保护重要靶器官

1. 人类对自身血压的确认和发展

现代社会几乎无人不知晓高血压是种疾病，但是人类对自身的生理血压的认识并不是一步到位的。首先人类对人体自身血压的认识到最终血压的确定，是经历了近百年的历程；其次是随着医学的发展才确定了成人标准血压数值和高血压病；确定高血压分级也仅仅是近 20 年的事。

(1) 2000 年前，还没有血压的概念：公元前祖国医学和欧洲医学都是通过脉搏的跳动和血管破溃后血液的涌出，意识到血液存在压力的现象，但是 2000 年前并没有"血压"一词。公元 1 世纪古罗马最伟大的医学家塞尔苏斯（Celsus. Aulus Cornelius），首次提到用结扎加压方法来止住动脉出血，他在其所著的医学百科全书（*De Medicina*）中描述到脉搏存在频率和压力的现象，并且在人们运动、激动时脉搏的次数和压力也会增加。

祖国医学《黄帝内经》《脉经》等，也有"观脉浮沉滑数""脉大而缓者，生；紧大而浮者，死"的形象的脉搏压力描述。

(2) 血压的确定：14—16 世纪的欧洲文艺复兴时期，"近代生理学之父"的英国科学家威廉·哈维（William Harvey）是人类历史上第一个对循环系统描述的医学家，他通过观察动物搏动着的心脏，对血流量进行了计算，确定血液在心脏和血管内是处于循环往复的基本生理状态，彻底推翻了血液潮汐理论，并确定心脏收缩是血液循环的动力。

后来哈维通过对大量不同动物的解剖观察，证明心脏收缩和舒张是血液循环的原动力，他把心脏比作水泵，并确定了心脏在人体中的地位。

(3) 血压计的诞生：最早测量血压不是使用水银（汞）作为计量材料的，也不是在人体上首次测量血液压力的。

1733 年英国皇家学会斯蒂芬·黑尔斯（Stephen Hales）首次使用了一根长约 3 米的金属管，测量了一匹马的血压。到 1896 年，意大利医生里瓦罗基（Scipione Riva-Rocci）才改制成了一种真正意义上的袖带血压计，但是这个时期测量血压并不使用听诊器。一直大约到现今的 100 年前，俄国外科医生尼古拉柯洛特夫（Korotkoff）对黑尔斯血压测量装备的使用方法进行了改进，加上了听诊器。这一点改进，使使用听诊器测量血压的方法一直沿用至今。

2. 高血压分为原发性和继发性，原发性高血压具有遗传特点

(1) 原发性和继发性高血压：高血压分为两种，原发性高血压和继发性高血压，区别在于导致高血压的病因不同。病因不明确的叫原发性高血压；病因明确的叫继发性高血压。

病因明确的病如由于肾炎、肾小球病导致的高血压称为肾性高血压病，其他的明确病因还有肾动脉狭窄、大血管炎、肾上腺瘤、药物、妊娠等。继发性高血压只占到少部分，约不足全部高血压的 10%。

(2) 原发性高血压具有遗传性：原发性高血压病的家族遗传性已被医学实践证实。父母均患高血压，其子女高血压发病率达 45% 以上；父母一方患高血压，子女高血压发病率可达 30% 左右；父母血压正常，子女高血压发病率仅为 3%。

动物大鼠遗传性高血压模型实验研究证实，携带高血压基因的大鼠在繁殖数代后，大鼠后代几乎 100% 发生高血压。

人类高血压遗传基因组的研究进入了后基因组时代，已经能够确定原发性高血压的易感基因的定位、识别和克隆，将对原发性高血压的预后判断、个体化治疗和易患者的早期检出及预防等产生深远影响。

原发性高血压易感基因如血管紧张素（AGT）基因、血管紧张素转化酶（ACE）基因、血管紧张素 II 的 I 型受体（AT – I）基因等已经被确定。该类参与血压调节的机制涉及肾素 – 血管紧张素 – 醛固酮系统、交感神经系统、离子通道等。

另外，女性高血压病患者的乳汁可能含有高血压遗传介质，并通过哺乳传递给后代。调节遗传性高血压产妇后代婴儿期的饮食，有望降低后代患高血压的概率。

(3) 家族性高血压的特点：高血压的遗传性表现，临床实际比较多见。一个家系中父母均患高血压时，子代高血压的比例明显增高。

家族性高血压病，子代具有较突出的特点如下。

① 子代患者发病较早，通常在 20 岁左右部分高血压遗传的家系患者发病年龄可能更早，是儿童、青年高血压的主要原因之一。

② 高血压遗传家系患者普遍血压居高不下，多半患者在 10～20 年后收缩压通常大于 200mmHg，舒张压甚至超过 120mmHg。

③ 另外一个特点就是，家系高血压病血压控制较难，目前常规单一或两种降压药物有时很难将患者血压控制在较理想的范围之内。

3. 高血压重要靶器官的损害

高血压是血液循环系统动脉压力过高和心脏收缩过强性疾病，高血压的损害表现在通过动脉血液循环系统作用于全身靶器官而引发的损害，如心脏、肾脏、眼底视网膜动脉和全身大小动脉等。

所以，高血压的损害是包含对不同脏器损害的一组症候群。

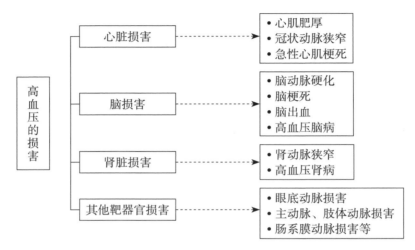

高血压所导致的损害和疾病

二、糖尿病，磕坏脑血管的"虫"

（一）你是糖尿病的潜在患者吗

有多少人患糖尿病？有多少人知道自己是糖尿病或要患糖尿病？

全球糖尿病（diabetes mellitus）发病率增长迅速，糖尿病已经成为继肿瘤、心脑血管病变之后第三大严重威胁人类健康的慢性疾病。

近30年来，由于生活水平的提高、饮食结构的改变、日趋紧张的生活节奏，以及动少坐多的生活方式等诸类因素，全球糖尿病患病率呈现显著的、飞跃式的增加，糖尿病已然成为全球一个严重的公共卫生问题。

我国18岁以上的成年人糖尿病患病率和患者数呈跳跃式增长。

1980年糖尿病患病率仅为0.7%、1995年为2.5%、2008年为9.7%、2010为9.7%，2017年全国20岁以上的成年人糖尿病患病率达11.6%，患病人数1.14亿。

糖尿病呈全球性蔓延趋势。国际糖尿病联盟（IDF）2000年曾预测，30年后全球糖尿病患者数将达到3.66亿。但仅仅在10年后全球糖尿病患者数已突破这个数字。糖尿病蔓延速度之快超乎想象。2017 年全球糖尿病在 20—79 岁成人中的患病率达 8.3%，更可怕的是约有 50% 的糖尿病患者不知道自己患有糖尿病，糖尿病前期→糖尿病风险增加人群总人数或已达到数亿，其中 80% 分布在中等和低收入国家。

我国是糖尿病的重灾区，我国人口基数大、农村人口比例大，是使我国成为糖尿病患病和潜在人口数量居全球之前的主要原因。

想象一下，也就是我们周围每 10 个人中就可能有 1 个糖尿病患者，另外还有 2 个人可能是潜在的患糖尿病风险增高者，而且更可怕的是他们自己并不完全知道。

（二）糖尿病，不仅仅是血糖增高

1. 糖尿病仅仅是血糖增高和尿糖吗

糖尿病不就是血糖增高、尿糖阳性（+）嘛！很多人都存在这样的思想认识，包括许多糖尿病患者，其实这个认识只是局限于糖尿病的表象。

糖尿病病因与遗传因素、自身免疫功能紊乱、微生物感染、毒素、自由基增多和精神因素等致病因子有关。糖尿病涉及胰岛素、胰岛素受体和胰岛素抗体等功能紊乱，是以葡萄糖代谢异常为基础，伴发脂质代谢、蛋白质代谢、电解质代谢等紊乱导致全身大小动脉硬化，形成以大脑、心脏、肾脏、视网膜和周围神经等功能障碍为表现的一组疾病群，高血糖和尿糖（+）只是糖尿病的两个特征性的表现。

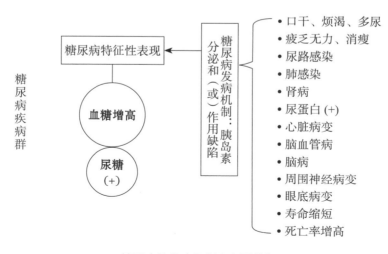

糖尿病的发病机制和主要特征

2. 大白话解释糖尿病

(1) 糖尿病导致各种重要组织、脏器如眼、肾、心脏、血管、脑神经等产生慢性损害和功能障碍，可以是一个或同时是多个脏器损害。

(2) 临床可出现典型的多饮、多尿、多食及体重减轻等"三多一少"症状，表现为疲乏无力、视物模糊、口渴等，生活中易合并反复尿路感染、皮肤疖肿、肺部感染等。

(3) 糖尿病起病隐匿，初发症状不典型、病程漫长，糖尿病的损害并不立刻体现。急症时可有酮症酸中毒、高渗状态性昏迷等，血糖降低时，引发低血糖综合征。

3. 糖尿病的诊断标准

WHO 于 1999 年确定的糖尿病诊断标准，该标准一直沿用到现在（儿童参照标准相同）。

满足下列一项即可诊断为糖尿病。

(1) 糖尿病症状 + 任意时间血浆葡萄糖水平 ≥ 11.1mmol/L（200mg/dl）。

(2) 空腹血浆葡萄糖水平连续两次 ≥ 7.0mmol/L（126mg/dl）。

(3) OGTT 中，2 小时血糖水平 ≥ 11.1mmol/L（200mg/dl）

4. 糖尿病分为 3 个时期

(1) 糖尿病前期。

(2) 糖尿病期。

(3) 糖尿病晚期（并发症期）。

糖尿病晚期时，糖尿病并发症导致的脏器功能障碍或衰竭远远超过糖尿病本身，如糖尿病肾病肾功能衰竭、尿毒症，下肢糖尿病动脉病变坏疽或截肢等。

5. 糖尿病的类型

WHO 将糖尿病分为以下四个类型。

(1) 1 型糖尿病。

(2) 2 型糖尿病。

(3) 妊娠糖尿病。

(4) 其他类型糖尿病。

6. 2 型糖尿病的特点

(1) 最多见，占糖尿病患者的 90% 左右。

(2) 中老年起病，近年来年轻人呈明显的发病增多趋势。

(3) 肥胖者多见，常伴血脂紊乱和高血压。

(4) 多数起病缓慢，半数无症状。

（三）糖尿病，默默啃食着我们的脑血管

1. 糖尿病促发脑血管病的机制

糖尿病缓慢、持续地加重全身动脉硬化，糖尿病患者脑血管病发生率在 50%以上，是非糖尿病患者的 10～20 倍。女性脑卒中患者糖尿病患病率高达 70%，并且是随着年龄增加而增加。

糖尿病是脑血管病的独立危险因素

糖尿病导致脑血管损害的机制如下。

(1) 糖尿病脂质代谢紊乱，脂肪沉积动脉血管壁，加速和促使动脉硬化形成。

(2) 糖尿病体内血液易呈高凝状态，诱发微小血管血栓形成。

(3) 糖尿病高胰岛素血症，增加了动脉内膜细胞的脂溶作用，导致脑血管内皮损伤，特别是微小动脉血管。

(4) 破坏血脑屏障。

(5) 促进脑内损害性兴奋性氨基酸堆积，特别是乳酸堆积，导致颅内脑组织对葡萄糖利用障碍。

(6) 易伴有高血压病。

(7) 合并肥胖较多。

(8) 高血浆葡萄糖对血管的损害在糖尿病前期即已经开始。

2. 糖尿病导致缺血性脑卒中最多见

糖尿病性脑血管病，特点是缺血性脑卒中多见，如脑血栓、脑梗死，而脑出血相对少见。

糖尿病易诱发缺血性脑卒中的原因与诱发全身动脉粥样硬化的机制直接关联，在全身其他部位的动脉如小腿的胫动脉、大腿的股动脉、肠系膜动脉等，也主要以动脉硬化后动脉弹性减退、动脉血管变窄引发动脉闭塞缺血最为常见。

糖尿病诱发脑血管病，呈进行性、隐匿性、广泛性和不可逆的特点。

(1) 以触发动脉硬化为起点。

(2) 缓慢起病。

(3) 隐匿过程（动脉血管硬化、狭窄、斑块形成是悄悄的、无知觉的）。

(4) 进行性、持续加重血管硬化、斑块形成和狭窄。

(5) 血管损害病程不可逆。

(6) 脑卒中发病病因占比逐年增加，向青年渗透，老年女性突出。

(7) 重视程度较差，特别是男性患者，尤以青壮年男性为突出。

糖尿病对人类健康形成进行性的、不可逆的危害，最大的根源在于糖尿病时葡萄糖、脂肪、蛋白质等代谢紊乱导致患者全身动脉硬化及微血管循环病变，动脉 – 微循环病变致使"浸泡"在血液循环中的人体各个重要脏器和组织发生功能障碍。

（四）糖尿病脑卒中，已经从中老年渗透到青年

1. 糖尿病脑卒中年轻化的脚步并没有停下

2000 年出生的新世纪的宝贝们已经 20 岁之多了，后来的 00 后也会相继的步入加冠年华，一晃 10 年也就到了而立之年。

00 后的青年因糖尿病而引发脑卒中，并不少见。更加让人堪忧的是，而后的 10 年、20 年"长江后浪推前浪"，他们的身影是否也会"前赴后继"地出现在他们本不应该出现的地方……但愿别"胜于蓝"。

这些孩子（现在姑且还这样称呼他们，当然在老人眼里他们什么时候都是孩子）在突发脑卒中的背后，还有更让人值得警醒和引以为戒的地方。

青年、青壮年糖尿病脑卒中具有的某些共同特点如下。

(1) 缺乏运动。

(2) 久坐成习惯。

(3) 饮食控制不良。

(4) 有吸烟、饮酒嗜好。

(5) 情感控制不良。

(6) 熬夜、睡眠不规律。

(7) 对脑血管病生活诱因明显认识不足或无知晓。

(8) 缺乏对疾病的认识和敬畏。

部分青年糖尿病或高血压患者，个性突出、沟通困难、我行我素，你说的大道理，他/她知之也为不知，不知亦为不知；反正你有时真的不知道他/她知道还是不知道、也不知道在想什么，反正就是"还那样"！

这方面的重要表现是，青少年患者缺乏对脑卒中危害的足够认识，侥幸心理充斥的满满的，自信自身不会成为偏瘫、口眼㖞斜、言语不清、口角流涎的患者，可能也根本没有想过如果自己这样会是什么样！

这种心理促使他/她们在对待饮食、睡眠、运动、心态等管理上，似乎任己所为、没有什么可顾忌。这些也是造成青年、青壮年糖尿病患者脑卒中发生率增

高的重要原因。

2.需要震撼的是青年糖尿病患者的父母

这些患者中间，家族性糖尿病的也不乏其人。想说的是，父母是孩子最早、最好的老师；特别是在日常生活方面身体厉行、以身作则，是很多"小"患者家长自身做不到的，反过来再去叫"小"患者不吃甜点、不喝糖饮料等，说服能力自然不够。家长们没有潜移默化的教育、没有良好的规范自身行为，以达到培养小患者形成良性思维。

所以 00 后孩子的家长要知道糖尿病、高血压、失眠、焦虑等现代自身性疾病也正向着 00 后进军。家长们规范自己的饮食、运动、睡眠、情感等行为，才能以正视听。

年轻的糖尿病家长们，管住自己的嘴、迈开自己的腿，受益的是自己和孩子！

第三节　其他引发脑卒中的疾病

一、肿瘤性脑梗死，恶性肿瘤的先兆

（一）恶性肿瘤引发的血栓形成和栓塞事件

肿瘤性血栓形成、栓塞事件（Trousseau 综合征）可以发生在不同的组织和脏器，其中以大脑、肺、脾脏、肠系膜、肢体动脉和深静脉为主。

肢体动脉血栓和栓塞表现为肢体无缘故的疼痛、远端发凉、皮肤温度低、苍白、动脉搏动弱；静脉血栓或栓塞表现为远端肢体皮温高、青紫、肿胀等。内脏栓塞主要发生在肺，如肺动脉栓塞，肺栓塞后产生无明显原因的胸闷、呼吸困难、晕厥等；肠系膜动脉、脾栓塞也可发生，这两者临床诊断更加困难。

在大脑主要表现为不同症状的脑卒中，以脑梗死、脑栓塞和大脑深静脉血栓为主要表现形式。

现今研究进一步表明，50% 的恶性肿瘤患者体内有不同部位的动脉或静脉血栓形成。即使患者未直接发现肿瘤，但在出现肿瘤性血栓形成和栓塞事件后的 2 年内，恶性肿瘤发生风险为普通人群的 3～4 倍。

医者注：Trousseau 综合征

1865 年法国医学教授 Armand Trousseau 证实恶性肿瘤（癌症）能诱发患者其他部位的动脉或深静脉血栓形成和发生栓塞事件，Trousseau（特鲁索）综合征就是用他的名字来命名那些因肿瘤引发的血栓形成和栓塞性疾病，这其中就包括肿瘤性脑梗死。

Trousseau 综合征发生的机制是人体对潜在或已经表现出来的恶性肿瘤细胞，防御反应过度和免疫应答反应错误识别，造成血液内凝血和纤溶系统紊乱；同时恶性肿瘤细胞产生凝血物质，两者共同导致患者血液呈高凝状态，从而诱发动脉或深静脉血栓形成和栓塞事件的发生。

Trousseau 综合征可发生在患者肿瘤被发现的前后，血栓形成或栓塞事件在同一患者身上具有多发和反复发作的特点。

（二）什么是肿瘤性脑梗死

肿瘤性脑梗死，顾名思义是恶性肿瘤引发的脑梗死，是具有代表性的 Trousseau 综合征之一。肿瘤性脑梗死发病机制是脑血管闭塞形成血栓或脑小动脉栓塞，表现为缺血性或栓塞性脑梗死。肿瘤性脑梗死主要发生在脑内动脉系统，静脉系统血栓形成相对少见。

肿瘤性脑梗死在脑 CT 或 MRI 图片上，以大脑或小脑多发对称性、腔隙性脑梗死病灶或脑栓塞病灶为特点。

肿瘤性脑梗死可以早于肿瘤出现。

肿瘤性脑梗死不是肿瘤脑转移，而是 Trousseau 综合征的一种。肿瘤性脑梗死的出现，往往要早于患者肿瘤病灶被发现前的 1～2 年。

（三）肿瘤性脑梗死先于肿瘤出现

我们阐述恶性肿瘤 Trousseau 综合征的肿瘤性脑梗死，主要在于要说明下面两种情况。

1. 脑梗死先于恶性肿瘤出现。

2. 脑梗死发生在肿瘤之后。

这两种状况对医务人员和患者、患者家属产生的心理压力完全不同。发现 Trousseau 综合征的脑梗死患者，某种程度上即代表患者存在恶性肿瘤的风险极高，但患者未被证实肿瘤的存在，会对医患双方都产生巨大的心理压力。

先有肿瘤性脑梗死、未发现恶性肿瘤，患者再被怀疑患有恶性肿瘤、再去发现肿瘤是否存在！

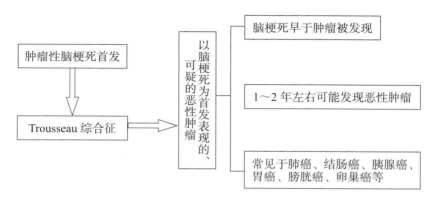

肿瘤性脑梗死的意义

要强调的是，这种状况对做出肿瘤性脑梗死诊断的医务人员来说，压力肯定是存在的。诊断的对与否决定在于后期是否能发现恶性肿瘤的存在；针对这一点上来说，往往具有的诊疗设备、技术水平高低并不是主要即刻解决问题的关键和手段，而时间似乎更具权威性。

对于患者和患者家属来说，承受的心理压力是同样的，也许要经过1～2年或者更长时间才能确定是否存在恶性肿瘤！那么现有的脑梗死治疗效果不好，怎么办？是否还有其他未被确诊的病因存在于患者体内，导致脑梗死未被控制？这些都是未知的压力！

（四）反复脑梗死纠缠后半生，肿瘤性脑梗死的发病机制

1. 癌促凝物质促使血液高凝

当恶性肿瘤初期，肿瘤细胞只在突变的原位开始生长。肿瘤细胞并没有突破肿瘤细胞本身所在的细胞层，比如原位上皮细胞癌，又称为原位癌。

原位癌或那些体积极其小的癌细胞簇，虽然已经发生恶变，但是恶性细胞还不能够被我们现有的 MRI、PET-CT 等影像诊疗设备发现。然而此时某些恶性肿瘤细胞已经具备分泌功能，能分泌具有生物活性的肿瘤因子。

在这些特殊的具有活性的肿瘤因子作用下，患者血液中出现一些高凝因子，或者导致凝血与纤溶－抗凝系统出现异常使血液处于高凝状态，诱发机体内局部

动脉或深静脉发生血栓或血栓脱落导致栓塞性事件，形成 Trousseau 综合征。

2.肿瘤性脑梗死的发生机制

(1) 产生癌促凝物质（促凝因子）。

(2) 纤溶活性降低。

(3) 血管内皮损伤。

(4) 血小板活性增强，黏附、聚集等。

肿瘤患者在化疗或放疗治疗期间，以及感染时也会发生脑梗死，这部分脑梗死主要与化放疗时导致的脑血管内皮损害、血液凝血机制破坏和感染促发 TXA_2 增高有关，称为肿瘤相关性脑梗死，不是 Trousseau 综合征。

> **医者注：癌促凝物质**
>
> 癌促凝物质（cancer procoagulant，CP），是一种半胱氨酸蛋白酶，可以直接活化凝血因子 X 变成 Xa，Xa 可以直接产生血液凝固。癌促凝物质最常见于肺癌，其他包括结肠癌、乳腺癌、肾癌等，是诱发这类患者产生局部动脉或深静脉血栓形成、发生动脉或静脉栓塞事件的主要凝血启动物质。

3.肿瘤性脑梗死贯穿肿瘤生长的各个时期

(1) 恶性肿瘤激发脑梗死反复发生：部分肿瘤性脑梗死以反复发生的血栓形成为表现，如若患者合并动脉狭窄，极易导致误认为是动脉狭窄所导致的脑血栓形成，而忽视了恶性肿瘤参与脑血栓形成的发生机制，最终可能导致肿瘤诊断的被延误或遗漏。

(2) 恶性肿瘤可以是脑梗死的独立危险因素：脑梗死可能是隐匿性恶性肿瘤的先兆表现，脑梗死可以提前于全身其他部位的肿瘤被发现前数月至数年发生。

恶性肿瘤是脑卒中的独立危险因素，患有恶性肿瘤的患者发生脑卒中的风险显著增加，是无肿瘤患者的 3～4 倍，且该风险贯穿肿瘤生长的各个时期。

（五）肿瘤性脑梗死的临床特点

1.MRI、PET-CT 等影像学检查，不能显示早期肿瘤的存在

恶性肿瘤生长都呈现为隐匿性的特点，原位生长的恶性肿瘤细胞没有占位效应、没有明显的局部侵蚀和转移。此时恶性肿瘤细胞都是极小的细胞团簇，若要明确具体位置只有在高倍放大镜下才可能见到，但是这一点在动物实验中是可以的，但在人类活体上是不可行的。

通常 MRI 只有当肿瘤大小达到设备的分辨时，比如 0.5mm 以上或者更小而伴有局部组织的异常病变反应时才能发现；而此时肿瘤细胞的数量可能已达 10 亿（109）甚至更多。PET-CT 不仅需要肿瘤有足够的生物活性、同时也需要瘤细胞体积足够大才可以显现出来。如此情况下，有些肿瘤可能已经发生了癌细胞转移。

所以可能导致此类患者在 6 个月内、甚至 1～2 年内肿瘤影像学检测都是阴性的，CT、MRI、PET-CT、胃肠镜等特殊检查也无济于事（在影像学检查及早发现肿瘤的技术上，随着科技的进步，我们相信这一点会得到重大的进步）。

2. 肿瘤标志物为肿瘤存在发出信号

在影像学还不能确定肿瘤存在的状态下，施行肿瘤特异性标志物检测有利于对隐藏的肿瘤发出提示性存在的信号。

肿瘤标志物检测技术目前相对应用比较广泛，不同的标志物可以溯源不同的肿瘤来源，为有针对性的查找肿瘤提供一定的技术支持。

特别是进行动态监测肿瘤标志物，往往要更早、更便捷、更具指向性监测肿瘤的隐性发展，为最终影像学发现肿瘤提供依据和线索，当然肿瘤的最终诊断还要依靠影像学和病理检查。

医者注：肿瘤标志物

肿瘤标志物是一类存在于人体血液、组织或体液中的、被证实与癌肿高度特异关联的、能被定量的、能反映肿瘤生物来源特性的、能被监测的物质，该物质可用于肿瘤早期发现、诊断、治疗和预后的动态判定。这些物质须在正常人中极低量存在或者不存在，而在恶性肿瘤患者中出现的水平显著高于正常人，并且随着肿瘤增长出现数值上的动态变化。

---

3. 肿瘤性脑梗死的临床表现和特点

肿瘤性脑梗死的常见临床表现，如肢体麻木、肢体无力、吐字不清等运动障碍、语言障碍、吞咽障碍、感觉障碍等符合缺血性脑卒中的一般临床表现，肿瘤性脑梗死患者的局灶神经功能缺损的症状和体征与动脉硬化性脑梗死相同。

但是，肿瘤性脑梗死与动脉硬化性脑梗死在某些临床表现方面，还是存在差异的。

前者易伴发脑梗死以外的静脉血栓或栓塞，如下肢深静脉血栓、肺栓塞等。

前者可以存在动脉血管硬化、狭窄或斑块等脑卒中根本因素，但未达到引发脑卒中的程度。

前者脑卒中易反复发作，但不能用两大基础疾病和生活诱因解释。

部分肿瘤性脑梗死患者在 1～2 年内可查找到肿瘤。

前者肿瘤标志物反复增高，实验室指标呈现 D- 二聚体、纤维蛋白原（FDP）水平增高或显著增高。

4. 影像学的特点

肿瘤性脑梗死在 MRI 或 CT 等头部影像学图片的显现，具有一定特点。

(1) 多发腔隙性梗死灶或栓塞性梗死病灶。

(2) 病灶无强化，呈双侧、多发，常累及 3 个以上血管分布区。

(3) 聚集成团或单发，直径 0.5～2.0cm。

(4) 病灶常位于大血管区域或分水岭区，较少弥漫分布于大片皮质或深部脑组织受累。

（六）病例：老人反复脑梗死、大动脉闭塞，2 年后发现肺癌

【病史】患者，男，68 岁，退休工程师，因左侧肢体麻木伴无力 2 天住院。

查体左侧鼻唇沟变浅，左侧上下肢痛觉减退、肌力减退，病理征阳性。多普勒检查发现右侧颈内动脉起始部中 - 重度狭窄，狭窄率为 50%～70%，头颈部 CTA 显示狭窄率为 70%（CTA 与 DSA 对血管狭窄的判定上，还是有 10% 左右误差的）。

【诊断】急性脑梗死；右侧颈内动脉狭窄（起始部，狭窄率为 70%）；右侧颈内动脉斑块形成。

1. 确定脑梗死病因及责任动脉

首先我们再普及一下脑神经科学的知识，人类的大脑是由左右两个大脑半球组成的，左侧大脑半球支配人的右侧上下肢活动和接受右侧半身的感觉；右侧大脑半球，则支配和接受左侧半身与肢体的运动和感觉；左右大脑半球与左右侧肢体是交叉支配和管理的。

左侧大脑→支配、感觉右侧半身

右侧大脑→支配、感觉左侧半身

那好我们再来对患者脑梗死肢体活动障碍、感觉障碍进行责任病灶定位，确定一下病变到底是哪根动脉？

左侧肢体麻木无力 + 右侧颈内动脉狭窄 + 右侧半球梗死灶，提示右侧颈内动脉病变。

上三条均佐证患者右侧颈内动脉斑块形成伴起始部狭窄为本次脑卒中的根本原因。

那么解除该动脉的狭窄、增加斑块的稳定性、改善狭窄区域的慢性供血不足，是防止该动脉闭塞、斑块脱落和脑梗死面积进一步扩大引发更为严重的脑卒中的根本治疗措施。

经患者及患者家属同意，进行全脑血管动脉造影（DSA）及预置入血管内支架治疗。

2. DSA 结果中度狭窄，支架治疗依据不足

然而患者进行 DSA 检查后，确定右侧颈内动脉狭窄为中度狭窄，狭窄率为 60%，斑块表面光滑、无缺损破溃，即也不是易损斑块。

动脉狭窄率中度（60%）、动脉斑块光滑稳定，况且 Willis 环前交通动脉存在，采取支架置入治疗的依据不足。

医者注：脑血管检查以 DSA 为"金"标准

目前国内常用的颈部动脉和脑动脉检查方式有多普勒、MRA、CTA 和 DSA 四种。

多普勒，具有方便、快捷、经济、即刻获得结论的优势，是脑血管的最常规检测方法。

MRA（磁共振动脉血管成像），价格是多普勒的 4～6 倍，不必使用对比剂、无辐射，适合有肾功能不全和对比剂过敏者。但 MRA 精确度差，特别是胸廓内的动脉受肺脏空气的影响，其结果只能作为参考。

CTA（CT 动脉成像），使用对比剂，具有 X 线辐射。精确度高于 MRA，但次于 DSA，CTA 的结果与 DSA 相差约 10%，或者更高。

DSA（数字减影血管造影），在 X 线下应用对比剂造影，采用计算机把血管造影时骨与软组织的影像消除，仅突出血管的摄影技术，虽然有辐射，但精确度最高，被誉为脑血管检查的"金"标准。

DSA 术后未给予患者进行支架治疗，患者的右侧颈内动脉狭窄依然存在。

那么造成的本次脑梗死的原因，不能完全归咎于右侧颈内动脉的狭窄和斑块形成，还有其他关键性的脑梗死病因未被发现吗？

3. 寻找真正的病因，肿瘤性脑梗死逐渐浮出

DSA 后 1 周，患者再次出现左侧肢体活动障碍加重。查体，左侧上肢肌力 3

级，远端握力明显减弱，行走拖沓。

MRI 显示，右侧大脑中动脉终末区脑梗死，左侧大脑半球新发一急性脑梗死小病灶。

血液肿瘤标志物检测 Cyfra211、NSE 轻度增高，定量检查结果高于正常范围。由此考虑患者为疑似肿瘤性脑梗死。

常规检查双肺、肝脏、前列腺、胰腺、胆囊未见异常，行胃肠镜检查也未获得患者存在肿瘤的证据。

(1) 1 个月后：左侧肢体活动障碍再次加重，高度考虑肿瘤性脑梗死诊断。患者前往异地寻求诊治，仍然未发现肿瘤。

(2) 3 个月后：左侧上肢完全性瘫痪，行走困难，生活不能自理。

血液肿瘤标记物，神经元特异性烯醇化酶（NSE）、Cyfra211 定量检查结果增高，但在 2 倍以内。

肿瘤标志物动态监测进一步支持恶性肿瘤的存在，但仍未获得肿瘤的影像学依据。

(3) 6 个月后：头 MRI 双侧均现多发小的脑梗死病灶，影像学检查进一步获得支持肿瘤性脑梗死的依据。

(4) 6～18 个月：患者康复治疗。动态监测肿瘤标志物，NSE、Cyfra211 增高至 2～3 倍，CEA 增高 2 倍。

肿瘤提示强烈，指向双肺可能存在癌性病变。

(5) 1 年半后：复查双肺 CT，提示右肺占位，进一步完善肺部病灶病理检查。病理诊断：小细胞肺癌。

（七）肿瘤标志物

1. 肿瘤标志物动态升高，高度提示肿瘤存在的风险

肿瘤标志物（tumor markers）主要是指与恶性肿瘤来源相关的、早期可在血液、体液或组织中可检测到的、肿瘤细胞自身合成或释放的，或是机体对肿瘤细胞反应而产生的、可反映肿瘤存在和生长的一类物质，该类物质可用于肿瘤相关临床诊断和治疗。

肿瘤标志物成分上主要有六大类，即癌胚抗原类、糖蛋白类、酶类、激素类、癌基因类和细胞表面肿瘤抗原类。

对肿瘤标志物进行检测，可用于体检、高危人群的筛查。动态某项或某几项持续增高，在排除其他因素的状态下，可认为患者具有高度疑似的肿瘤存在风

险。同时还能依据阳性的肿瘤标志物，指向肿瘤发生部位的意义。

此时应该积极临床寻找可疑肿瘤的部位，进行影像学检查，以达到发现隐藏着的恶性肿瘤确切位置、形态和来源。

2. 依靠影像学和病理学才可确诊

对于恶性肿瘤临床诊断，一定要等到获得充分的影像学依据方可做出临床诊断，不能仅仅依靠动态肿瘤标记物的增高就做出存在肿瘤的临床结论。

重要的是对于恶性肿瘤的确定诊断，要在影像学阳性的基础上、同时具备病理学的支持才完整，否则只是临床诊断或临床疑似诊断。

3. 肿瘤标志物不是万能的

要说明的是，肿瘤标记物不是万能的，不存在完全的特异性的肿瘤标志物。

肿瘤标志物受性别、年龄、女性是否绝经、炎症等多种因素的干扰，对肿瘤标记物进行检测，最终阳性结果意义的判定还需要临床依据、影像学依据等重要参考依据、并遵循个体化的原则才能做出。

4. 肿瘤标志物在体内并不是零存在，数值增高不等于存在肿瘤

肿瘤标志物是肿瘤细胞产生或与肿瘤免疫相关的标记物，然而，肿瘤标志物在正常人体内不是零存在。有肿瘤标志物就诊断肿瘤，没有就否定肿瘤的存在，这样的做法是错误的、不科学的。当然我们希望能是如此分明，但是依据目前的诊断技术尚难以达到如此泾渭分明。

比如癌胚抗原（CEA）和糖蛋白抗原 125（CA125），CEA 在成人血中含量极低 < 5ng/ml，而部分吸烟者可明显增高，可以达到常人的 1～2 倍之多。CA125 增高会出现在 3/5 的卵巢癌患者中，对于绝经后的女性阳性预测意义更大些，但对于绝经前的女性意义不大；又如盆腔炎症也会导致 CA125 假阳性升高。

5. 肿瘤标志物持续、长期增高，具有推断肿瘤存在风险的意义

与肿瘤相关的物质会随着恶性肿瘤的不断生长，呈现含量递增或浓度持续的分泌特点，达到一定水平时有揭示某些肿瘤存在的可能，并能通过肿瘤特异性标志物的种类、性质，分析它的生物源性。

但是肿瘤特异性标志物，在肿瘤极早期时基本不呈现阳性反应，随着时间推移，肿瘤标志物才可能检测出来，并且随着病程发展而有呈逐渐增高趋势。

癌胚抗原（CEA）是广谱的肿瘤标志物，升高主要见于消化系统恶性肿瘤、肝癌等。甲胎蛋白（AFP），主要提示原发性肝癌，相对其他标志物其特异性也最高。细胞角蛋白十九片段（Cyfra211），主要用于肺癌的辅助诊断。CA125（糖类抗原125）提示胃癌、胰腺癌、卵巢癌等。

与内脏相关的肿瘤标志物

内脏	相关肿瘤标志物
胃癌	CA724、CA242、CEA、PG I/II
肠癌	CEA、CA50、CA242、CA199
胰腺癌	CA199、CA242、CA125、CEA
肺癌	CEA、Cyfra211、NSE、CA125、CA50、SCCA
肝癌	AFP、CEA、CA199
卵巢癌	CA125、CEA
乳腺癌	CA153、CEA、TPA
前列腺癌	tPSA、fPSA、PAP

二、红细胞、血小板增多，意外脑卒中

（一）红细胞、血小板参与运氧，也参与凝血

1. 红细胞的生理作用

红细胞（RBC）是我们人体血液中最重要的组成成分之一，也是我们日常涉及身体健康话题中出现较高的词汇之一，比如贫血、血型、血红蛋白等指的都是红细胞，还有便血、黑粪也与红细胞损失和红细胞中的血红蛋白有关。

新鲜血液中红细胞聚集成堆时呈红色，并以此命名。

(1) 运送氧气、排出二氧化碳：红细胞在体内主要负责运输氧（O_2），同时兼有二氧化碳（CO_2）的运送功能。

红细胞将肺新吸入的氧气与红细胞中的血红蛋白结合（这时血液呈鲜红色），再通过血液循环输送给全身的各个脏器、组织、细胞，以维持脏器功能，然后释放出氧的血红蛋白再将脏器、组织、细胞中的 CO_2 运回双肺，CO_2 经呼气排出体外；以此往复循环，完成人体新陈代谢最基本需求，呼吸。

俗话说"人活一口气"嘛！而这"一口气"能有效地完成，依靠的就是红细胞，这一点您知道吗？

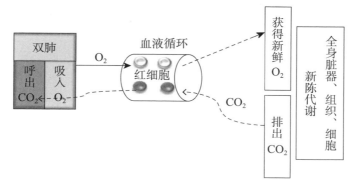

红细胞携带 O_2 和排出 CO_2 功能

(2) 红细胞在血液中含量最高：成年男性红细胞（RBC）为（4.5～5.5）× 10^{12}/L（450 万～550 万 /mm³），血红蛋白（Hb）为 120～160g/L，血细胞比容（Hct）为 40%～50%。成年女性红细胞为（3.5～4.5）× 10^{12}/L（350 万～450 万 /mm³），Hb 为 110～150g/L，Hct 为 35%～45%。

对于成人来说，红细胞数、血红蛋白量、红细胞比积高了、低了都是异常的。高了，红细胞增多症；低了，就是我们说的贫血。当然要具体情况具体分析，不能一概而论。

(3) 红细胞的寿命是 3～4 个月：人体红细胞平均寿命不超过 4 个月，约 120 天左右，正常生理状态下红细胞生成和破坏处于相对的动态平衡。红细胞生成于骨髓

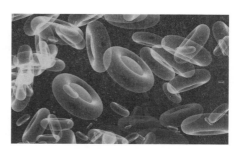

红细胞具有的生理特点：表面光滑；变形能力强；富有弹性；相互排斥、不聚集

造血干细胞，成熟后被释放至外周血液中，参加血液循环；衰老、退化的红细胞，在脾脏被吞噬、分解。

每一个血红蛋白能结合 4 个氧分子，每克血红蛋白可结合 1.34ml 氧。携氧的血红蛋白称为氧合血红蛋白（HbO_2），是人体氧气的最主要运输方式，含氧血红蛋白外观呈鲜红色。在组织间 HbO_2 与 O_2 解离，释放出 O_2 又变成普通的血红蛋白，没有 O_2 的血红蛋白呈暗紫色，流淌在静脉血管内。

(4) 红细胞增多：男性为红细胞 > 6.0 × 10^{12}/L，血红蛋白 > 180g/L，Hct > 50%。女性为红细胞 > 5.5 × 10^{12}/L，血红蛋白 > 170g/L，Hct > 45%。

成年男性或女性超过以上数值，就是红细胞增多症。久在高原地区生活的人

们和新生儿，红细胞会达到 $6.0 \times 10^{12}/L$，持续运动健身者红细胞数量和血红蛋白数量也要高于常人。

(5) 红细胞相对增多：见于脱水、多汗、腹泻、饮水减少等，致使血液成分中水的含量减少，引起血液浓缩，而实际上血液中红细胞数量并没有增加，这就是红细胞相对增多。

(6) 红细胞绝对增多：红细胞绝对增多又可以分为以下两种。

① 继发性增多症：主要见于一些生理性的如上面提到的新生儿、久居高原居民等，而病理性的如患有慢性心肺疾病，患有某些肿瘤和肾病等疾病的患者。

② 原发性增多：又称真性红细胞增多症，是红细胞在血液内的含量绝对增加，这是一种原因未明的造血干细胞疾病，属血液性疾病的范畴。

(7) 红细胞惊人的变形能力：人体红细胞体积很小，直径仅为 $6\sim8\mu m$，是正常成人头发直径的 1/8 左右。

红细胞外形如圆盘状（比萨饼），中央较薄、边缘较厚，细胞内没有细胞核，胞质内充满着血红蛋白。红细胞表面极其光滑，红细胞变形能力较强、具有良好弹性，能通过直径比它还小一半以上的毛细血管，然后恢复原形。

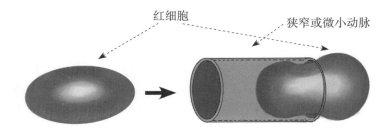

红细胞变形通过狭窄动脉或微小动脉

(8) 红细胞变形能力丧失、聚集是血栓形成的基础：当红细胞变形能力丧失或减退后，在微动脉形成淤积、阻塞微动脉无法通过。再者红细胞如果表现光滑度丧失，红细胞之间黏滞，在通过狭窄动脉时也容易凝聚成红细胞团簇，这是血栓形成的基础。

2. 血小板的数量、形态和功能

成人血液循环中血小板（PLT）数量为（100～300）$\times 10^9/L$，血小板直径 2～3μm，是血液中最小的血细胞，呈两面微凸的圆盘状，血小板平均寿命约 7 天。

(1) 血小板的生成与来源：血小板来源于骨髓巨核细胞，是成熟巨核细胞胞质和胞质成分一小块、一小块地不断从巨核细胞的主体被分割、分离、脱落下来，然后这些脱落的、极小的含有胞质与胞质的小块蕴化后，再被释放进入血液循环中即成为血小板。

(2) 血小板寿命仅 1 周：血小板进入血液后，两天内处于功能最佳状态。再经过 1 周左右，变成老化的血小板，老化的血小板功能明显降低。血小板老化后，在脾脏、肝脏内破坏和吞噬而被消除，完成血小板短暂的一生。

(3) 血小板的生理作用如下。

① 维持血管壁的完整性。

② 参与生理性止血及凝血过程。

③ 参与炎症与免疫反应。

3. 红细胞、血小板参与凝血，共同构成血凝块的主要成分

(1) 按压止血时红细胞、血小板形成血凝块，也有局部小血管血栓：我们都有过类似生活经验，如皮肤擦伤、刺伤、割伤等都会出现受损部位皮肤出血现象，及时按压就可以达到止血目的，受损皮肤创面血凝成块、无活动性出血即达到了止血目的。

这个凝血块主要成分就是红细胞、血小板聚集性团块。

血栓形成其实就是血液凝固发生在血管内外的过程。

皮肤等皮下组织损伤后，外源性凝血因子与血液成分接触触发凝血过程。损伤创面血管内的红细胞、血小板，还有纤维蛋白等，在凝血因子的作用下黏附聚集，形成局部的局限性血管内血栓和创面下血凝块，达到生理性止血的目的，这是外源性凝血过程。

(2) 红细胞、血小板增多，聚集、黏附引起血栓前高凝状态：内源性凝血过程并没有像启动外源性凝血机制那么快速、那么直接和那么明确。血液中存在凝血和抗凝两种机制，每种机制都有众多因子和不同物质参加，以维持正常的血液成分的流动性和功能。

内源性凝血过程也必须有红细胞、血小板相互聚集、黏附，而且这种黏附聚集要持续且不能被血流松解、疏散，同时局部要有纤维蛋白呈渔网样网织红细胞和血小板，使局部血流瘀滞向凝固发展，这就是形成血管内血栓，即局部凝血的开始。

所谓的动脉血栓、静脉血栓，简单地说就是血液成分在动脉或静脉血管内瘀滞、凝固。当然这些血栓形成或血液凝固都需要一个过程，并且需要局部动脉或静脉如狭窄等先决条件，这些条件是使血液有形成分滞留、血流缓慢、纤维蛋白成网样分布的病理解剖基础。

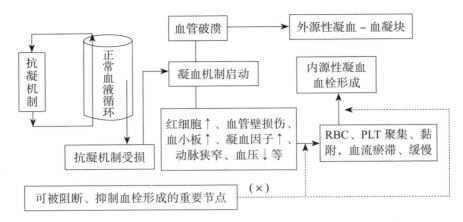

红细胞增多、聚集、黏附，血流瘀滞引起内源性动静脉血栓形成

医者注：凝血是一种保护机制

　　按压止血、包扎止血等，是生活中或影视剧中会经常使用和见到的场景。能达到止血效果，最根本的机制在于血液凝血机制的启动和产生局部血液凝固。所以凝血机制是生理性保护机制，防止因外伤等失血过多。可想而知，当血液不凝固、不能达到止血效果会怎样！

（二）红细胞、血小板增多，促使血液高黏、高凝

1. 红细胞、血小板增多，小动脉、静脉流动性都受影响

人体血液循环系统的动脉，由大到小分布全身，好比公路运输，从高速公路、一级公路、二级公路等到四五级公路，路面会越来越狭窄、通过量会越来越小。可想而知，当这个运输网络内四、五级单排单向行驶路面若突然出现流量剧增，自然会导致堵车，另外刮刮碰碰的交通意外也就在所难免了。

红细胞（路面上的车）增多了，原本应该每毫升 400 万个，现在 700 万个！红细胞增多自然会严重影响小动脉、微动脉、毛细血管网络和小静脉、静脉的流动性，导致流动性困难；产生"堵塞""碰车"也就是可以理解的了，血栓也就来了。

2. 血小板被激活后，会主动黏着红细胞

血小板分为两种功能形态：①生理存在的血小板（未被激活的状态、无活化功能）。此时血小板参加全身的血液循环，不在局部滞留；此种状态的血小板，外形如同被揉搓的纸团；②血小板被激活状态。

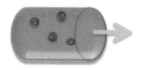 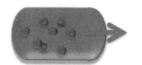

红细胞流动性良好　　　　　　　红细胞流动性减退

红细胞增多后在血管内流动性减退

血小板被激活成为活化血小板后，外形就像长着长长触丝的红毛丹（一种热带水果）。活化状态的血小板不再参与全身的血液循环，而是在被活化后的局部区域滞留，聚集、网织红细胞、增加局部血液黏度，致使大量红细胞黏附聚集在局部小动脉或静脉内，形成动脉或静脉血栓；此时的血栓是可逆的。

血小板活化，长出长长的触丝。

 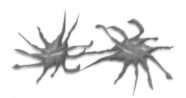

生理状态下的血小板　　　　　　　激活、活化的血小板

血小板生理状态与活化状态

血小板活化后的触丝能与红细胞相互连接，并且能网织住红细胞，同时激活纤维蛋白原变成活化的纤维蛋白。纤维蛋白长长细细的联结呈渔网形态，进一步牢牢地将红细胞 – 血小板团簇网络在一起，然后血小板、纤维蛋白再收缩，共同形成牢固的血管内团块；此时的血栓不可逆，已不能被再溶解。

用五个词可以准确形容血小板被激活、活化、到凝结的过程。

变形→黏附→聚集→释放→收缩

最后这一收缩，就是使血凝块缩小、血栓凝固紧密的过程，血栓收缩后形成不可逆的最终结果。

（三）真性红细胞增多症，红细胞真的增多了

"真红"，全称真性红细胞增多症。真红是一种原因未明的骨髓增殖性疾病，临床以红细胞数量、血红蛋白量及红细胞比积显著绝对增多为特点的，出现多血质和高黏滞血症。

简单说"真红"就是指某一个人的血液中出现如下状况：红细胞绝对增多、

血红蛋白绝对增高、红细胞比积（压积）绝对升高。

真性红细胞增多症的临床表现

真性红细胞增多症不仅仅表现为易血栓形成，出血也是真红的主要临床表现之一。

(1) 血栓形成：可发生在动脉或静脉系统，特别是深静脉系统血栓形成最高发。

真性红细胞增多症血栓形成最常见以下部位。

①脑动脉系统、脑静脉系统；②四肢肢体动脉、静脉；③肠系膜动静脉；④心脏冠状动脉血管。

脑动脉血管内血栓形成，引发以脑梗死为主要表现的缺血性脑卒中；脑静脉血管内血栓形成，主要引发静脉性脑梗死，常合并梗死后出血。

(2) 出血：红细胞增多后也会导致出血，在皮肤该病变表现最为明显。

① 皮肤发绀、紫癜、瘀点，黏膜充血，颜面部、颈部和肢端等部位明显。

② 皮肤瘙痒。嗜碱性粒细胞增多，释放大量组胺，刺激皮肤有明显瘙痒，近半数患者患沐浴时有水源性瘙痒。

(3) 一般症状：真性红细胞增多症的患者，临床一般表现还有以下几个方面。

① 易发消化性溃疡。

② 反复头痛、眩晕、疲乏、耳鸣、眼花、健忘，重者复视、视力模糊。

③ 产生继发性痛风、肾结石及肾功能损害。

④ 合并高血压、脾大等。

（四）原发性血小板增多症

原发性血小板增多症，又称为特发性血小板增多症，是骨髓增殖性疾病的一种。患者多为成人，发病病因不明，是以骨髓巨核细胞系增殖为主的骨髓增生性疾病。

主要特点是外周血中血小板数量增多，但功能存在缺陷，会伴有出血倾向。同时因血小板过多，活化的血小板产生血栓素，易引起血小板的聚集和释放反应，可使血管内血栓形成，患者常见脾脏增大。

临床要点如下。

1. 出血：出血常为自发性，可反复发作。如鼻衄、齿龈出血、胃肠道出血、血尿、皮肤、黏膜瘀斑等。血小板增多导致出血的主要原因是血小板功能缺陷，黏附及聚集功能减退等。

2. 血栓：动脉或静脉血栓形成，脑内动脉血栓和静脉血栓都有发生，另外下肢静脉血栓也常见。

血小板增多，血栓形成主要是活化的血小板产生血栓素，引起血小板的聚集和释放反应，微小血管内也常见血栓形成。

3. 血液中血小板数量大于 $1500 \times 10^9/\text{L}$。

血小板是血液成分的重要组成，血小板活化后参与血管内膜损伤修复和血栓形成。虽然原发性血小板增多症血小板数量上处于增多的状态，但是由于血小板功能异常，在一般状态下还会引起皮肤出血性病变等。

血小板如同水泥混凝土中的水泥，水泥、沙子比例失调，水泥沙子也不能结成牢固的水泥块。这也就解释了为什么血小板多了还会引发出血，而不只是血栓。

（五）血液凝固成块，就好比混凝土的凝固

血小板、红细胞、纤维蛋白原都是血液中的有形成分，都会正常地流动在血液内。那么血小板活化、红细胞黏附、纤维蛋白原激活，怎么就变成凝血块和血栓了呢？

举一个钢筋混凝土的例子吧。

把水泥、沙砾、钢筋掺在一起浇筑，待其凝固后就成为坚固的钢筋混凝土块；血液有形成分在血管内凝固是一个道理。

完全填充的水泥粉——好比——密集黏附的血小板

交错的螺纹钢筋——好比——缠绕的纤维蛋白

高密度的石砾——好比——聚集的红细胞

钢筋混凝土中沙子有如血栓中的血小板，石砾有如红细胞，钢筋有如纤维蛋白。

血管内血液凝固过程，"等于"混凝土的凝固过程。

血栓里的纤维蛋白如同混凝土中的钢筋一样，细长而交错成网，起到网络、聚集、固定血栓凝块的支架结构。红细胞如同石砾，起到坚固、凝聚作用。血小板如同水泥粉，主要是黏附、填充的作用。

混凝土水泥凝固了，就是血栓形成了，不能被血流再冲散。

再次在此详细解说这一点，就是要警告一旦发生血栓形成超过"黄金"6小时的溶栓时间，血栓形成牢固的血凝块，此时溶栓治疗已经无效。

（六）病例：38 岁女性反复脑卒中的真实原因

对待年轻、无不良生活习惯、无高血压、无糖尿病等脑血管病高危因素的脑卒中患者，尤其是女性在反复发生脑卒中时，查找真正的脑卒中病因，是确定脑卒中高危因素与预防和治疗的关键。

我们先看一下这位 38 岁女性，反复发生脑卒中的病例吧。

【病史】该女患因突发吐字不清，伴右侧肢体麻木，右上肢抓握力量减弱而就诊住院，头部 MRI 显示左侧放射冠急性脑梗死。患者既往健康，无高血压、糖尿病等，无长期口服避孕药等。平素喜好运动，坚持锻炼。近期睡眠良好，无熬夜，无情感异常等。我们给患者进行了头颈部 CTA 检查，未发现明确的动脉狭窄或发育异常。

那么，该青年女患者发生脑卒中的真正病因到底是什么呢？

原因隐现的青壮年脑卒中。

脑卒中、青年、女性，仅这三条足以让神经科医生警惕。

动脉硬化性脑卒中必定不能放在首位，有经验的专业医生马上就会仔细询问很多相关病史，启动标准脑卒中问诊流程以确定病因。

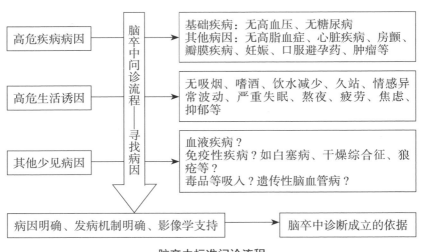

脑卒中标准问诊流程

经过仔细的问诊和临床排查，该青年女性患者病史呈现的是"脑血管病常见病因和诱因"的完全否定状态。包括入院后的血常规检查，也未见红细胞和血小板数量及分布的异常。

归纳该女性主要的既往史，总结特点如下。

1. 既往健康。

2. 有规律锻炼。

3. 否认问诊流程中所列疾病和病史。

对确切病因的疑惑，还是未获得答案。

至第 3 次住院，患者的血常规出现了持续异常，血液中血小板的数量明显增多，达 550×10^9/L。进行骨髓穿刺，骨髓活检示巨核细胞高度增生，胞体过大、胞核鹿角状，巨核细胞数量增多，粒系、红系正常。

至此该年轻女性、反复脑卒中的病因终于水落石出，真是众里寻他千百度呀。

【诊断】

原发性血小板增多症合并脑梗死。

三、动脉夹层，脑卒中的隐藏凶手

（一）病例：先讲个动脉夹层导致脑卒中的故事

重视了常见病，却忽视了潜在风险。

斑块狭窄易查，动脉夹层确诊难现。

【病史】患者男性，54 岁，工程监理，轻度高血压 10 年。患者偶有少量饮酒，日常工作就是东走西走、爬上爬下，一天内工作时坐着的时候还是很少。用他自己的话说，"一天下来没闲着，怎么的也得 2 万～3 万步，这不就是锻炼吗"。

患者是个知书达理的岗位技术人员，按照他夫人对他的评价说，是一个生活规律、注重养生、不喝酒不抽烟、还勤劳的男人。

为了更好地了解动脉夹层发病的奇特性，让我们先总结一下患者身体状况和心态等几个方面的基本特点如下。

(1) 情绪良好：患者性格稳定，极少发脾气。知天命的年龄后更有股文雅的气质，稳重、话不多、有自己的判断和解读。夫妻两人维系着很好的家庭和睦关系，夫人对老公非常上心，每每都把降压药物准备得足足的，生怕在外买不到吃的药。

(2) 血压控制良好：患者很注重血压的控制，出差也要随身带着电子血压计，有事没事的自己测测血压。好在一般时血压都是在 130～150/70～85mmHg 之间。

一生中没得过什么大病，"连阑尾都好好的"他自己说。

自从发现高血压，两口子真真切切地把高血压当作了最主要的威胁，控制好血压成了夫妻日常生活的重点。还好没出现过手麻、脚麻、说话不清楚什么的。"还没有因高血压住过医院呢！""做过几次CT，脑梗死也查了，没有！"

(3) 日常生活：生活内容近5～6年来相对固定，工地（经常会有外地的工地让他必须出差）、家庭两点一线。出差一般1～2个月，回来后能休息1～2周。平素夫妻二人控制饮食，不高盐、也不高糖、高脂，饭后经常活动，没事还相互按按摩。

看起来患者目前一切都是在掌控之中，平稳、有序、不失章节，坚信着"这样维持下去，怎么地也得稳定10年、20年的！"。

似乎一切都很平静。

平静的日子里，突发的异常撕碎了安宁。

2020年2月正是抗击COVID-19肺炎艰苦卓绝的日子，2月11日WHO将新型冠状病毒肺炎正式命名为COVID-19（corona virus disease 2019）。COVID-19让许许多多的人们日夜奋战在抗击疫情的第一线，也让很多的人"闲"了下来。

患者这段时间不用上工地，也不用外出了，那就在家锻炼吧。拉拉伸、俯卧撑、踢踢腿、跳跳操，室内运动完之后夫人还给做做头颈部按摩。

似乎一切都在难得的温和中、平缓地静静地流淌。

也正是2月11日，患者上午活动2小时后，妻子如平常一样为患者做了颈部、头部的按摩，足足1小时。

约上午11时左右，他突然觉得左侧胳膊大腿麻木、同时左手无力持续3～5分钟。"脑血栓了吧？"，但是无力、麻木的症状很快就消失了。

"待的吧？要不出去走走？"从惊愕中又回过神来的夫妻俩，并没有决定马上前往医院就诊检查。夫妻俩分析认为是这段时间不忙了、闲着了、走路减少了、看电视多了……

当日晚，患者睡得很沉。

次日接近中午，患者被妻子叫醒，妻子发现丈夫口角耷拉，说话不清楚，抬手也不能过肩，穿鞋脚也直甩哒甩哒地不够灵活。

急往医院就诊。

【查体结果】意识清，吐字不清。两侧口角不对称，左侧鼻唇沟变浅。左侧面部、上肢、下肢痛觉减退，左侧上肢抬举不过肩，左手抓握无力，左侧下肢行走拖沓，病理征阳性。

【辅助检查】头部 CT，右侧分水岭连续排列的低密度影，急性脑梗死。头部 MRI，右侧分水岭脑梗死，右侧颈内动脉虹吸段可见双腔征。头颈部 CTA，右侧颈内动脉虹吸段狭窄，多平面重建可见壁间血肿和内膜瓣。

【诊断】脑卒中（急性分水岭脑梗死）；颈内动脉狭窄，夹层？原发性高血压病。

【致病原因】为患者进行了 DSA 脑血管检查，成像显示患者右侧颈内动脉入颅段起管腔逐渐变细，像老鼠尾巴一样越来越细，虹吸段最明显。

【DSA 诊断】颈内动脉夹层伴动脉狭窄。

真相与疑惑

患者突发脑卒中真正的原因竟然是右侧颈内动脉夹层！

问题又来了，什么原因导致患者形成动脉夹层的呢？

答：是按摩。

想知道为什么按摩会导致患者动脉夹层形成？那就看下去吧。

（二）再回过来，看看动脉夹层的结构和特点

1. 动脉夹层就是动脉血管壁出现裂隙，并且有血液进入

动脉血管壁是由三部分组成，内膜、中层、外膜。当动脉内膜损伤、出现裂隙后，裂隙处的内膜被血流冲击和血管内压力撕裂，撕裂的内膜呈瓣样翘起，随后血液侵入翘起的内膜下，进入血管壁内膜与中层之间并持续停留并越积越大，动脉夹层形成。

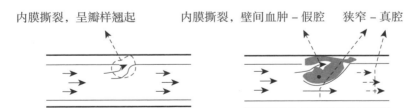

A：夹层初期，血流不受影响　　　　　B：夹层形成，血流破坏

动脉夹层形成，导致动脉狭窄、壁间血肿

血管内膜撕裂呈瓣样翘起如上图 A 示，进入血管壁间的血液又叫壁间血肿，如上图 B 示；存留着壁间血肿的血管壁间裂隙，叫"假腔"；动脉血管"真腔"还是原本流动血液的动脉管腔。

动脉夹层的结构特点如下。

(1) 内膜撕裂。

(2) 管壁结构分离。

(3) 血液进入血管壁。

2. 夹层迫使动脉血管狭窄

包容着壁间血肿的"假腔",受血管内压和血流的驱动而进一步扩大,可沿动脉血管向远端方向继续不断撕裂动脉管壁,使假腔向远端逐步延伸。

当扩大的"假腔"不断地占据血管腔内有限的真腔空间后,真腔就会变得越来越狭窄、越来越细。

(1) 动脉横截面上的"太极图":在原本只有"真腔"的动脉血管横截面上,由于"假腔"的存在,动脉夹层部位血管横截面形成特有的"太极图"征;一个圆被分割成两部分,中间的分隔线就是内膜瓣,两侧分别是真腔和假腔。

动脉夹层"太极图征",如下图左侧血管横截面图示。

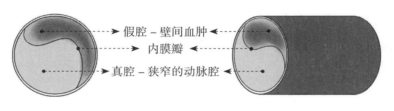

假腔 – 壁间血肿

内膜瓣

真腔 – 狭窄的动脉腔

血管横截面　　　　　　　　　　血管纵轴图

动脉夹层"太极图"征

(2) "假腔"迫使"真腔"越来越窄、越来越细小:立体纵观有夹层的动脉,真腔被假腔从发生壁间血肿的部位逐步挤压,真腔逐步变窄、变细,即形成动脉狭窄;在 DSA 上突然变得越来越细小的动脉如同老鼠尾巴,又称"鼠尾征",还有一个生动的名字"火焰征"。

(3) 动脉夹层引发动脉狭窄的机制:①壁间血肿不断增大;②假腔不断扩大;③假腔挤压真腔。

(三) 动脉夹层好发部位,临床有哪些征兆和特点

动脉夹层主要发生在血管壁较厚的大动脉血管,常见的如主动脉弓、降主动脉、腹主动脉、肾动脉、颈内动脉等。

主动脉弓动脉夹层,壁间血肿可沿主动脉血管壁向远端发展,延伸到胸部、腹部、下肢、颈部动脉等，引起胸腹部动脉、肾动脉、下肢动脉及脑动脉狭窄；引发患者突然出现不典型胸痛、腹痛、下肢痛、头痛等症状。

1. 动脉夹层时的临床特点

动脉夹层初期内膜撕裂刚刚形成时临床缺乏典型表现，至内膜撕裂延续、壁间血肿形成时，患者可出现不典型疼痛和相应供血脏器缺血症状。主动脉弓动脉夹层，主要是以胸背部持久、而不典型疼痛为首发或主要症状。

动脉夹层形成隐匿，临床易导致误诊。

2. 动脉夹层临床特点

(1) 不典型。

(2) 以发生部位的疼痛为主。

(3) 被供血脏器功能损害。

如颈内动脉夹层，导致肢体麻木、无力；椎动脉夹层，导致头晕、头沉、步态不稳；肾动脉夹层，导致肾功能损害等。

（四）生活中轻微外伤，是导致动脉夹层的重要原因

是什么原因导致的动脉夹层形成呢？

动脉夹层形成始于动脉内膜结构的损害和损害处内膜的撕裂，导致内膜结构损害的基础是动脉硬化、斑块形成、狭窄和局限内膜损伤；局限内膜损伤常见于按摩、外伤、牵拉等。

要知道，发生动脉夹层前约一半的患者有轻微外伤史。

1. 什么是轻微外伤？哪些运动、活动最容易导致轻微外伤？

(1) 轻微外伤定义：轻微外伤也可以叫轻外伤（但不是指法律界定的轻度外伤），是指人轻度的或无感觉的血管、神经、肌肉或者骨骼损伤。

轻微外伤最容易被疏忽，因为轻微外伤很少出现急性损伤那样的疼痛、肿胀、渗出、破裂出血等。轻微外伤的原因也是人们的日常活动，如徒步、不同运动、保健、劳动、普通健身、甚至是怀孕带来的慢性体重增加等。

(2) 轻微外伤的表现：轻微外伤的表现主要以隐痛、发酸、疲劳、麻木为主。主要发生在沿神经、血管走行部位或肌肉丰富部位，以及关节附近或肢体处。

比如行走过久带来肌肉、关节、肢体的隐痛、发酸、麻木、发胀就是轻微外伤表现；引体向上、俯卧撑等会造成上肢臂丛神经、腋动脉、肱动脉、桡神经、正中神经的轻微外伤性损伤。

(3) 易导致动脉夹层的轻微外伤：可以导致动脉夹层形成的轻微外伤主要有

以下几项。

① 按摩：特别是反复揉搓人体大血管表浅部位；如喉结旁有颈内动脉、颈总动脉；大腿根部腹股沟内侧，有股动脉；膝关节窝有腘动脉；腋窝有腋动脉等。

② 游泳、潜水。

③ 肢体拉伸：运动后拉伸、用力拉拽，如拎持重物、拔河比赛就更典型了。

④ 运动：如跑步、打球、骑行及杠铃等无氧负重运动等。

⑤ 日常活动：如跨步、深蹲、跳跃、抬举重物等。

2. 动脉夹层形成的原因

前文我们已经简述过了，动脉夹层的始动因素就是动脉内膜损害，继而破损、然后内膜破损处被血流撕裂，血流进入动脉血管壁。

就如同我们口腔发生了一个溃疡，这个溃疡点就相当于动脉内膜的破损部位，然后血液由这个破损点穿到内膜下。

形成动脉夹层的必要条件如下。

① 局部动脉内膜损害。

② 内膜破损、撕裂。

③ 血液进入血管壁内。

(1) 首先看看能导致动脉内膜损害的原因：动脉血管内膜的主要作用就像一条运输管道内涂的保护膜，防止管道受侵蚀。

导致动脉血管壁结构损害的原因包括以下几点。

动脉内膜损害的原因

基本改变	动脉内膜结构损害	
	动脉硬化性	其他原因内膜损伤
局部病理	内膜局部动脉硬化、斑块形成、狭窄	局部内膜炎症、缺损、薄弱、肿胀、外力碾压损伤
病因诱因	高血压、糖尿病、高脂血症	外伤、按摩、牵拉、感染、局限性发育异常、妊娠、血流冲击、高同型半胱氨酸血症、乏氧
	吸烟、饮酒、吸食毒品等	

① 疾病因素，动脉硬化、动脉斑块、高血压、糖尿病、高同型半胱氨酸血症、血管痉挛、偏头痛、高脂血症、乏氧、高渗等。

② 饮食因素，饮酒、吸烟、吸食毒品等。

③ 运动因素、反复局部按摩，如上文所述，比如投掷动作发力时，肢体血管被暴力突然牵拉等和轻微外伤等。

④ 体重增加，如妊娠、肥胖等。

(2) 动脉内膜撕裂的机制：目前认为损伤的动脉内膜撕裂的机制有如下两点。

① 血流冲击：流动的血液具有切应力，特别是在动脉扭转处，血流切应力对内膜损害更大。

② 外力致使：如同反复按摩局部皮肤会导致皮肤红肿一样，局部反复按摩血管部位，揉搓也会导致内膜与血管壁破损和分离，让血液得以有乘机施展撕脱内膜的机会。

跨越、打球、扯拽、奔跑等也是这个道理，牵拉肢体导致血管内膜与血管壁损伤，继而形成破损和撕裂点。

外力致使动脉血管内膜破损和分层主要有两种施力方式。

① 牵拉：沿着血管走行方向施力，力作用在整条血管；就如同牵拉一条橡皮筋。

② 碾压：沿着血管走行垂直施力，力作用在局部一个点。局部反复按压、揉搓，就如同反复揉搓一个鸡蛋，为的就是将蛋壳与鸡蛋分离。外力反复碾压，致使动脉内膜与血管壁分离。

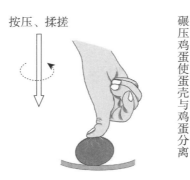

垂直用力碾压局部

谈到这您知道了吧，我们本章开篇讲的动脉夹层导致脑卒中的故事，为什么主人公会在反复颈部按摩后突发脑卒中？

四、长期口服避孕药、雌激素应用和妊娠

（一）长期口服避孕药与脑卒中

问：口服避孕药为什么要写在这本书里？长期吃避孕药还会得脑卒中吗？

答案：是的，长期口服避孕药明显增加脑卒中的风险。

长期口服避孕药引发的脑卒中归为其他原因导致脑卒中的分类，本章集中阐述与女性有关的脑卒中高危因素。

长期口服避孕药会诱发脑血栓形成，而且是静脉窦等脑静脉系统血栓形成。长期口服避孕药、雌激素替代使用和妊娠、产褥等都是可诱发女性发生脑静脉系统血栓的常见原因和状况。

脑静脉系统血栓形成简称脑静脉血栓，按静脉解剖部位划分主要包括三部分，即——脑表浅静脉血栓；脑深静脉血栓；静脉窦血栓。

脑静脉血栓是脑卒中的一种，发作时会伴有急性脑组织损害和临床功能障碍，是育龄期女性、特殊生理时期女性突发脑卒中必须考虑的主要疾病类型。

1. 口服避孕药的种类和发展

(1) 口服避孕药的发展：复方口服避孕药（COC）诞生于 20 世纪 60 年代，成分组成主要是雌激素（EE）和孕激素，发展至今已经由第 1 代至第 5 代、第 6 代。

口服避孕药的变迁和发展，主要是规避和减少药物副作用的历程。不同代次的改变重点在于，从单一大剂量 EE 避孕药逐步转变到 EE 剂量越来越小的复方避孕药制剂。EE 与孕激素合剂的复方避孕药 EE 含量从 150μg 降到 50μg、再到 20μg，直至单孕激素制剂和新型抗孕激素制剂，此中已不见了 EE 的身影。

EE 是口服避孕药中导致副作用和并发症的主要成分，可诱发使用者发生静脉窦血栓性脑卒中。

20 世纪历时几十年的国内外对口服避孕药诱发脑卒中的研究发现，降低口服避孕药 EE 含量能有效减少脑静脉血栓的形成，降低脑卒中发生的风险。

(2) 女性避孕药种类繁多，分类方法也不同，如口服的、皮下使用的、阴道置入的等。口服避孕药按作用时间长短一般分为长效、短效、速效紧急避孕药等，复方口服避孕药是最常使用的混合剂型。

2. 口服避孕药的作用机制和不良反应

(1) 口服避孕药的避孕机制主要有两个方面：①中枢性抑制作用，通过干扰下丘脑 – 垂体系统，抑制排卵；②通过对生殖器官（特别是卵巢、子宫内膜、宫

颈）的直接作用防止妊娠或着床。

口服避孕药除上述主要避孕作用之外，还有其他的药理作用如下。

①水钠潴留。

②骨 Ca^{2+} 沉积，加速骨骺闭合。

③调血脂（降低低密度脂蛋白和胆固醇，增加高密度脂蛋白）。

④降低糖耐量。

⑤促进凝血。

⑥对青春期生长发育有促进作用等。

由此可见，口服避孕药药理作用中存在明显的副作用，即水钠潴留和增加血凝。避孕药中雌激素可使凝血因子增加，雌激素含量越高、使用越久导致脑血管血栓性疾病发生的危险性就越高。

(2) 不良反应：增加血栓形成的风险并不只是复方口服避孕药有，其实所有的激素类避孕药都有此共同特点。相对来说，雌激素高含量引发血栓的认识和机制更明朗、应用更广泛、更被确认而已。

附带说一句，紧急避孕药不是常规的避孕措施，只是应用于紧急状态下。虽然紧急避孕药属于非处方药，药品获得十分便利，但是紧急避孕药只能偶尔使用，一般一个月内最多只能使用一次，而且应该避免连续使用，以防止药物的不良反应。

①避孕药常见的不良反应。

• 类早孕反应，恶心、呕吐、困倦、头晕、食欲减退。

• 突破性子宫内膜出血、闭经、经期紊乱。

• 精神压抑、头痛、乏力、体重增加、面部色素沉着、乳房囊性增生、肝脏损害。

• 高血压、缺血性心脏病、静脉血栓栓塞等。

②低剂量雌激素避孕药，血栓风险依然存在且持久。

脑静脉血栓病例主要发生在 20 世纪中晚期大剂量雌激素口服避孕药的使用者中，药理学显示口服避孕药使用者发生脑静脉血栓的风险与雌激素剂量有关。

在著名的 Yuzpe 方案中，采用低剂量雌激素同时加入一定量的孕激素形成复方避孕药制剂，能在一定程度上大大减少雌激素血栓形成的危害和风险，低剂量雌激素口服避孕药（EE ＜ 35μg），诱发脑静脉血栓风险明显降低。

国内外临床资料显示，低剂量雌激素口服避孕药使用者，脑静脉血栓的发病风险是非使用者的 3.6 倍；即使停用低剂量雌激素口服避孕药，5 年以内发生脑静脉血栓的风险依然是正常人群的 3.09 倍, 而且只有在停用后 5 年, 发病风险才有明显下降。

3. 口服避孕药导致脑静脉出血性脑卒中

(1) 口服避孕药诱发静脉血栓形成的机制: 口服避孕药诱发静脉窦血栓形成的机制在于, 药物中雌激素能促使血液中凝血因子 II 、Ⅶ 、Ⅹ 增加, 凝血抑制因子减少, 纤溶活性增高及血浆凝结时间缩短。在血液流动缓慢的状况下, 上述状况极容易导致血液自发性凝固或血细胞聚集成为局限性血栓。

这个过程在脑内静脉系统最为明显, 主要原因是脑内静脉是低压力的静脉回流, 回流压力基本接近于 0cmH₂O。

(2) 静脉系统如同房屋的下水管道系统: 在第 1 章我们曾举例说明, 静脉系统如同房屋的下水管道系统, 无压力、易受油腻冷凝结形成堵塞, 下水系统的动力完全依靠水的自身重力驱使流动。

脑内静脉系统正是如此, 脑内静脉普遍处于这种低压力的状态, 血液高黏就容易导致血流瘀滞形成脑静脉系统血栓。特别是大脑的静脉窦, 又宽、又粗、又长, 血液流得缓、流得慢, 是脑静脉血栓形成的主要场所。

(3) 脑静脉窦血栓: 脑静脉窦是脑内静脉最宽大、血流最缓慢的场所, 是脑静脉系统血栓形成中最常见的血栓部位。脑静脉窦血栓发生后也常引发脑表面静脉因回流受阻、压力增大而破裂出血。临床表现为突然出现的头痛、精神异常和抽搐等。

(4) 脑静脉血栓引发脑出血的机制: 脑出血是脑静脉系统血栓形成后静脉血管破裂的结果。脑内静脉系统血管壁薄弱, 对压力的耐受极低。当静脉血栓形成后, 静脉血液回流受阻增加了静脉血管内的压力, 静脉血管壁张力增大, 就此导致最为薄弱的脑表面静脉血管发生破裂, 引发静脉血栓后出血形成静脉血栓后出血性脑卒中。

另外雌激素的水钠潴留作用, 增加了随着药物长时间使用后血压增高的风险, 血压增高也加重了静脉窦血栓后血管破裂的风险; 高血压患者长期服用口服避孕药发生脑出血的比例高达 8.84%。

还有, 长期口服避孕药者若有吸烟、肥胖因素和偏头痛, 发生出血性脑卒中的风险也增加。总之,

长期口服避孕药是女性出血性脑卒中的独立危险因素之一!

4. 长期口服避孕药引发脑卒中的主要临床表现

(1) 典型症状: ①头痛(突发、反复); ②抽搐; ③精神异常(言语、行为等)。

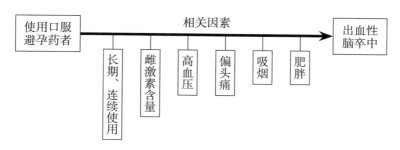

使用避孕药导致脑卒中的相关因素

(2) 一般症状：①偏瘫（不同程度）；②恶心、呕吐；③视盘水肿。

(3) 首选检查方法：头部 MRI、MRV（磁共振脑静脉血管成像）。

需要强调的是口服避孕药导致的大脑静脉系统血栓形成，早期临床表现缺乏特异性，误诊率极高。磁共振影像学检查，提高了避孕药导致脑静脉血栓形成的检出率和准确率，特别是脑静脉窦血栓的早期诊断得以大幅提升。

（二）雌激素替代治疗，抗衰老与诱发脑卒中并存

1. 雌激素的作用和应用

(1) 雌激素的生理作用：雌激素（estrogen）是雌性脊椎动物的性激素，由卵巢分泌。雌激素包括雌酮、雌二醇、雌三醇，主要由卵巢产生，男性的睾丸也会分泌少量的雌激素。

雌激素是主要的女性荷尔蒙，雌激素促进女性性器官成熟及第二性征发育，并维持正常性欲及生殖功能。

女性进入青春期后，卵巢开始分泌雌激素，促使性生殖系统如子宫、第二性征和卵巢本身的发育，同时子宫内膜增生产生月经作为女性性成熟的标准。

女性第二性征的维持完全依靠体内雌激素的水平，包括女性的皮肤细腻、柔软，脂肪选择性分布在乳房、大腿、臀部，以及维护女性身材曲线等。

雌激素在女性一生中的作用，是任何激素都不能替代的。雌激素不仅使女性第二性征更具魅力和特点，同时调整女性生理内环境，如月经周期和生育能力。

(2) 雌激素补充治疗的作用：激素缺乏，女性会过早出现更年期症状，子宫功能退化，乳房萎缩，臀部脂肪减少，骨质疏松和声带变化等，标志着女性内环境、生理功能的衰退。

雌激素体内含量持续减退会导致女性外观的退化，如皮肤失水分、失弹性、失光泽、柔软度减退，女性特有的丰满体态会变得不能维持或逐步丧失；女性性

征的退化。

俗话说，爱美之心人皆有之。

容颜和皮肤的退化对于一些女性来说是不能接受的，所以部分女性采取了体外雌激素补充替代应用，以期望达到原有身材持久和外貌完美，这就是雌激素补充治疗应用。

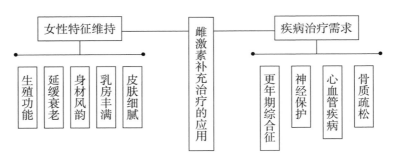

雌激素补充治疗应用的目的

女性采用雌激素补充治疗应用，主要有以下两方面的用途或治疗作用。

① 维持女性特征的心理需求目的，如女性第二性特征的维持、身材的维持，皮肤细致的保持等。

② 治疗需求，如治疗更年期综合征、抗骨质疏松、减少心血管系统疾病等。

(3) 雌激素制剂种类和用途：人体自身分泌的雌激素有三种，雌二醇、雌三醇、雌酮。

人工半合成雌激素，如炔雌醇，常用作口服避孕药。

合成雌激素，如己烯雌酚，用于治疗卵巢功能不全、闭经、子宫发育不全、功能性子宫出血、绝经期综合征等。

(4) 雌激素补充治疗的负面作用：雌激素应用是一把双刃剑，过高过久的雌激素水平会增加女性疾病的发病率。美国《生育与不孕》杂志曾刊登一项研究指出，身材、外貌完美的女性发生子宫内膜异位症是一般身材女性的 4 倍，同时体内雌激素水平过高有增加乳腺癌风险。

男性口服雌激素也会使皮肤细腻、光泽、乳房女性化等，之所谓"人妖"化特征。雌激素增加男性睾丸癌风险、精子数量和存活率明显减少，也会造成男性内分泌紊乱等。

2. 雌激素补充治疗与脑静脉系统血栓形成

长期使用外源性雌激素替代治疗，雌激素引发脑静脉系统血栓形成的机制与口服避孕药中雌激素的作用机制基本相同。

外源性雌激素主要通过肝脏代谢，但是肝脏在对雌激素灭活过程中、同时影响了肝脏合成血液抗凝物质；血液在缺少这些抗凝物质后，最终导致凝血亢进和凝血机制异常。

凝血亢进，导致血栓形成；抗凝系统亢进，导致出血性疾病。

雌激素补充治疗增加凝血亢进，可以诱发全身深静脉血栓。脑静脉系统血流缓慢、静脉窦管腔粗大、无血液回流动力，常出现血液细胞黏附、聚集，是雌激素应用时静脉血栓形成的高发部位。

人体凝血机制过于复杂，极其不好理解，医学生学习的时候都会特别烧脑。

医者注：凝血机制

人体血液中凝血因子共 12 个，从因子 Ⅰ 到因子 Ⅴ，因子 Ⅶ 到因子 Ⅷ，没有凝血因子 Ⅵ，大部分凝血因子都由肝脏产生。

触发凝血有两条途径，内源性凝血和外源性凝血途径。

内源性凝血途径是动脉血栓和静脉血栓形成的途径，主要是血管壁内皮损伤，内皮下组织暴露而激活凝血系统，内源性凝血途径发生较外源性的慢，参加的凝血因子多。

外源性凝血途径，比如手指划伤等血液流出血管后的止血途径，该途径快，参加的凝血因子也相对少些。

周围静脉血栓与肺栓塞：周围静脉血栓形成主要见于下肢深静脉，下肢深静脉血栓形成后由于患肢活动、肌肉挤压等因素，导致下肢深静脉血栓脱落，脱落的血栓经心脏阻塞肺动脉，形成具有致命性的肺动脉栓塞。

所以针对长期雌激素补充治疗应用和口服避孕药来说，除防止脑静脉血栓形成外，还要注重下肢深静脉血栓形成，注意观察下肢有无肿胀、行走发沉等早期静脉血栓征象，及早就医进行下肢静脉多普勒检查，以免延误诊断。

3. 女性辅助生殖技术与脑卒中

辅助生殖技术（ART）是采用医学辅助手段达到女性妊娠的技术，包括人工授精和体外授精。育龄女性从母体取出卵子前，需预先使用促排卵激素性药物等技术辅助。

辅助生殖技术应用期间，尤其是胚胎植入术后，可能会诱发卵巢过度刺激综合征（OHSS）。卵巢过度刺激综合征，是卵巢对外源性促性腺激素的过度反应，是一组严重的、甚至可危及生命的并发症。

卵巢过度刺激综合征表现如下。

(1) 突发恶心、呕吐。

(2) 腹泻、胸腔积液、腹水、少尿。

(3) 血压降低、血容量减少。

(4) 脑水肿、血栓形成。

(5) 卵巢增大等。

重度卵巢过度刺激综合征时，血液中大量的水分渗出到胸腔、腹腔，使血液浓缩和血容量减少，导致血液黏稠、流动性减弱，容易在脑静脉窦等静脉系统形成血栓。

当然辅助生殖技术引发静脉窦血栓形成的概率是非常非常低的，我们不能因为一个技术因为存在极低的风险而彻底否认该技术的可行性。

（三）妊娠期，脑卒中风险增加

妊娠、分娩、产褥是女性特殊生理时期。产褥期我们老百姓又称为"月子"，我国产妇通常以"坐月子"形式度过产褥期的前 4 周。

女性自妊娠后起至产后 6 周，统称为孕产妇。

孕产妇分期

妊娠期	分娩期	产褥期
孕妇	产妇	产后
妊娠至分娩前	分娩	分娩后 6 周

1. 妊娠期母体变化

妊娠是胚胎和胎儿在母体内发育成长的过程，卵子受精是妊娠的开始，胎儿及其附属物自母体排出是妊娠的终止。

妊娠期由于胎儿生长发育的需要，母体发生一系列的适应性生理改变，在分娩后 6 周才逐渐恢复到未孕状态（乳房除外），产后 6 周也称为产褥期。

(1) 子宫：子宫形态、重量、体积、容量、子宫壁都朝向大容量发展，子宫动脉由屈曲变直。

(2) 血液系统。

① 血容量增加。母体血液容量从妊娠 10～12 周增加，在 32～34 周达高峰，平均增加 40%～45%，产后 2～3 周恢复到孕前水平。

② 生理性贫血。血容量的增加大于红细胞数量的增加，出现稀释性生理性贫血。

③ 凝血因子增加。妊娠期血液处于高凝状态，是导致妊娠女性脑卒中的主要原因。

(3) 循环系统：心率增快，心脏搏出量增加，血压、脉压增大，下肢静脉压增加，导致痔疮、下肢水肿，体位性低血压等。

再如呼吸快，潮气量相应减少；胃肠蠕动减慢、胆囊受压、排空延长，易出现胆石症；餐后糖尿，尿量增加等等就不一一赘述。

2. 妊娠期的高危疾病

妊娠期由于多种因素的影响，孕妇可以发生一些由于生理改变后的特发性疾病，如妊高征、子痫、脑血管病和脑病等，这几种典型疾病都可对孕妇及胎儿造成严重危害。

(1) 妊高征：妊娠高血压综合征简称妊高征，多发生在怀孕 20 周以后至产后 48 小时，主要病理机制是全身小动脉痉挛，临床表现为高血压、蛋白尿、水肿三大症候群。严重者可出现子痫，抽搐、昏迷、心肾功能衰竭等，严重的妊高征须提前终止妊娠。

妊高征常主要见于具有下列情况的产妇。

① 年轻初产妇、高龄初产妇。

② 精神过度紧张。

③ 慢性高血压、糖尿病孕妇。

④ 家族高血压史。

⑤ 子宫张力过高。

(2) 子痫，孕产妇的脑危机：子痫是指患有妊高征（妊娠高血压）等疾病的孕产妇，突然出现抽搐或意识障碍，可因抽搐昏迷产生严重并发症导致产妇或胎儿的死亡。

子痫是产科的急症、重症，是妊高征的最严重阶段，可发生在产前（孕 20 周后）、产时和产后 48 小时内，目前子痫的病因尚不明确。

子痫发生的病因涉及母体、胎盘和胎儿等多种因素，可能原因包括滋养动脉侵袭异常、子宫螺旋小动脉重铸障碍导致胎盘缺血、缺氧等，免疫调节功能异常，血管内皮细胞受损等。

子痫抽搐表现有明显的阶段性。

抽搐前，产妇常出现烦躁、易激惹等精神异常。

抽搐时，突然抽搐、眼球固定、瞳孔放大、牙关紧咬、口角面部肌肉抽搐，继而双手紧握、四肢强直，伴呼吸暂停、口吐白沫、面色青紫。

轻症者抽搐后渐苏醒，重症者抽搐发作频繁且持续时间长，可陷入深昏迷状态。

并发症如胎盘早剥、吸入性肺炎、肺水肿、心肺功能停止、急性肾衰竭等，甚至危及母婴生命。

(3) 脑血管病和脑病：孕产妇发生脑血管病和脑病主要继发于妊高征和子痫，也可以发生在孕妇血液高凝的状态下。妊娠脑血管病、脑病表现极其复杂，早期诊断困难，是导致孕产妇死亡的重大疾病；虽然发生率较低，但是危害极大，死亡率较高。

妊高征、子痫可诱发脑血管病及脑病，其发生机制与下列原因有关。

① 高血容量。

② 抽搐、惊厥。

③ 血压增高。

④ 乏氧、过度换气。

⑤ 紧张、易激惹。

⑥ 高龄。

3. 孕产妇脑卒中的原因和机制

孕产妇脑卒中可以发生在整个妊娠期及产后 6 周内，是孕产期相对罕见和严重的合并症。妊高征、子痫合并脑卒中发生率虽然不高（有报道仅占重度子痫的 0.37% 左右），但发病突然，致残率和致死率都很高，务必引起重视。

脑卒中机制。

引发孕产妇脑卒中发生的机制主要包含以下两点。

①全身小动脉痉挛，引发血液流动性差，加之妊娠期血液高凝易导致脑动脉闭塞诱发脑卒中。

②血管内皮细胞受损，触发凝血机制，脑静脉内血液高黏度、静脉回流受阻，常引发静脉窦血栓形成。

还是图示说明白吧。

静脉窦血栓发生率更高些。静脉窦血栓是孕产妇脑卒中的主要疾病类型，静脉窦血栓常合并脑表面血管破裂出血。静脉窦血栓起病隐袭，临床以突发反复头

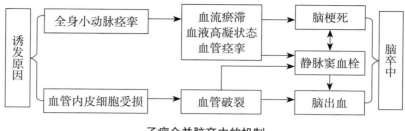

子痫合并脑卒中的机制

痛，抽搐，肢体麻木、无力，言语不清和精神行为异常为主要表现。头部 MRI、CT 是首发诊断的依据，有头部 CTA 或 DSA 检查就更确切诊断。

　　围绕女性使用雌激素、避孕药和特殊生理期可能产生的脑静脉血栓形成的问题，基本谈得差不多了，建议不论是青年、中年还是绝经期女性要慎重选择女性激素类药物，而且要在专业医疗人员的指导下应用才更加安全。

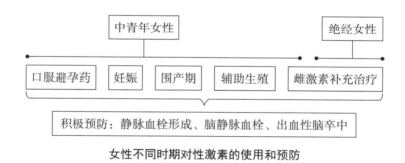

女性不同时期对性激素的使用和预防

第四节　先天发育异常和遗传

一、脑血管畸形，发育性脑血管形态绝对异常

（一）什么是脑血管畸形

1.脑血管发育性形态、结构、功能异常

　　脑血管畸形是先天发育性脑血管异常，局部正常分布与走行的血管形态完全消失或改变。畸形的脑血管可以是动脉、静脉或毛细血管，表现为成簇、增生、变窄、粗大和异常连接等紊乱的形态，具有局部血管数量、形态和结构的绝对异

常，并对正常脑血流和脑血管功能产生绝对性病理影响。

脑血管畸形发病始于新生儿，多见于 10—40 岁，60 岁以后罕见。

畸形的脑血管结构、功能等绝对异常改变，如下所示。

(1) 血管数量异常。

(2) 血管外观形态异常。

(3) 血管走行分布异常。

(4) 血管结构异常。

(5) 血管生理功能异常。

脑血管畸形分为以下三大类。

(1) 动静脉畸形。

(2) 颅内囊形动脉瘤。

(3) 烟雾病。

2. 脑血管畸形引发脑卒中的机制

脑血管畸形可导致缺血性脑卒中和出血性脑卒中，出血原因在于管壁薄弱、阻力增高和静脉压力增大；缺血性原因在于血流缓慢、瘀滞。

血液流动性生理破坏，产生涡流、瘀滞导致血栓。

(1) 血管异常走行：动脉、静脉、毛细血管生理解剖形态异常，血液流动性生理发生病理性改变。

(2) 血管异常分支：由粗到细分支的形态发生异常改变，分支密集、过早分支、交替反复分支、分支细长，分支成簇、局部增粗等。

(3) 血管管径异常：血管腔突然变窄或粗大，生理性延续破坏。

(4) 血管异常交通：小动脉未经过毛细血管网络直接与静脉连接，静脉压力增加。

(5) 小血管破裂和静脉压力增大

① 管壁薄弱，不能承压。

② 内皮延续性被打断，内膜易损伤。

③ 静脉压力异常增高。

④ 微小动脉、静脉团簇，增加阻力、增加血管内压力。

3. 诱因参与脑血管畸形导致的脑卒中发作

先天发育性异常脑血管畸形导致的脑卒中，生活诱因参与度比较局限，特别是缺血性脑卒中。

生活诱因的参与主要表现在诱发脑出血方面，如在患儿哭闹、屏气或成人负重、发力、亢奋等增加腹压、脑压等动作的状态下，会引发动静脉瘘、静脉畸形、动脉瘤等破裂出血。

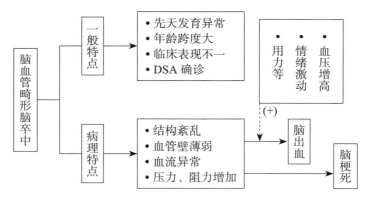

脑血管畸形脑卒中的特点

（二）动静脉畸形，脑血管畸形的总冠军

1. 什么是脑动静脉畸形

动静脉畸形（AVM）是最常见的脑血管畸形，占脑血管畸形 90%。动静脉畸形由供血动脉、畸形血管团和引流静脉三部分组成，畸形血管团中动脉可不经过毛细血管网而与静脉直接连通，形成动静脉间结构的绝对异常。另外动脉或静脉形态粗大、扭曲、瘤样变、走行异常及静脉动脉化等也是动静脉畸形常见的异常血管结构改变。

动静脉畸形发生在脑血管称为脑动静脉畸形，脑动静脉畸形的血管在形态上没有完全相同的两个病例。

脑动静脉畸形临床以突发或反复头痛、癫痫发作为主，脑出血常见。

2. 脑动静脉畸形的经典疾病

(1) 硬（软）脑膜动静脉畸形：又称硬（软）脑膜动静脉瘘，是脑膜动脉或颅内动脉直接回流静脉窦的结果。

软脑膜动静脉瘘在儿童脑血管畸形中占比较高。除先天因素外，硬脑膜动静脉瘘还有受后天多种因素影响发生，如感染、体内雌激素失衡、颅脑外伤等，后天因素导致畸形形成和发病的患者年龄常在 40—60 岁。

临床表现为患者自己可听到脑内持续性、波动性的轰鸣音，难以忍受；头痛、颅内压增高、阻塞性脑积水、癫痫、耳鸣、突眼、复视等。脑卒中类型主要为脑出血、脑梗死和静脉血栓。

(2) Galen 静脉畸形：又称大脑大静脉瘤，是新生儿与婴幼儿常见的脑血管畸形。临床表现为头围迅速增大、可闻及颅内杂音、脑积水、脑梗死、心界扩大、心衰等。

(3) 脑面血管瘤：又称 Sturge-Weber 综合征、脑颜面血管瘤综合征，是脑血管和面部三叉神经血管病，由胚胎期血管神经发育异常所致的先天性神经皮肤综合征。临床表现为一侧面部酒红色血管痣和对侧偏瘫、偏身萎缩，同时伴有癫痫、青光眼、智力低下特点。

(4) 毛细血管扩张症：少见，直径＜ 3cm；扩张的毛细血管内压力极低，一般不需要治疗。

海绵状血管瘤多见于青壮年，会在后面单独一节讲述。

3. 脑动静脉畸形的特点

脑动静脉畸形涵盖疾病较多，我们列出这些疾病的部分共同特点。

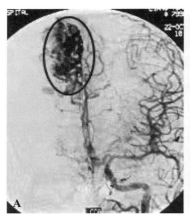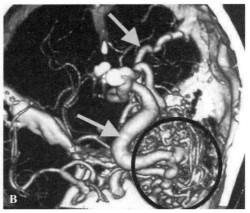

脑动静脉畸形的特点

A. 右侧大脑前动脉动静脉畸形，团簇样；B. 粗大的畸形静脉（箭），静脉畸形团（圆圈）

(1) 发病年龄跨度大，从新生儿、婴幼儿到青壮年，部分后天因素导致发病年龄会发生在中年。

(2) 临床缺乏统一表现，癫痫较为突出，智力低下为疾病所致。

(3) 颅内血管杂音、顽固性脑内轰鸣，成为部分患者较突出的临床特点。

(4) 可引发出血性脑卒中和缺血性脑卒中，脑出血较为多见。

(5) DSA 检查是最终的诊断手段。

（三）海绵状血管瘤

1. 一般特点

海绵状血管瘤占脑血管畸形 15% 左右，一般 DSA 较难发现，又称隐匿性血管畸形。可发生在脑任何部位，是青壮年孤立性脑出血的独立病因。海绵状血管瘤破裂出血是主要损害形式，产生的临床表现是依据海绵状血管瘤的部位而定。

2. 解剖病理特点

海绵状血管瘤解剖病理呈深红色、多发浆果样病变，内含不同时期出血；显微镜下由缺乏肌层、弹力层的不规则窦状或直径在 1mm 左右的蜂窝状血管腔隙形成，内有不同时期的凝固或半凝固血块，可伴钙化；病变周围脑组织有含铁血黄素沉着和染色。

3. 临床特点

海绵状血管瘤未破裂时基本无任何症状，破裂后主要临床表现有头痛、抽搐和局灶性神经功能缺损。

局灶神经功能缺损主要依据海绵状血管瘤的部位不同，出血后产生不同的临床表现。如发生在脑桥，出血损害主要可以表现为面神经、外展神经等的损害，产生面部瘫痪和眼球运动障碍、斜视、重影等。少量渗血可以不产生临床症状，或仅出现不典型的头痛，可逐渐加重或自行消退。

影像学上，海绵状血管瘤呈小结节状或团块状肿物，无明显占位效应，水肿轻或无。CT 呈高密度不均匀改变，可显示出血等合并症，呈"桑葚"征、"爆米花"征。动态追踪复查可显示其有扩大、出血、退化缩小等过程。

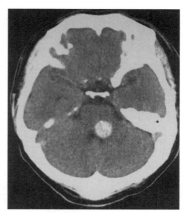

海绵状血管瘤破裂出血
脑干海绵状血管瘤，未破裂前患者无任何不适，仅在破裂前数日，出现头昏胀感和不典型头痛

（四）脑动脉瘤，脑内的定时炸弹

1. 什么是动脉瘤

动脉瘤（aneurysm）是指动脉管壁局限性异常扩大、造成动脉血管壁向动脉管腔外的膨出，膨出的动脉血管壁局部呈瘤状，故而得名动脉瘤。应该说动脉瘤本应称为动脉血管壁瘤样膨出病变，动脉瘤是简称。

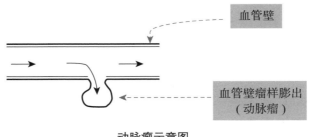

动脉瘤示意图

动脉瘤瘤样膨出的形态是多种多样的，囊形动脉瘤最为经典，其他形态可表现为三角形、桶形、梨形、桑葚形等，有的是双瘤合壁，还有的是大囊上还带有小囊，称之为父子瘤，小的叫子瘤。

动脉瘤局部病理是发育性动脉管壁薄弱或血管壁纤维发育不良，由于先天发育异常形成或在后天疾病如高血压、动脉硬化、血管炎、外伤等因素参与下，导致局部血管壁膨出。

2. 脑动脉瘤的病因与好发部位

(1) 病因：先天性动脉瘤最为多见，占80%～90%，大多呈囊形。

后天因素导致的动脉瘤，与动脉硬化、高血压、感染、外伤有关。动脉硬化性动脉瘤相对多见，高血压常导致微小动脉瘤。后天因素导致的动脉瘤多成梭形、延长扩张型。

(2) 脑动脉瘤的好发部位：脑动脉瘤主要生长在动脉血管分叉部位，80%位于前循环，最常见的是前交通动脉瘤，发生在前交通动脉与大脑前动脉的交界处，多呈囊形。

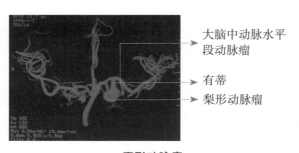

囊形动脉瘤

3. 脑动脉瘤破裂引发出血性脑卒中

(1) 动脉瘤具有生长变大特点：动脉瘤不同于我们日常所说的"肿瘤"（tumour）或"癌"症（cancer），动脉瘤是正常组织的形态变化，细胞未发生变异和突变，只是动脉瘤样改变并在动脉内压、血流冲击的作用下会出现瘤样膨出的体积、形态、大小的变化，动脉瘤也会生长，体积会变大，可以对局部神经、组织产生压迫作用。

(2) 动脉瘤的破裂出血特性：动脉瘤破裂出血，是个十分可怕的、突发的、危害严重的、甚至是危及患者生命的脑血管意外事件。

当动脉血管壁局部变得越来越薄弱时，薄弱的血管壁受血管内压、血流冲击等因素作用下会突然破裂，就如同气球突然破裂一样。

血液自破裂口喷出，即产生脑出血或蛛网膜下腔出血。蛛网膜下腔出血引发头皮撕裂样疼痛、颈部僵硬。脑实质内动脉瘤破裂则产生脑出血，患者突发言语不清、肢体麻木无力、头痛、头胀，或产生意识障碍昏迷等。

这些症状的发生都是在数分钟到数十分钟内完成，慢一点的数小时内也可完全导致患者瘫痪或昏迷。这要看出血的量、出血部位、出血的动脉是否能完全自我终止出血，产生局部凝血。出血量越大、出血部位越敏感，患者就越危重。如脑干出血 3ml，就足以危及患者的生命。

(3) 哪种形态的动脉瘤最容易破裂。

① 囊形动脉瘤：动脉瘤的形态如下图示，依据动脉瘤基底部（a 线）与动脉瘤顶部（b 线）的宽窄，大致可以分为三种形态，丘形、桶形和梨形。

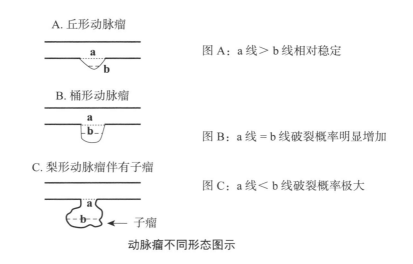

动脉瘤不同形态图示

丘形、桶形、梨形动脉瘤都归属于囊形动脉瘤。

丘形动脉瘤外形似三角形，尖端向血管壁外侧，顶端尖，底部宽，相对稳定不易破裂。桶形动脉瘤顶端和底部一样宽。梨形动脉瘤顶端宽，底部窄。

三种动脉瘤发生机制是由丘形向梨形发展，由于动脉血管壁局部管壁薄弱，动脉压力、血流冲击下薄弱的管壁不能承受同等的压力而向外膨出。初期可能只是像山丘样的小包，随着时间的推移，丘样的瘤样膨出的瘤体顶端不断膨大，直到超过基底部呈梨形。瘤体远端继续膨大，导致血管壁越来越薄，最终不能抵抗动脉压力而破裂出血。

② 梭形动脉瘤：除了常见的囊形动脉瘤之外，还有梭形动脉瘤。

梭形动脉瘤外形如"梭"状，中间大两头细。是指动脉血管局部全壁膨出膨大，管腔相应的扩大或是由于动脉壁内膜撕裂，产生动脉夹层所致。

梭形动脉瘤一般是由于局部动脉肌纤维全壁发育薄弱，血压等作用下导致薄弱的动脉血管壁向周围均匀膨出，局部一段中央膨出较重，两端轻，导致动脉局部外形如同梭形而得名，梭形动脉瘤破裂出血较少，主要产生栓塞性脑梗死。

4.脑动脉瘤破裂前后的主要症状

(1) 破裂前主要症状：脑动脉瘤破裂前可以出现的主要症状。

① 波动性头痛、跳痛。

② 可伴有颅内血管杂音。

③ 一般症状包括血压增高、头胀、头闷或不典型头痛、烦躁、易怒等。

当一个有长期高血压的患者，在最近反复出现头痛、头部跳痛，或者在某一个体位可以听到"呜呜"的动脉杂音时（当然这一点必须经过专科医生鉴定），要有对动脉瘤的足够警惕。

(2) 破裂后主要症状：动脉瘤破裂后，即刻形成脑出血性损害，临床突出特点是突发头痛和血压增高。

① 脑出血症状。

- 突发头痛、恶心、呕吐。
- 头晕、步态不稳、视物重影。
- 吐字不清、肢体麻木、无力。
- 意识障碍、昏迷。

② 蛛网膜下腔出血（SAH）症候。

- 突发剧烈头痛，头皮撕裂样头痛或炸开样头痛。
- 喷射样呕吐。
- 颈强直（脖子发僵硬，不能低头使下颌抵胸前部）。
- 出现意识障碍，甚至昏迷。

通过这段描述，你应该对脑动脉瘤有所了解了吧。脑动脉瘤最大的危害是瘤体破裂导致脑出血或脑蛛网膜下腔出血。

比如大脑前交通动脉瘤破裂后产生撕裂样头痛，就像活生生把头皮撕裂下来一样，这种疼痛是终生难忘的。而且这种撕裂样疼痛并不是短暂的，数分钟或数小时的，可以持续数天！经历这样的痛苦折磨，是一般人无法忍受的。

脑动脉瘤是否破裂、什么时候破裂无法具体估算，脑动脉瘤是脑内的定时炸弹。

所以，针对脑动脉瘤，我们正确的处理方式是，不要在脑动脉瘤破裂出血后才意识到脑动脉瘤的存在。

及早发现、及早处理，是预防脑动脉瘤破裂出血的主要手段。

（五）烟雾病

烟雾病（Moyamoya 病）又称颅底异常血管网症，是指脑血管造影时脑内异常生长的细小血管显影形似烟雾缭乱一般。烟雾病患者颅内正常大血管影像消失，而呈现的是丛状增生的、不规则的异常小血管簇团。

烟雾病是导致儿童脑卒中的主要原因之一。

1. 烟雾病名称的由来

烟雾病最早由日本人发现并描述其特点，烟雾病又称 Moyamoya 病。Moyamoya 是个日文词汇发音，意思是飘浮的烟雾、模模糊糊的意思。

烟雾病脑血管改变有两大特点：①入颅的大动脉闭塞或严重狭窄；②小动脉血管丛状增生、团簇样生长。在 X 线下对比剂充盈着丛状生长的小血管团簇时，有如一团烟雾，像"狼烟"样突然由颅底冒出，故此而得名"烟雾病"。

2. 烟雾病的血管异常改变特点

烟雾病以颅底双侧颈内动脉末端、大脑中动脉起始部，慢性、进行性狭窄或闭塞为病理特征，并继发颅底异常生长的小血管网。

烟雾病的小血管网由丛状增生的细小动脉构成，小动脉管直接与狭窄或闭塞的大动脉相连，形态异常、走行异常、分布异常、管壁结构异常；在血压作用下很容易发生闭塞或破裂出血。

所以当脑血管出现狼烟般的烟雾样现象时，可别以为是"烽火戏诸侯"噢，这是真的"狼烟"！

> **狼烟的典故：烽火戏诸侯**
>
> 　　认识烟雾病的危害，先给您复习一个有关"狼烟"的典故。
>
> 　　话说周朝有个周幽王，是一个非常不靠谱的君王，他有个爱妃名叫褒姒（bāo sì），长得是非常美丽。《东周列国志》中有这样一段话来形容褒姒，"目秀眉清，唇红齿白，发挽乌云，指排削玉，有如花如月之容，倾国倾城之貌"。论现在，褒姒也一定是个美人胚子。
>
> 　　为博得美人一笑，这个不靠谱的君主竟然指使手下点燃烽火台的烽火，烽火点燃、狼烟顿起。
>
> 　　这狼烟就是一种危急的信号。
>
> 　　……孤王有难，诸侯速来……
>
> 　　褒姒果然嫣然一笑。
>
> 　　这一笑真是倾国倾城了，也是毁了一个西周王朝。

　　狼烟在古代乃至近代，都被用作传递危急信息的信号。而今如果我们脑血管出现了"烟雾"样表现，也是一种"狼烟"警示信号，是存在不容忽视的、不可儿戏的脑血管畸形性疾病——烟雾病。

3. 烟雾病临床表现

　　烟雾病发病有两个年龄组，先天发育异常的儿童、青少年组和后天原因尚不能完全确定的40岁左右成人组；两组均以女性多见。

　　不论是儿童或成人，都可表现为颅内反复的梗死或出血。

　　(1) 烟雾病主要侵及儿童：学龄前儿童是烟雾病主要侵及的风险人群，患儿临床病情程度可分为三类。

　　① 无症状烟雾病：患儿无明显脑部疾病表现，患儿家属在检查中偶然发现或根本不知道患儿存在烟雾病。

　　② 中度危险：患儿出现 TIA 症状或反复头痛、头晕、肢体麻木、轻偏瘫、构音困难、失语和认知障碍，或有抽搐、视觉缺损、晕厥等。

　　③ 重度危险：烟雾病已经诱发脑卒中，出现过脑出血和脑梗死等。

　　烟雾病在儿童中的另一种表现是儿童舞蹈病，如面部的皱额、眨眼、努嘴、吐舌、牵动口角等，上肢常为耸肩、急速挥动上肢等。

　　(2) 儿童哭闹、屏气可成为烟雾病发生中风的诱因：烟雾病脑卒中有可能在生活诱因下突然发生。例如一次普通的儿童哭闹引起患儿过度换气、屏气、用力声嘶力竭等，有可能引发烟雾病 TIA 或中风；小儿手术的麻醉诱导，甚至也可能引起脑卒中发作的症状和体征。

烟雾病对患儿的伤害是巨大和残酷的，导致的功能损害也会延续到后半生。

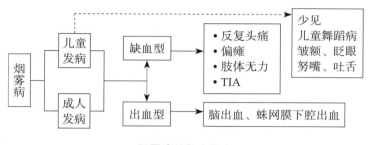

烟雾病的临床特点

(3) 烟雾病的确诊手段：烟雾病有效的诊断手段是 CTA（颅内动脉 CT 血管成像），更精确的是 DSA（脑血管造影），MRA 对烟雾病的诊断也有不可忽视的作用。

二、脑血管病也会遗传，你知道吗

（一）病例：43 岁的高级技师，半年后智商如同 3 岁

【病史】患者，男性，43 岁，高级技师，驻外。体型中等、无肥胖，日常坚持锻炼。无高血压病、糖尿病、高脂血症等。父亲已故，有一叔叔患脑血管病痴呆。

看看患者从发病到确诊的过程吧，也是极其具有警示作用的。

1. 工作业绩下降，老板建议去医院看看

患者是驻海外工程的高级技工，手下管理着 20 来号人，负责日常工作的安排、检查、监督和指导工作。能被派到海外工作，能力也不是一般人，毕竟驻外收入要高于内地许多。

某日，一连两次老板交给"患者"（此时患者尚未被认定为患者，所以暂时加引号吧）的报表计划都未按时完成，这在以前是从来没有的事。老板仍认为可能是"患者"想家了或者有其他原因才导致这份不难的报表不能如期完成，毕竟他已经出国近 3 个多月了。

这一日，责令该交材料的时限又过了 3 天。

整整 1 周了，就这么一个普通的计划单，要是以前"患者"一天就能完成，老板异常不解和诧异。

"患者"被命令来到老板办公室，老板发现他表情、反应、明显与平常不同，判若两人。

患者双眼游离、飘忽不聚集，目光散乱无神，憨憨地微笑，无压力、自我怡然的表情。说话清楚，但言语内容文不对题；反应慢，似乎没走心。

"我要的材料呢？"

"什么材料？…有吗？"

老板把患者的助手叫了过来，询问患者最近的身体状况。

"没发烧、没有感冒、没有拉肚子！就是看着没有以前那么精明和上心"。

患者即被送回国内就医。

2. 痴呆持续，半年后智商如同 3 岁

(1) 患者首诊临床特点。

① 近期记忆力减退，不能完全记住回到国内的过程和转机时等候等情形。

② 执行能力下降，饭后刷碗筷时会迟疑，"不知道要先洗哪个碗"。

③ 学习能力下降，学不会简单的操作，如"连连看"手机游戏等。

④ 反应迟钝，不知道排队，被呼叫后不立即应答。

⑤ 精神、情感障碍，久别后见到家人没有正常的幸福感和快乐感。

⑥ 主动性缺乏，缺失礼节性行为，不主动思考，吃饭不主动。

(2) 头部 MRI、CT 结果。

① 双侧皮质下多发腔隙性脑梗死病灶。

② 对称性大片白质变性、云雾状高信号，颞极高信号，双侧外囊高信号。

【诊断】腔隙性脑梗死（多发）；脑白质病变；认识功能障碍（痴呆）。

真正病因有待确定。

患者不饮酒、不抽烟、生活规律、不熬夜，没有脑卒中的生活诱因。患者没有高血压、糖尿病、心脏疾病、血液病等，不具备脑卒中基础疾病和其他引发脑卒中的疾病病因，那么患者到底是什么疾病性脑卒中？

患者的父辈有一痴呆的脑卒中后遗症患者，不能除外是遗传性脑血管病！

一切都有待发掘真正的病因！

半年后，患者临床症状持续加重。

看下这个患者 6 个月后的状况，对比一下希望我们从中能得到一定的启迪作用。

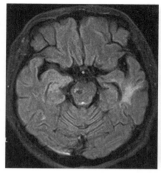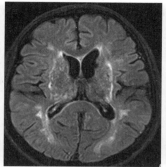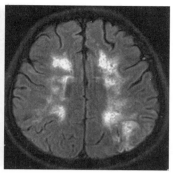

头部 **MRI-Flair** 成像呈云雾状高信号改变

患者初回国时与 6 个月后状况对比

	初回国时	6 个月后
诊断	• 轻度认知功能障碍	• 痴呆
记忆力减退	• 不能完全记住回到国内的过程、转机时等候的情景	• 远期、近期记忆均受损，不能记住以前的同事或事件
执行能力下降	• 饭后刷碗筷时迟疑，不知道要先洗那个碗	• 仅保留日常部分生活能力，如穿衣、如厕、刷牙，原来会操作的、会用的现在基本不会了
学习能力下降	• 不能骑车	• 半年来未增加任何新的技艺，不能垒积木、玩手机简单的游戏
反应迟钝	• 见到家人不主动，被呼叫后不能立即应答	• 不知道跟随，行走不知道躲避，反复呼之才应答
精神、情感障碍	• 见到家人没有正常的幸福感和快乐感	• 日如平水，不会大笑、哭泣，无情绪波动，最多的是傻笑
病程进展情况	• 约 1.5 个月时症状和体征 ◇ 动作笨拙、呆板、大小便失禁	• 6 个月后新增症状和体征 ◇ 行走缓慢而笨拙，双上肢协调不明显，不能及时转弯、避让，穿衣、如厕、吃饭等日常活动缓慢和不协调 ◇ 没有始动力，不主动做事，语调低落，大量时间呆坐，不会主动吃饭，不会主动听音乐、看电视 ◇ 小便时尿裤子

　　仅仅 6 个月的时间，患者的智商快速衰退，一个成年人有如 3 岁孩子的智商，不叫不动，傻傻的憨笑（但绝对不如 3 岁的孩子）。智能衰退迅速，而且出

现小便失禁，仅 6 个月时间让患者由有一定能力的高级技工，完全成为一个痴呆的患者！

基因检测揭示患者疾病的真容。

【基因检测结论】检测到 19 号染色体 *Notch3* 基因位点上，第 4、第 6、第 8、第 11 号外显子错义突变。

【确定诊断】常染色体显性遗传性脑动脉病伴皮质下梗死和白质脑病（CADASIL）。

（二）能家族遗传的"脑梗死 + 痴呆"CADASIL！吓人不？

1. 简单说 CADASIL 这个病，到底是个什么病

CADASIL，中文名字有 24 个字"常染色体显性遗传性脑动脉病伴皮质下梗死和白质脑病"，很长、不好记、更不好理解。

疾病名称对应解读 CADASIL

常染色体显性遗传	脑动脉病	皮质下梗死	白质脑病
男、女都会发病，不是只传男或女，携带基因就可发病	是脑血管病的一种，动脉血管病	大脑白质多发、反复脑梗死	脑病的一种，病理是大片、广泛的白质脱髓鞘，表现为记忆减退、认知障碍、反应迟钝、动作缓慢、饮水呛咳、尿便失禁、步态不稳等

CADASIL. 常染色体显性遗传性脑动脉病伴皮质下梗死和白质脑病

CADASIL 是这个疾病的英文全称缩写，直译就读做"卡嗒噻欧"吧，这样好记。

CADASIL 这个病简单地说，含义如下。

(1) 遗传性脑血管病的一种，青年壮年起病伴有脑卒中样发作。

(2) 具有家族遗传，男性、女性都可以发病。

(3) 脑白质病变突出，导致痴呆、尿便失禁、动作笨拙等。

2. CADASIL 的病因和发病机制

(1) CADASIL 根本病因。

① 基因突变：可通过常染色体显性遗传给家族后代。

② 基因突变部位：*Notch3* 基因。

③ *Notch3* 基因主要表达于微小动脉的平滑肌，主要导致脑小动脉病。

④ *Notch3* 基因突变后动脉平滑肌改变：动脉管壁增厚、动脉管腔严重变窄；微小动脉血流量变小。

⑤ 最后形成，反复中风发作的皮质下脑梗死 + 进行性痴呆和精神异常的白质脑病。

该病是家系遗传性脑血管病，只要家庭成员携带、被遗传了这个致病的基因就会发病，不论他 / 她有没有脑血管病易患因素，也不论有没有脑卒中的高危因素，都会发病。

(2) 发病机制：CADASIL 主要引起脑小动脉血管病变，这种小动脉病变是非动脉硬化性的，也不是淀粉样变性。

电子显微镜下显示小动脉血管壁内膜下明显增厚、肿胀、变性，形态不规则，有一种称为嗜锇颗粒的物质沉积于小血管平滑肌内，导致平滑肌和内膜表面皱褶、失光滑。

脑内小动脉、微小动脉广泛分布于深部脑白质，故大脑白质是该病的主要病变场所。

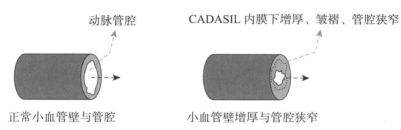

小动脉内膜下病变及管腔变窄

3. 临床时间轴症状特点：青年期偏头痛、壮年期智能减退、痴呆

(1) 时间轴症状出现次序：患者出现的临床症状，有沿着时间发展逐步增多、反复和突然加重的特点。

① 少年可完全无症状表现。

② 20 岁如反复偏头痛。

③ 30—40 岁出现进行性加重的记忆力减退、学习能力下降、执行能力减退、效率降低等。

④ 45 岁左右迅速出现痴呆，情感异常、动作笨拙、假性延髓麻痹，抑郁和尿便失禁等。

⑤ 患者头部 CT 或 MRI 存在与年龄不符的多发脑梗死病灶和白质脱髓鞘。

(2) 青壮年期智能、能力衰退初期最容易被忽视：青壮年期患者在无诱发因素的状态下，患者毫无准备的逐步进入智能减退的发病过程，随着疾病的不断发展患者才表现出明显的行为和精神等异常，而此时患者疾病可能已经进展了数年或十余年。

疾病初期最容易被忽视的主要表现有以下几点。

① 原已具有的各种能力逐渐减退或丧失：包括执行能力、工作能力、学习能力、思考能力、理解能力、协调能力、处置能力、注意力、反应力、计算力等。

② 情感异常：如淡漠、原有爱好丢失、主动性差、言语减少、不会礼貌性表达、幼稚等。

③ 运动能力减退：如动作变慢、变缓，灵活度明显下降、协调性差，吃饭出现散落、穿衣纽扣系错、穿鞋子系鞋带等精细动作能力减退等。

4. CADASIL 是常染色体单基因显性遗传

CADASIL 是常染色体遗传，家庭子代后成员每个人有 50% 的患病概率，男女无差异。这一点和有性别遗传差异的性连锁遗传不同，性连锁遗传只遗传男性或只遗传女性。

基因显性遗传和隐性遗传也有明显不同，显性遗传子代发病率高，隐性遗传发病率低。比如 CARASIL（常染色体隐性遗传性脑动脉病伴皮质下梗死和白质脑病），与 CADASIL 临床表现极其相近，但 CARASIL 是常染色体隐性遗传性脑血管病，家族特征不明显，家庭成员发病率也低。

医者注：常染色体显性遗传

人类具有 23 对染色体，其中 1 对为性染色体，余下 22 对即为常染色体。

性染色体决定子代性别，XX、女性，XY、男性。

常染色体决定除性别以外有特征，如皮肤色泽、鼻子形状、发质颜色、身高、耳垂、代谢酶类等。

常染色体遗传是指一段基因通过常染色体遗传传递给子代（不分男女），使子代具有该基因表达特征的遗传方式。这段基因如是致病基因，那么即可表达为某种疾病。

显性遗传，比如父代中父或母其中一方携带缺陷基因或致病基因而呈现发病状态，该基因可通过常染色体遗传给子代，子代获得后会发生与父代相同的疾病。

　　常染色体显性遗传病的特点：①患者的双亲中有一方患病，患者同胞中约 1/2 患病；②男女患病概率均等；③连续传递。

5. CADASIL 诊断要点推荐

　　因为 CADASIL 是基因遗传导致患者个体发病，并且具有家系遗传性特点的疾病，所以诊断方面分为三层进行，以到达最终确诊。

　　(1) 临床诊断，患病个体的临床诊断。

　　(2) 确定诊断，患病个体的临床诊断 + 基因检测或病理检测阳性诊断。

　　(3) 家系诊断，患者家系内不同患病个体基因检测均为阳线。

　　家系诊断是依据患者个体确定诊断后，排查家族内可能患有同种疾病的家族成员、并进行家族成员遗传学分析，最终确定该疾病是否为具有家系遗传的显性遗传性疾病，如此才完成 CADASIL 的完整诊断。

（三）其他遗传性脑血管病

　　遗传性脑血管病很多，有些疾病直接导致脑血管病变，有些疾病是导致血液中某种酶或凝血相关成分的异常，还有些疾病是全身性的等。

　　诸如遗传性出血性毛细血管扩张症、遗传性球形弥漫性白质脑病、CARASIL、高密度脂蛋白缺乏症、弹性纤维假黄瘤、甲基丙二酸尿症和高胱氨酸尿症、脑腱黄瘤病和 Fabry 病等。

第 4 章　脑卒中发病的生活诱因

第一节　饮水不足

不喝水，就会得脑血栓？胡诌吧？

正确答案是，持续严重的饮水不足可以诱发脑血栓！

饮水不足、熬夜、心境低落、压力过大、忽视等，就如同吸烟、嗜酒、情感亢奋的不良生活习惯一样，危害着每个个体的自身脑血管安全。

引发脑卒中的生活诱因源于日常活动和状况，日常生活中持久的不良生活习惯，不仅可以诱发存在脑血管基础病变的患者突发脑卒中，还可以诱发或加重原有的脑血管病。故此，

持久的不良生活习惯，都有可能成为脑血管病的高危诱发因素！

同时要强调的是，不良生活习惯的持续在致使无脑血管病的健康个体发生脑动脉灌注不足的基础上，可以引发健康者突发脑卒中；饮水不足，就是其中最为突发的这类因素。

不良生活习惯的这些种种因素，根本上说仍然仅仅是日常生活中再普通不过的生活细节因素。

这些不良生活习惯，我们每个人每天都可能正在经历着。

被广泛而严重忽视的，日常生活中脑卒中的诱因

就如同无从认识熬夜会带来脑疲劳、熬夜会诱发脑血管慢性狭窄一样！很多人，在对于脑血管病日常生活诱因方面的医学保健知识，基本上就是个"文盲"——医学保健常识的文盲。

可成为脑血管病高危诱因的日常不良习惯

不良生活习惯	
熟知的	不被重视的
嗜酒、吸烟、运动缺乏、久坐、暴怒、高盐、高糖、高脂饮食	饮水不足、熬夜、忽视、精神压力、情感低沉

140

提高大众医学保健常识，不仅仅是宣传、科普医学知识，更重要的是要从日常生活出发，要让更多的人认识、意识到生活中细节的、最普通的事或行为持续以往养成不良生活习惯，都可以成为某些疾病的高危诱发因素。

一、对饮水不足的认识普遍不足

正如上文开篇所述，日常饮水不足是最容易被忽视的不良生活习惯。

喝水，是每个人每天必需的小事，再微小不过的小事儿了。但就是这个再微小不过的小事儿，却完成了每个人自身生理功能的维护和生命的持续。

水对于人体的重要性，我们会适度地展开讲解。单就对于人体摄入水分不足可以诱发脑血管病的认识这一点，可以肯定地说，是很多人认识不足或者根本无从意识到的，因为饮水实在是生活中最为常见、最普通的日常生活行为。

（一）饮水动机

很多人也许会说，日常饮水渴了就喝呗！难道还要定时定量、每个小时都必须喝水吗？要这么刻板吗？日常饮水根本就不应该构成问题！

我想起一句谚语：站着说话不腰疼。

因为——

1. 需要饮水的信号是机体自身发出的，通过咽喉、口腔、皮肤、尿量等反映出来，同时刺激大脑产生主观饮水需求和行为。

2. 人体对水代谢需求，有一定的自我调节范围；渴了，在一定的时间内不立即补水也不会马上造成危害；但持续的缺水，结果就不一样了！

3. 对于情感、思维、认知自身正常的人来说，大多数人都会遵循机体反应系统的信号及时补水，故人体不会缺水。

但是，要知道有些人主观不想喝水、有些人是环境限制无法喝水、有些人被动饮水而量不足！那么，他们的饮水问题怎么办？

（二）构成饮水不足的三类人群

1. 第一类：不能喝水

环境迫使，职责迫使。比如穿着防护服的特殊状态（医疗人员、宇航员、防化人员）、受阅军人、参演演员等。

2. 第二类：主观不想喝

比如总去卫生间嫌麻烦，这一点年轻人、老年人都有。再如以忙碌、加班、熬夜等为借口的，以个人好恶为理由的，或者注意力高度集中状态下没把饮水当回事等等。

患有某些疾病限制饮水，如心衰、肾病、浮肿、前列腺肥大等。

情感异常、压抑、思维异常、心理扭曲、认识偏差、轻度认知障碍、使用某些药品、毒品等，也会主观拒绝饮水。

3. 第三类：不知道喝水

无饮水意识，如有不同程度的痴呆、某些精神异常等，这些人多是由于患有脑部疾病所致，是需要被照料的被动饮水的群体。

前两种是主观认识问题，后一种可能根本不知道水为何物了。第二类最常见，是个体自身的责任，也是我们本章要谈及的对日常饮水认识不足的主要人群。第三类就是护理和看护的责任了，这一点主要反映在脑卒中后痴呆和卧床患者身上最为突出，后面的章节会重点讲到。

二、人体就是个大水囊

人体是"浸泡"在水里的，水占人体比例最大。把人体做个比喻，来阐述水对人体功能的重要性。

人体，就是由骨架支撑的、具有生命力的、具有高等智慧的水囊。

这个人体智慧水囊归纳起来有如下四个特点。

1. 人体水囊中水占总重量的60%~85%，并保持总体出入量的动态平衡，水的含量随着年龄的增长而减少。

2. 人体水囊中水的循环由血管网络构成，形成连接各个脏器的通道，动力来源于心脏。

3. 血液中90%以上是水，血液循环就是以水为运输载体的红细胞、白细胞、蛋白质、免疫物质等的循环。

4. 人体水的占比下降，首先影响水循环，即血管内血液循环，最终导致脏器功能受累。

（一）维持人体水囊水的动态平衡，每日需要补充水的量

人体水囊每天都有水分的丢失和排出，这是为维持人体新陈代谢所必需的过

程。人体代谢就是水排出的代谢，是以水为载体的毒素、代谢产物等的排出和散热等生理过程。比如以下方面。

热了，出汗，水排出达到散热作用。

尿了，排出的尿液带走肝肾代谢产物。

激动了，流眼泪，泪水排出表达情感。

腹泻了，稀水样便，带走肠道毒素和细菌，等等。

就连呼吸，呼出肺内 CO_2 气体，每次呼出的气体都含有 0.03ml 左右的水。

再如以下几点。

吃饭进食，需要体内的水参与，没有唾液无法吞咽；

食物消化，需要体内的水参与，胃液、胆汁、胰液等；

肝脏是人体最大的"化工厂"，没有水是无法运转的；

而护肤过程，主要的就是减少皮肤水的损失。

那么一个人每天需要多少水呢?

答案是每天出入的总水量 2000～2500ml，即 4～5 斤。

有的人会说，"我每天只喝不到 2 斤的水，也没咋地呀！"

以日常为例，我们来看一下人每天水的补充来源和排出之间的平衡吧。

成人人体每日日常水的摄入和排出量

	水摄入（ml）	水排出量（ml）	占排出量比（%）
方式	• 饮入水 • 食物中含水	• 呼吸：500 • 皮肤：500 • 尿液：1400 • 粪便：100	20 20 56 4
总量	2500	2500	100

- 水摄入的来源。
  - 饮水。
  - 食物中的水。
- 水排出的渠道。
  - 尿液。
  - 粪便。
  - 呼吸呼出。
  - 皮肤排出。

腹泻、多汗、多尿会加大水的排出，以及摄入水量减少，都会打破人体水平衡。

（二）缺水超出人体自身的调节能力，必然产生饮水不足的恶果

诚然就像前文所提，即使一个人饮水减少仍能维持人体水囊的水在一定程度和时间内平衡而不会出问题，其原因主要在于以下三点。

1. 隐性摄入水分，如食物含水，粥、饮料等。

2. 水分丢失少，如出汗少，便秘等。

3. 体内水再利用率高，如肠道对食物中水的吸收好等。

不论怎样，人体是处于水的动态平衡的，生理需要范围内的饮水少，其程度仍然是在机体调节可控的一个范围内。但是不能就此认为"特殊，超出常人的代谢能力，不必喝那么多的水"将永久处于常态。

一旦不能满足日常生理需要或特殊状态下人体对水需求的增加，而又不能及时摄入水分补充，人体水囊必定会很"诚信"地把缺水的恶果展现在人体自身的症状上。

要知道人类也是生物，是大自然的产物。大自然的产物就必定会遵循大自然的因果关系；病因和疾病结果是相辅相成的，没有出现的结果只是在"等待"病因的时间积累和量的积累。

如——

肠道病菌感染是病因，患肠炎后发热、腹泻、水样大便、脱水是结果。

慢性酒精中毒性周围神经病，是长期嗜酒的结果。

偏瘫、半身不遂、脑梗死，是脑动脉硬化、脑血管狭窄的结果，等等。

人类生物对于自身机体所处的疾病状态（病因），一定会通过自身症状、体征、检查结果所体现出来，不论你是忽视还是自我否定病因的存在，它都存在那里。

人体对于疾病病因所导致必然结果的"诚信"程度，要明显地、精确地高于人类自身思想内心对事物的"诚信"程度。你赞同吗？

三、饮水不足与缺血性脑卒中的因果关系

饮水不足是病因，循环血量减少是结果。

循环血量减少是病因，脑供血不足是结果。

脑供血不足是<u>病因</u>，缺血性脑梗死是<u>结果</u>。

人体体液（水）及其组成成分比较稳定，只在较小范围内波动。人体内体液总量与性别、年龄及胖瘦有关，正常成年男性液体总量占体重的 60% 左右，女性约为 65%，婴幼儿就要高出许多可达到 80% 以上。随着年龄增长和脂肪量增多，体液量将减少，但保持每日 1500ml（约 3 斤）左右的饮水量还是必要的，以此来维持基本的生理需要量。

1. 水的生理作用

水的生理作用太复杂、太多，简单地归纳为以下几点。

(1) 机体的主要组成成分，血液含水量最高，可达 85%～97%，骨质最少。

(2) 机体内一切化学反应的介质。

(3) 机体内物质运输的载体。

(4) 润滑作用。

(5) 体温调节作用。

(6) 排泄作用，消化作用。

(7) 缓冲和保护作用。

(8) 血压的基础。

(9) 循环的基础。

(10) 生理代谢的基础。

2. 什么状态下需要增加饮水的量

记住出现下列状态及时补充足够量的水分，预防身体出现生理异常。

(1) 脑动脉狭窄。

(2) 血液黏稠增高。

(3) 发热状态。

(4) 有腹泻或大量出汗的情况。

(5) 炎热天气下和高温环境下。

(6) 长时间直立状态下。

(7) 运动时。

(8) 长时间熬夜时。

(9) 血压偏低时。

(10) 劳累、体力透支时。

(11) 大量饮酒之后等。

人体 2/3 的成分是水构成的，俗话说"可以三日不吃饭，但不可以一日不喝水"是有道理的。当然有心脏、肾脏等功能障碍,特别是心衰的病人就另当别论了。

3. 饮水不足与缺血性脑卒中的关系

通过以上的讲述,再谈饮水不足是如何导致脑血栓的,这一点就相对好理解多了。

参与因素自然不仅仅是有效循环血容量的减少,更主要的是在缺水的状态下还发生了一系列的病理生理改变,比如血液黏稠、浓缩,机体代谢减慢,脏器组织排泄受阻等。

大脑组织对缺血高度敏感,脑血流量下降带来的供氧不足,超过自身可耐受的限度,给你个脑梗死看看自然也就不在话下了。

花不浇水会蔫,苗不浇水会死。

其实这些医学道理也没那么复杂、难懂;就如同不给花、苗定期浇水,或者浇水的量不够,它不打蔫、不叶子发黄、不干死给你看才怪是一个道理。

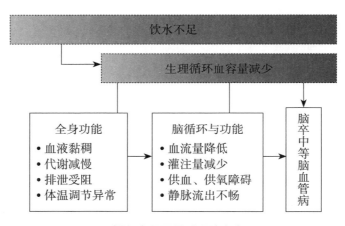

摄入水量不足引发脑卒中

四、病例:钓鱼"钓"出了脑卒中,夜钓的疏忽

垂钓是许多人喜好的一项休闲运动项目,这项运动的益处在此不必多说了。由于垂钓运动量不大,但却磨炼一个人的耐性和锻炼沉稳的思维,所以许多老人也都特别喜欢钓鱼。

从分析一个真实的病例故事开始吧,这个故事具有典型的临床代表性。夜间垂钓时突发脑卒中,虽然是个个案,但却代表着同一类人的同一类生理状况,也是不同运动状况时可出现的同一生理状况——饮水不足。

在此着重提出来同时加以分析，希望能给予运动或非运动的人们一定警示作用。因为垂钓毕竟是水分损失相对较少的运动项目之一。

（一）夜钓老人突发缺血性脑卒中

言归正传。

我们的主人公就是垂钓的爱好者之一，已经钓鱼多年，是有丰富经验的一个。老人还特别喜欢夜间垂钓，就是经常穿着水衩（下水裤）进入水塘略深处钓鱼，在水中尽享垂钓时夜晚的宁静和甜美；可能不夜钓的人真的体会不到。

【时间】某年仲夏，夜晚。

【地点】郊外湖泊，浅塘。

【人物】老人，男，67 岁，退休干部。无肥胖、无"三高"，无烟酒嗜好，注重养生。

【场景】深夜，穿着水衩，齐腰深水中垂钓。

老人此次如同以往一样穿着水衩，中午约着几个同伴去钓鱼。老人已经连续几次下到齐腰深水去钓鱼了，而且特别喜欢夜钓，安静。进一步前往水深的区域，也能把渔线甩得更远一点。

临近子夜，老人就突然觉得右手提竿费力，不是有大鱼咬钩提拉不动，而是右手和上臂的麻木、无力。起初老人也没在意，以为是架竿时间长了，就换成左手提竿，右手活动活动。还是不行而且加重，右手不能握紧鱼竿了。这时老人才意识到自己身体可能出问题了，赶紧和家人联系赶到医院。

磁共振显示老人发生了急性脑梗死。

但是脑动脉血管成像（CTA）未见脑动脉狭窄。

查体显示，患者意识清，吐字略含糊，示齿口角轻度左偏，伸舌右偏。右侧上肢肌力 4 级弱，右手抓握无力。右下肢行走拖沓，病理征阳性。

急性脑梗死的诊断成立。

老人突发脑卒中！

至此问题似乎很明确，老年人突发急性脑梗死，治疗就可以啦！

既要诊断明确，更要明确发病原因和发病机制。

首先要排除潜在的脑动脉狭窄，单纯进行 CTA 头颈部脑动脉检查也可能会遗漏颅内 2 级、3 级小动脉分支的狭窄病变，进行 DSA 检查是确定脑血管狭窄性病变的最终诊断方法。

DSA 最终证实老人没有潜在的脑动脉狭窄和夹层等。

超声心动图检查、TCD 发泡试验、肿瘤相关检查、血液病等检查均呈阴性。

老年性脑动脉硬化，是该老人脑卒中的基本病因。

那么问题又来了。

是什么诱因激发既往健康、没有高血压病、没有糖尿病、没有肥胖、没有高脂血症，而且还注重饮食养生的老人夜间垂钓时突发脑卒中呢？

具体诱因究竟是什么？

诱因激发了脑卒中发作，发病机制又是怎样的呢？

（二）饮水不足、久站、低温、疲劳，成为激发脑卒中的诱因

能明确阐述脑卒中患者的发病机制，是检验患者诊断成立与否的关键要素之一，同时更是指导脑血管病预防的重要依据。

要强调的是，激发脑卒中的诱因都源于日常生活，只是很多很多的人、包括患者和患者家属并不在意这些，也没有把这种情况和发生脑卒中联系在一起。

回顾老人的病史，还是疑问重重。

那么接下来我们分析一下夜间入水垂钓老人当时的生理状况和可能产生的病理生理状况吧。

饮水不足、久站、疲劳、低温诱发脑卒中综合分析

不具备的脑血管病高危因素	存在的脑血管病危险因素	持续入水夜钓诱发脑卒中的诱因及诱因可能导致的病理生理改变
• 高血压 • 糖尿病 • 高脂血症大动脉斑块形成和狭窄 • 肥胖 • 不良生活习惯（吸烟、饮酒等）、心肌缺血表现、脑梗病史等	• 男性 • 老年	• 持续直立位：头高于心脏，脑灌注减少 • 饮入水量减少：脑、全身循环血容量减少 • 低体温：全身代谢降低，血压降低，血流动力不足 • 运动减少：心脏搏出量减少和血压降低，导致血流动力不足 • 疲劳、熬夜：生理需求供应不足，酶活性下降，全身生理功能减退，诱发血管狭窄性病变

1. 久站、持续直立位

持续直立，头部位置高于心脏，不利于脑供血。在血液重力和脑血管阻力下，持续的头高位会导致脑动脉供血灌注压、灌注量降低。

2. 饮入水量减少

为保持水中垂钓必然减少走动、减少小便次数。该患主动减少饮水次数和饮水量，直接导致患者有效循环血容量减少，直接结果是脑供血灌注量减少。

3. 低体温

水中垂钓下肢体温降低，通过下肢回流的血液温度低，久站肌肉活动减少、产热降低两者导致全身体温下降。全身代谢降低、血流动力不足，脑灌注减少、脑部缺血。

4. 运动减少

水中垂钓为的是接近鱼儿，自然不能来回走动，运动减少直接导致心脏搏出量减少和血压降低，导致血液动力不足，脑部缺血。久站，肌肉收缩减少或无主动肌肉活动，对动脉血流和静脉回流都不利。

5. 熬夜、疲劳

这两点都会诱发脑血管疲劳，会导致全身自主神经调节功能紊乱，免疫力下降，促发全身低代谢和脑灌注减少。

诚然饮水少、活动量少、熬夜等单一状况时，直接诱发脑血管病、脑卒中的概率相对较低，但可以肯定是存在的，关键是要看单一诱发因素持续的时间和程度。但是当饮水不足、活动量少、熬夜、低体温、久站这些因素混合发生在某一患者身上时，即便不是老年人也能诱发急性缺血性脑梗死、发生脑卒中的风险。

激发该老人缺血性脑卒中的诱因和患病机制。

老年、男性、饮水不足、长时间直立位、低体温、久站等导致低代谢、机体酶功能障碍、心脏泵功能不足，加之老年人自身调节功能减退，致使有效循环血容量减少，血液循环动力不足，脑动脉灌注不足、末端持续缺血缺氧，超过脑神经细胞的耐受阈值，从而激发急性脑梗死。

饮水不足是参与低体温、有效循环血容量不足和脑灌注不足等导致缺血性脑卒中发作的重要因素。

五、饮水充足是预防和治疗缺血性脑卒中的重要手段

1. 增加饮水量，是扩容治疗最简单的方法

扩容治疗，就是通过适度多饮水或输液增加血液循环的血容量。扩容治疗是被国内、国外学术机构公认的治疗方法，是被写到国内外教科书里的急性缺血性脑梗死治疗方法。

扩容包括两种方式，一是多饮水，最简单；二是静脉输液量增加。当然不论哪种方法，都要确保心脏功能的正常，具体使用要依据个体化原则进行。

口服多饮水，是最经济、最安全的补液方式。

一般体重的成人日饮水量在 2000～3000ml；相对静脉输液而言，口服补水更具心脏安全性和防止输液反应。

说了一大圈，就是为了下面这两句话。

(1) 日常生活中，适度增加饮水量，可以预防脑供血不足，起到防范脑梗死的作用。

(2) 脑梗死急性期，适度增加饮水量，可以达到改善脑灌注，防范脑缺血范围进一步扩大的作用。

2. 扩容治疗，是预防和治疗缺血性脑卒中最有效的方法之一

口服饮水直接增加人体有效循环血容量，对于没有心功能异常的脑血管病患者而言，急性脑梗死时口服饮水补液、增加有效循环血量后，可以达到单位时间内通过狭窄动脉的动脉血流量，即脑灌注量增加，使狭窄动脉远端供血得到一定程度的缓解，这是治疗急性脑梗死的重要和不可忽视的方法之一。

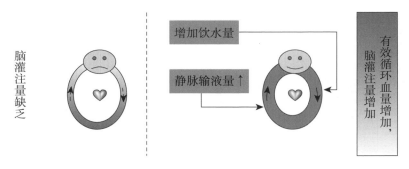

有效循环血量增多，脑灌注量增加

> 医者注：有效循环血容量
>
> 人体循环的血液总量是相对恒定的，正常成年男子平均体重有血液 70～80ml/kg，女子为 80ml/kg。一般体重的成年男子血液总量在 4000～5000ml，然而有部分血容量储存于肝、脾和淋巴血窦或停滞于毛细血管中，并不参加有效的血液循环。人体的有效循环血量是受神经和体液因素调节的；急性脑梗死时在心脏、肝脏、毛细血管功能不变的状态下，

人体有效循环血容量并不增加，再者储存在肝脏、脾脏等的血液毕竟是少量的仅占到总量的不足 20%。所以适度增加外源性的方法扩充血容，继而达到增加有效循环血容量就尤为重要了。

第二节　久坐、久站

一、久坐、久站，当下现代社会的通病

久坐，是当下社会的通病。导致久坐的原因无外乎三种：一是职业或环境需要，二是个人生活习惯或自身需求，三是疾病导致久坐、久卧，不能站立。

过久站立多是第一种状况下发生，还好站立的时间一般都有固定的时间限制，脱离站立时限或环境改变后，能有主动锻炼、纠正的机会。

具有心理层面需求的久坐，似乎更难以改变。

个人生活习惯或自身需求"培养"的久坐情节，在当下青年人中较为普遍，而且似乎这些年轻的青壮年们，明明知道久坐的危害，只是不想改变或者不想立刻改变这种习惯或需求。

我们不能把久坐、久站归咎于社会的进步、科技的发展、网络经济的振兴，但是科技进步确实改变了社会的各个方面，诸如交通、办公、经济、休闲、通信等等，让坐班、坐岗，坐着获得生存的经济来源，变为现实中的"豪横"。

但是不能否认，科技进步在某种程度上同时也"抚育"了久坐的毛病，让久坐有了趋之若鹜的人群。

二、坐而不饮、站而不蹴，离血栓性疾病不远了

《黄帝内经》中对于久坐、久站和久卧能导致的损害是有记载的，久坐伤肉、久立伤骨、久卧伤气、久行伤筋。

现代医学对久坐、久站、久卧等运动减少分析的更透彻、也更易于理解，而且久坐、久站也不仅仅是"伤肉""伤骨"那么简单。

现代医学解析久坐、久站对人体的伤害。

1. 血流不畅，血液回流缺乏动力，如引发静脉曲张，下肢水肿、痔疮。

2. 肌肉松弛、肢体麻木、便秘、食欲不振、腹胀。

3. 脊柱、肢体关节僵硬、骨质增生，骨质脱钙，尾骨受伤。

4. 内脏供血与代谢不充分。肝脏、胃肠、肾脏等内脏血流缓慢，不利于新陈代谢和排出代谢产物，肥胖、脂肪异常堆积，也增加了不孕不育的概率。

5. 心脏搏出量减少。心脏负荷低、没有给增加心脏储备的锻炼机会，影响心功能储备，心脏搏出量减少易导致全身供血障碍。

6. 血液循环动力不足、容量缺乏。自主神经张力减低，没有快速心跳、提高血管张力的刺激，血压趋于平缓或不稳（紊乱时）。

7. 大脑缺血缺氧。头部处于高位，加之心搏量减少、血管张力降低、血压偏低，脑灌注减少。

久坐、久站，归根结底的症结在于全身血液流动性差、流动缓慢或者局部瘀滞，并由此可能引发一系列疾病，我们统称为"坐病"。

不要认为痔疮是如同便秘一样的疾病，实际上痔疮是静脉血管病，是肛门周围静脉丛由于血流瘀滞、局部栓塞等导致的静脉阻塞性病变。如同严重的下肢静脉曲张表现为表浅静脉成团簇样怒张、扭曲、血液滞留一样，痔疮的静脉丛只不过要更细小、团簇更明显、都集中在肛门括约肌周围罢了。

三、提跟、收腹、颈椎操，是有科学道理的

为了化解久坐、久站时血液流动的"气力"不足，有效防止"坐病"的生成和侵扰，建议如下行为。

1. 久坐或久站时鼓励适度增加饮水量，达到扩充血容量、丰富血液循环的目的。

2. 久坐后定时起身做短暂运动，如跳绳、蹬单车，适时原地跑、原地高抬腿跑、简易热身操等。

3. 提足跟、提肛、收腹。必须持久站立时可以间断自我进行这三项动作；这些动作外观不显眼，更主要的是不影响直立姿势的保持。条件允许状况下可以进行原地蹬步，这些有利于增气活血。另外久站时要穿弹力袜，夜间睡眠时要抬高双下肢。

上述行为都能为机体血液流动提供动力，增加血管张力、促进全身静脉回流，同时还能减轻胃肠等脏腑血液过多、过久的停留。

第三节　熬夜、脑疲劳

一、熬夜的释义，熬夜的实质是睡眠剥夺

1. 熬夜的真实含义

现代汉语工具书《辞海》这样解释，熬：动词，①把东西放在容器里煮，～菜、～粥。②忍受(疼痛或艰苦的生活)，～日子｜～夜。[同义]煮、炖、焖。

熬夜，即"至深夜不眠，泛指通宵或深夜忍困不眠"。

熬夜一词字面上直观解释是，把身心如菜一般煮炖！

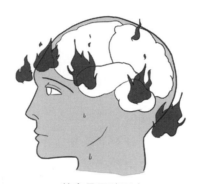

熬夜是用脑玩火

熬夜就是『熬煮大脑』

熬夜，其实就是熬大脑、熬体力，熬夜的实质是睡眠剥夺。

英文也很直白，stay up all night。

2. 熬夜具有的特质

熬夜并不是件快乐的事。脑力劳动熬夜，肌肉活动降到最低，相反大脑消耗却是随着时间的持续而不断增加。脑力劳动熬夜通常具备以下或者其中几个最基本的特质或称要素。

(1) 睡眠剥夺。

(2) 长时间大脑觉醒与清晰。

(3) 脑力消耗过多。

(4) 脑疲劳。

(5) 久坐。

(6) 肢体运动降至最低。

二、睡眠是维持人类生存、智能进化的保障

1. 百万年人类进化保留的生理功能

百万年来人类进化过程中,日出而作、日落而息,形成人类规律性、周期性、时限性的睡眠,是人类智能抚育、智能进化的保障,是使人类长期适应环境而生存的基础。

人类用一生 1/3 的时间去睡眠,通过睡眠修养生息,才最终成为地球上唯一具有高智商、高度发达大脑的高等生物。可以说把人类生存、智能进化归功于人类的生理睡眠机制,一点也不为过。

其他哺乳类动物如虎、如豹,再如鳄鱼、飞鹰等等,它们的胃肠功能、肌肉健壮、羽翼都有强于人类;但是睡眠少于人类,所以最终没能成为地球的主宰。

动物们的大脑警觉性、机敏性高于人类,而智慧却远远低于人类。

动物们没有让大脑充分休息的时间,上天剥夺了动物们的睡眠时间,同时也剥夺了他们的高等智慧。

换句话说,我们可以这样认为:

人类的进化,是在保持了生理睡眠的基础上才有的进化结果。

人类睡眠的保持,是推动人类大脑高度发达具有高等智慧的根本。

2. 睡眠是人类大脑精神与智慧的基础

睡眠,百万年来基因进化后保留的生理现象。

我们不是地球上孤立的、石头里蹦出来的现代人类,我们身体里流淌着的是几百万年来人类进化的基因,这种基因遗传下来的重要一部分就是睡眠功能。

个体睡眠现象,是人类机体的生理需求。

而今,改变这种已经根深蒂固的遗传本能,打破这种状态,对于个体而言结果可想而知。小则论,违反个体生理!大则论,违背人类进化生理!

由此,希望我们能看到、能意识到、能理解,人类几百万年来进化并保留不变的睡眠生理功能的重要意义!

不论什么缘由,破坏睡眠就是违反人类的生理功能,违反生理就会导致病态出现。

3. 睡眠养育脑功能,失睡眠主动消耗大脑储备

我们先了解一下睡眠的生理作用,以便更好地知道睡眠功能的强大和睡眠功能的必要。

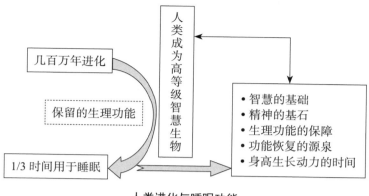

人类进化与睡眠功能

睡眠重要的生理作用有如下几点。

- 整合大脑高级功能，如记忆、情感、精神等。
- 滤过、屏蔽大脑信息。
- 缓解大脑疲劳。
- 恢复大脑功能。
- 调节机体功能。
- 身高增长。

睡眠的生理作用是强大的，新生儿平均每天睡 16 小时，婴幼儿睡 9～12 小时，成人 6～9 小时，一般满足 7 小时就足够，老年人睡眠减少。儿童期睡眠 9 小时以上，是滋养大脑价值阶段；睡眠不足 6 小时，大脑储备消耗阶段。

人类睡眠的生理特点如下。

① 规律性。

② 周期性。

③ 时限性。

④ 可逆性。

剥夺睡眠 24～48 小时，外观行为可以正常，但大脑功能下降，如警觉性、反应能力、判断力、记忆力等减退，可出现幻觉。继续剥夺睡眠，出现谵妄，大脑功能完全不能输出，机体功能障碍，甚至危及生命。

大脑价值储备的消耗　不论是什么人、什么职业、什么种族，成长期形成的大脑价值储备都会在随后的日子里被逐步损失和消耗。

成长期后大脑价值和价值储备的损失和消耗，主要原因有以下几个方面。

① 外伤。

②疾病。

③年龄增长。

④过度使用。

⑤滋养不足。

过度使用和滋养不足主要源于不良生活习惯，前者如熬夜、压力、焦虑等，后者如饮水不足、运动缺乏、久坐、偏食等，这还不算上疾病所致。

所以熬夜是除外伤、疾病和年龄因素外，生活中最常见的消耗大脑价值储备的因素，而且是人为的自我因素。

三、熬夜，就是"剥削大脑的剩余价值"

一个人的大脑价值储备，是从胎儿期起至后期将近用 20 年滋养与培养的脑储备，这种储备是日后大脑价值的基础。

年龄增长、疾病、脑外伤都会消减大脑价值和价值储备，这是自然寿命和疾病因素。而熬夜则是人为因素中最常见、最被忽视的损害大脑价值和剩余价值的日常生活方式。

熬夜，实际上消耗的就是可为个人自身后续使用的大脑价值和剩余价值使用期限，并对大脑储备中的脑结构、脑血液循环等造成损害。

1. 大脑剩余价值被剥削的重要标志

熬夜的侵蚀与睡眠的剥夺对大脑剩余价值形成剥削，大脑剩余价值被剥削的重要标志是，在成人清醒状态下出现脑电慢波，而不仅仅是出现在深睡眠状态。

这些慢波在婴幼儿期为正常，是滋养大脑时期的脑电波形。慢波出现在成人清醒阶段是异常的、是违反生理的，是一种病态。

再比如，在婴幼儿时期正常出现的吸吮反射、抓握反射、Babinski 反射等，在脑卒中后会出现在患者身体上，我们称之为病理征。吸吮、抓握等病理征出现，标志着患者的大脑价值被消耗，大脑剩余价值被削减。

人类个人智慧是培养出来的，遗传只是给予了我们获得个人智慧、精神和心理的框架，如同手机的硬件；而大脑"软件"的获得和硬件的养护都是出生后的事。

熬夜损害的不仅仅是大脑软件，大脑硬件同样遭受损害。

2. 熬夜过程，就是摧残人体身心的过程

熬夜并不是一个身心愉快的过程，神经系统、循环系统、消化系统和皮肤等都受损害。

很多人都知道、明白这个过程是危害身体健康的，是种不良的生活方式或生活习惯；但就是又不能改，最终还是导致损害的继续。

更甚者某些人为了追求不同的熬夜需求或目的，使用所谓的"熬夜利器"，这个什么"粉"、那个什么"毒"的；结果，Double（双重）损害形成！

诚然熬夜已经是一种社会现象，不会被消除，但必须被认识并改善。

3. 熬夜，不仅消耗大脑"软件"，同时损害不可再生的"硬件"

大脑价值体系包括两部分，也可以说是大脑价值储备的"硬件和软件"。

硬件，是由神经结构和循环保障结构组成。神经结构包括大脑发育后的 140 亿个神经细胞、神经轴索、神经突触、血脑屏障等微结构，以及大脑、小脑、脑干形态结构；循环保障结构包括大脑、小脑的动静脉血液循环系统和脑脊液循环系统构成。这些都是不可再生、不可更换的"硬件"结构。

软件，主要指现有的脑功能和未来发展潜力，如大脑记忆能力、认知功能、智能及情感、精神、人格等，以及保持和发展这些功能的能力。

熬夜，对大脑硬件、软件都造成全面消耗，并对他们可使用的剩余时间同样进行消减。

四、脑疲劳与脑血管狭窄

脑疲劳就是脑力的消耗或脑力的过度使用，是对大脑价值和价值储备的损耗，直接损耗大脑剩余价值。这种损耗和消耗在脑血管上是缓慢且隐匿进行，直到脑血管病变引起发作才会突显出来，如 TIA、脑梗死、脑出血等脑卒中。

（一）脑力劳动与体力劳动熬夜产生的脑疲劳不同

熬夜以肢体和大脑的参与程度划分为两大类，脑力劳动的熬夜和体力劳动（活动）的熬夜。

1. 脑力劳动熬夜

专指肢体活动参与度极低的脑力活动为主的熬夜，比如学习、电子游戏、写作、创作、会议等大脑使用；还包括失眠、焦虑性失眠等状况的夜不能寐；一般都需要场合固定、安静、独处或特定环境。

2. 体力劳动熬夜

指肢体活动参与度较高或程序较固定的肢体使用为主的熬夜，比如巡夜、夜间清扫、辅助机械工作等，一般场合可变、可有交谈、可行走，或机械程序为主。

3. 脑疲劳

脑力劳动对大脑的使用更明显且强烈，要求大脑不断地思考、运转，同时具有灵敏、活跃、思维广泛的能力。

脑力劳动脑力消耗大，更容易导致用脑过度状态，呈现脑疲劳。用脑过度时，血液需求量会明显增加，远超出平时非用过度脑时期。大脑对血液、氧、能量等的需求会随着脑消耗持续的时间不断增加，代谢产物排出、静脉血流量同时增加，这种状态就是脑疲劳。

体力劳动熬夜同样会造成脑疲劳和躯体疲劳。躯体疲劳会导致心理压力的出现，进而加重脑疲劳或诱发情感异常。另外体力劳动时环境因素极其重要，高温、严寒、潮湿、噪音、光亮等对机体代谢和神经调节也会造成危害；久而久之，都会形成躯体或心理性损害。

（二）脑疲劳诱发脑动脉狭窄的机制

熬夜、脑疲劳导致脑动脉狭窄的机制复杂，是多因素参与且长期、反复作用的结果，主要包括下列几点。

- 局部持久兴奋。
- 局部过度消耗。
- 血流脑内重新分配，血流不对称。
- 能量、血物质供给不足。预警机制启动。
- 保护机制启动。

大脑局部呈现持续异常，思考部位、手支配部位异常兴奋。

肌肉参与度较低的脑力劳动熬夜，使用度最高的人体两大器官是大脑和上肢。大脑的使用也不是全脑同时使用，负责思考、运用、判定、记忆的脑功能区和支配手的脑功能区，被持续使用和保持过度兴奋状态。

1. 低使用的脑功能区，被"闲置"

例如负责排尿、排便的额叶内侧，负责情感活动的额叶前部，形成感觉的顶叶都在久坐时被使用较低。小脑支配肢体平衡、共济运动作用，在跑、跳、穿行等大的肢体参与时被广泛全面使用，书写、敲击键盘等精细动作时只是局限应用。

再如支配下肢运动、腰部运动，胃肠消化，精神活动、情感活动的脑功能区都处于低兴奋状态；脑力劳动久坐时，这些大脑、小脑的功能区都被"闲置"。

2. 持续使用的脑功能区，呈兴奋状态

手使用，额叶中央前回中下部兴奋；思考，额叶外侧面脑组织、颞叶参与度最高。

诚然大脑是个完整的功能器官，不能被完全细致地分割。然而在久坐不睡觉、用脑过度的熬夜状态时，也并不需要全脑步调一致的统一兴奋，这是脑力劳动熬夜全脑功能所处状态的重要特征。

3. 局部脑组织兴奋程度不同，脑代谢不同

脑组织兴奋程度越高、越持久，供血量越大、代谢产物排出越多。即便是同处于额叶中央前回的手、脚支配区，手支配区的兴奋度也要高于下肢。

4. 脑内供血再分配

兴奋的脑组织对脑供血需求量大，这样就导致脑内动脉供血重新分配，非兴奋区域的供血量减少，兴奋区域的供血量增加。

脑力劳动熬夜，脑组织主要兴奋区域在大脑半球的额叶外侧面和颞叶，这些区域是大脑中动脉供血区。

综上所述，熬夜、脑疲劳导致局部脑组织持久兴奋、局部过度能量消耗、对血液需求量增加。局部脑供血量增加，主要是通过血管内血流速度增快来完成。

局部脑血管血流速度异常持续增快，是形成动脉内皮损伤、导致局部动脉斑块形成和狭窄的基础。

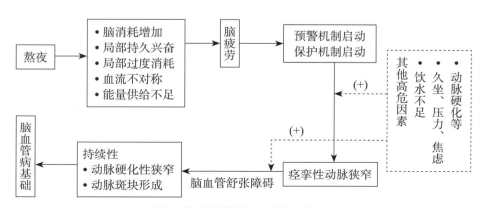

熬夜、脑疲劳诱发脑动脉狭窄的机制

（三）脑预警 - 保护调节机制参与

局部脑组织异常兴奋、局部脑血流异常增加，都会触发脑内预警系统启动，并产生自我保护性调节。

脑内预警系统启动目的就是告诉您，脑疲劳了！临床常见的反应有头痛、头胀、耳鸣、眼花、肢体麻木、思维缓慢、思维固化、灵敏度下降等。

脑疲劳得不到缓解，大脑自我保护调节机制启动，脑血管开始保护性痉挛、产生痉挛样狭窄，以达到脑血管自我调节主动缩减血流、迫使加重脑疲劳状态表现；目的就是终止脑疲劳状态。

痉挛样狭窄再次得不到缓解，加之反复持续熬夜与脑疲劳，产生脑血管疲劳、脑血管舒缓障碍，久而久之在年龄增长、动脉硬化等因素作用下，痉挛样狭窄最终转变成永久性动脉硬化性狭窄和斑块形成。

（四）负向情感加重熬夜脑损害

没有人会因为工作压力熬夜，而感到快乐！带有精神压力等负向情感的熬夜，脑内快乐因子减少、血管舒缓物质减少，更容易诱发脑血管痉挛和促使脑动脉硬化产生。

（五）脑动脉狭窄的常见部位

熬夜、脑疲劳诱发脑动脉狭窄多见于大脑中动脉 M_1 段（水平段），M_2、M_3 段也常有发生。

大脑中动脉供血范围主要是额叶外侧面和颞叶，也是熬夜、脑疲劳时最兴奋的局部大脑组织，而且内部兴奋点也存在不同。

大脑中动脉体表部位在头部耳郭上的额颞部，熬夜头痛时我们会经常用手捂着的就是这个区域。

重度脑血管痉挛性狭窄，还可出现在颈内动脉，大脑中动脉是颈内动脉颅内分支的主要延续。颈内动脉、大脑中动脉全程痉挛性狭窄，可产生严重的缺血性脑卒中。

五、关注青壮年过度用脑、熬夜导致的脑动脉狭窄

青壮年熬夜、脑疲劳，同样可以造成脑功能储备的损害，主要是脑动脉斑块

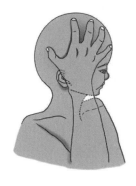

大脑中动脉供血区域
- 手掌根触耳郭，五指张开所覆盖的范围
- 头痛了，伸手抚头，张开五指所覆盖的范围

熬夜常见的头痛区域

形成、动脉狭窄的不可逆损害。

不论是工作需要、还是生活习惯，无论是自愿性的、还是被迫性的熬夜，熬夜所导致的躯体、脑功能损害的结果，本质上都是一样的。

长期以来，我们格外关注青壮年中（30—45 岁）无基础疾病、非先天性大脑动脉斑块性狭窄患者，这部分患者共同点在于都存在有长期不良生活习惯，其中重要的共性特征就是熬夜和压力。

这类人群熬夜的原因主要是文件性书写或 IT 创作。这种自身工作需求或自我需要的"强制性"熬夜，有紧急性、重大性、责任性、长期性和反复性的特点。如此，也就造成了习惯性的压力性熬夜。

我们反复强调！

持久的不良生活习惯，都可能成为诱发脑血管病的高危因素，特别是那些有脑卒中基础疾病的患者。

然而更要关注那些没有基础疾病的青壮年，当他们把多重不良生活习惯聚集于一身时、特别是在叠加心理层面负向情感等因素时，长时期、长时间熬夜、脑疲劳必然导致局部脑动脉硬化加速或前移、诱发动脉狭窄，增加脑卒中风险。

六、熬夜的多系统损害和脑疲劳的化解

（一）熬夜对人体的多系统损害，损容颜、损肝肾、损胃肠、损精神、钙流失

不管是脑力劳动的熬夜还是体力劳动的熬夜，对于全身的新陈代谢都会造成不同程度的影响。

熬夜不仅造成大脑功能的损害，在皮肤代谢、胃肠功能、肾脏、肝脏、肢体静脉、免疫等方面都可以形成损害性刺激或破坏，长时间活动减少也会造成体内钙质的流失。

黑眼圈、面部色素斑、皮肤干燥、皮肤水肿、晦暗、毛囊炎、腹胀、胃肠功能紊乱、肝功能损害、视力下降、尿量减少、下肢静脉淤塞、肌肉萎缩、免疫力下降、内分泌失调、健忘、精神症状、焦虑、易怒及可能损害生育能力等等。

让肌肉活动参与熬夜，有助于缓解脑疲劳和改善全身代谢。

过度用脑、熬夜产生脑疲劳，对脑功能、脑血管损伤更为严重和明显。这一点充分显示没有肢体肌肉活动参与的单纯脑力劳动熬夜，对脑功能、全身都形成较重、较广泛危害；我们谈到的脑力劳动与体力劳动熬夜的根本区别也就在于此。

有适度肌肉活动参与过度用脑熬夜，让肌肉活动、收缩能改善全身血液循环、加速代谢产物排出、调节内脏代谢，减少肝肾脏血流瘀滞缓慢、促进有害物质排泄。另外肌肉活动时产生热量，缓解全身由于过度安静可能导致的低体温状态、保持体内酶代谢环境稳定等，这些都对于维持正常脏器生理、缓解脑部过度代谢、缓解脑血管疲劳、调节脑血管生理，起到保护作用。

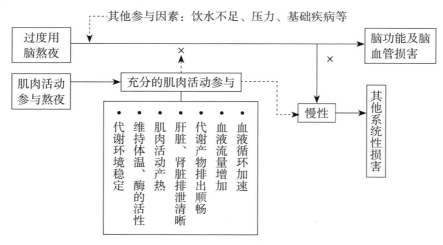

无肌肉活动参与的过度用脑熬夜危害更大

让肢体肌肉活动适度参与过度用脑熬夜，具有生理性的内脏保护和脑保护作用。

（二）有效减少和避免熬夜损害，解救脑疲劳的建议

最有效的办法自然是避免熬夜！

你别笑！真的是如此。

不能避免熬夜，那就尽可能减少吧。

久坐、熬夜口诀如下。

饮水、淡茶、维生素，转颈、扭腰、原地跑。

1. 饮食建议

(1) 多饮水：要饮用含有矿物质水较好，如矿泉水；但是水的硬度不可过高，以免引发体内肾结石等出现。

淡茶水，茶水也是很多男士熬夜时喜欢的水摄入方法，但应该注意两点：①尽可能避免浓茶水，饮用浓茶可引起过度利尿作用，易引起钾离子等矿物质丢失；②建议红茶（black tea）为主，红茶性温和，具有养胃、促进血液循环、提神、清热作用；绿茶是非发酵茶品，胃寒性偏大，不利于久坐胃肠的蠕动。

(2) 维生素摄入：熬夜时间越长，维生素的摄入就必须保障。特别是富含维生素 C 的果汁饮品是首推的，如低糖的水果汁是最好的熬夜必备。长时间脑力劳动熬夜，肌肉活动虽然明显减少、甚至极度缺乏，但是以大脑为主的包括内脏在内的脏器活动并没有休止，人体代谢仍需要大量的维生素和水的参与；同时熬夜期间会造成脑消耗增加，为保证脑内神经细胞酶类代谢需求，维生素摄入一定要保证。

建议：超过 3 小时的伏案工作，应该饮入富含维生素 C 的果汁 1 杯，约 100ml。

2. 熬夜时的运动建议

一坐就是几小时，是极其错误的熬夜方式，应该每 1～2 小时、至少要每 2 小时左右起身活动一次，每次 1～2 分钟。不要认为这样会打断您的思路，其实起身活动后脑部供血得以改善，内脏供血、肌肉供血及代谢也会得到相应的改善，对于恢复脑力、改善思维、提高思考能力都是良好的方法。

(1) 局部按摩：可选择头部、颈部、腰背部、腹部或肢体穴位、肌肉进行按摩。

(2) 60 秒颈部"米"字操：最好是每小时至少进行 1 次 1 分钟颈部活动操（1 分钟其实不耽误什么事！）。

方法：①将颈椎向前、后、左、右、左前、右前、左后、右后做"米"字伸展运动，共 30 秒；②将颈椎向椅背后尽可能后仰、伸展，约 30 秒。

(3) 180 秒活力操：至少每 2～3 小时做一次，每次 180 秒，对恢复大脑活力、改善长时间不活动的肌肉、胃肠等功能至关重要。

强烈推荐 180 秒活力操，180 秒活力操具体内容如下表。

熬夜 180 秒活力操

活动内容	时间（秒）	休息（秒）
原地快速跑	30	20
原地高抬腿跑	30	20
弯腰双手触地	20	10
直背 90° 屈身，转腰交叉单手触对足	20	10
原地直背，左右扭转腰部	20	

3. 熬夜座椅建议

(1) 座椅靠背不可过高，因为椅背过高会影响颈椎向后仰伸的动作，老板椅（boss chair）式的高靠背椅最好就不要用了。

(2) 座椅一定要舒适，柔软、透气。

(3) 在座椅上臀部下最好加个圈垫，将臀部肛门腾出以免受压，减少痔疮的发生。

第四节　情感异常（低沉、暴怒与焦虑）

一、负向情感，诱发脑卒中

（一）负向情感，产生思维、代谢的抑制作用

人类是具有高级情感的动物，在不同环境和心理因素下会造成人的情感出现混乱，并会表现在人的情绪、思维、行为、语言，以及躯体症状上。

负向情绪特征及在思维、躯体和行为的主要表现

负向情感	主体特征	思维活动	躯体表现	行　为
• 心境 　低落 • 抑郁	• 思维迟缓 • 意志活动减退 • 言语动作减少 • 躯体代谢降低 • 内分泌紊乱	• 缺乏活力 • 主动性降低 • 缺乏兴趣 • 低估自身 • 忧心忡忡 • 思维局限、纷乱	• 记忆力减退、注意力不集中 • 失眠、头昏、头沉、头痛、心慌 • 多汗、耳鸣、脱发 • 肢体麻木、自发性疼痛 • 饱胀、厌食、便秘或大便稀溏 • 月经失调、激素分泌异常 • 生长缓慢	• 不愿与人交往 • 拒绝社交 • 沟通能力差 • 迟钝呆板 • 缺乏活力 • 饮水减少 • 食物量降低

情感混乱亦称情感异常，主要包含两个方面，情感低落（又称负向情感）和情感亢奋。

负向情感会对人体的精神活动包括思维、情绪、语言，以及行为和躯体等产生抑制性作用，包括血压、脉搏、呼吸、代谢等，甚至影响身高增长、消化液、性激素分泌等。

也就是说，一个人由于出现了负向情绪，这个人就会进入抑郁、焦虑或恐惧等心境低落状态。表现在思维、情感、精神、行为出现异常和躯体不适等躯体化特征。这些异常征象从头到脚、从内到外，不同的患者表现的具体内容可以不同，或丰富多彩或单一，顽固且持久。

总体来说表现形式为思维迟缓、局限，意志活动减退，言语动作减少、躯体代谢降低和紊乱。

（二）负向情感诱发脑卒中的机制

1. 负向情感的心理抑制

负向情感出现后患者出现心境低落甚至抑郁，精神活动、日常生活、机体代谢都可处于负向趋势。

(1) 患者在精神承受方面降至低谷时，思维明显迟缓和禁锢。

(2) 日常生活方面，出现失眠、食欲下降、拒绝饮食、拒绝饮水是常见表现。

(3) 患者机体处于低代谢状态。心率降低或心脏收缩力量减退；血压呈现平缓趋势、血压波动幅度降低；呼吸低沉，心脏、肝脏、大脑、肾脏灌注降低；代谢、排泄能力降低。

(4) 无力，肌肉运动明显减少。

此时如果患有脑卒中基础病或叠加其他脑卒中高危诱发因素，那么引发患者出现缺血性脑卒中，也就不是我们日常生活中听到、见到的个例了。

2. 负向情感的心理亢奋

心理亢奋造成精神活动增加，机体代谢可呈旺盛状态，体内荷尔蒙分泌增多。情感过于激烈时产生暴怒、冲动等行为，此时血压上升、心率上升、头脑发胀，易患出血性脑卒中。

二、病例：41 岁女性离婚后，辟谷 3 天突发脑卒中

（一）离婚，人生情感创伤中的重大事件

人类是地球上情感最丰富、最多变的动物，这一点在漫漫人生中每个人都竭尽体现出来。而情感丰富与多变最集中的体现，非离婚阶段莫属了。

离婚已经不再是什么新鲜的话题，明星的离婚事件似乎也只是很多人生活中的佐料，好合好散的两个人毕竟少见。但是当离婚事件发生在自身时，就不是什么生活佐料了。

离婚，成为人一生中情感波动的重大事件。

这时离异会对双方情感都造成创伤，甚至走入情感障碍、情绪低落、抑郁等负面情绪状态。这个阶段有些离异当事人个体由于思维迟缓、意志活动减退等，会对自身做出禁锢、伤害等的身体折磨，意外损害由此产生。急性脑卒中，就是这个情感波动引发的最严重后果之一。

不论什么原因，个体在离婚事件中主观对自身故意伤害的人，就是在做 no zuo no die 的事；话虽然不好听，但道理确实如此。

记住！

不论何时，

都要善待自己！

用阳光和宽容的心态，对待自己、对待他人。

（二）辟谷 3 天突发脑卒中

【病史】患者女，41 岁，离异，文职人员。体型中等略丰腴，无烟酒嗜好，无规律健身。无高血压、糖尿病、高脂血症等基础疾病。

离异 2 周，情绪低落，自我痛恨，整日无笑颜。外出很少，经常把自己关在室内不吃不喝，也不和家人说话。1 周前开始闭门思过，要总结婚姻失败的原因，要重新塑造自己。

3 天前决定"辟谷"，坚决不吃东西、不喝水，在室内打坐（盘足静坐）。

次日，患者的姐姐觉得她怎么地也该出来小便一次了，"别真的憋坏了？也不能尿在卧室里吧！"姐姐这么想，闯门而入，这才发现患者的异样；面色晦暗，吐字不清，半侧肢体无力，不能独立行走。

即刻住院。

【查体】意识清，口角偏斜，言语不流利、吐字不清。右侧半身痛觉减退，右侧上肢抬举不能过肩，右手不能抓握，右侧下肢无力，行走需扶持。

【辅助检查】头部 MRI，急性脑梗死（左侧）。头颈部 CTA，未见动脉狭窄及其他异常。

【诊断】脑梗死（缺血性脑卒中）。

（三）分析和警示

负向情感状态在一定的诱因下是可以引发急性缺血性脑卒中，发生脑卒中的机制我们在上一节中已经探讨了。在这里我们主要分析 41 岁、女性，不抽烟喝酒，无"三高"，无心脏疾病、无血管发育畸形，无遗传性血管病，无其他凝血、血液性疾病，无免疫、感染、代谢、肿瘤、基因等疾病的状态下，突发急性脑卒中的原因和诱因，诱因中除了情感因素外，还具有哪些引发脑卒中的高危因素？

记住这句话！

除了嗜酒、吸烟、肥胖外，饮水不足、久坐、久站、疲劳、情感异常、熬夜、脑疲劳等，持久的日常生活不良习惯都可能成为引发脑卒中的高危生活诱因。

1.情感低沉、久坐、饮水减少，引发脑灌注降低

不论起始原因如何，最终导致缺血性脑卒中的根本原因是局部脑灌注降低。局部脑灌注降低主要有两点，一是局部脑灌注压降低（局部脑动脉压）、二是局部脑灌注量减少（局部脑血流量）。

直白一点说，就是局部脑动脉压力降低和局部脑血液流量减少，导致该部位发生急性脑梗死，形成缺血性脑卒中。

脑动脉灌注压降低见于全身血压或血容量降低和局部脑动脉压降低两种。

局部脑灌注降低的全身和局部因素

全身血压或血容量降低	低血压、低温环境、失血过多、感染、过敏、脱水、心衰、中毒、创伤、药物、神经源性、低盐饮食后、情感抑制、饮水不足、多汗、腹泻等
局部脑动脉压降低	动脉狭窄后、动脉斑块形成后、动脉夹层后、动脉发育纤细、痉挛等

2.负向情感引发全身抑制性反应

负面情感引发个体精神、思维、行为的异常，心理高度抑制。

(1) 全身自主神经调节异常，趋向抑制状态。全身血管趋向低波动、低脉压差、低血管张力改变；单纯就这一点来说情感亢奋更容易引起血压向上波动、血管张力增高、自主神经兴奋表现。

(2) 重要的是，负向情感导致日常生活的改变，如饮水不足、久坐等；并由此引发个体处于全身性低代谢、低血压、低血容量和尿量减少等状态。

在叠加全身性低血容量和低血压后，最终导致脑局部灌注压和灌注量降低，形成缺血性脑卒中。

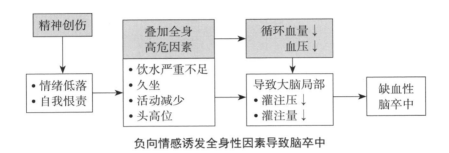

负向情感诱发全身性因素导致脑卒中

3. 无脑血管病变基础的脑梗死

该女患虽然没有脑动脉狭窄、斑块和严重的脑动脉硬化等脑血管病变基础，但是同样形成急性脑梗死，这个脑梗死部位处于脑内大动脉供血的交界区 – 分水岭，分水岭区脑梗死形成原因在于脑血流动力异常，即低灌注压和低灌注量。

另外情感异常也可以诱发局部脑血管痉挛，是导致局部脑灌注减少发生缺血性脑卒中的另一个原因。

（四）警惕"四无"人员的脑卒中

强调一下，无脑血管病变基础、无脑卒中基础疾病、无其他导致脑卒中的疾病、无先天或遗传性脑血管病的"四无"人员，一样可以发生急性缺血性脑卒中。"四无"性脑卒中主要发生在脑内分水岭区，机制是脑动脉供血存在"三不管"现象，原因是全身性低血容量、低血压、低温等。（"三不管"、分水岭具体内容，参见"大脑'八字'线上脑梗死，脑动脉狭窄闭塞的宿命"）

"四无"人员没有可以导致脑卒中的疾病病因，生活诱因成为导致脑卒中的独立危险因素。

三、暴脾气，脑出血的通行证

1. 情感亢奋引发脑出血

前面我们讲到，情感低沉主要引发缺血性脑卒中 – 脑梗死；那么这一节主要谈谈情感亢奋主要引发出血性脑卒中 – 脑出血。

暴怒引发脑出血，这一点不用多说，连小孩都知道的事。在电影、电视、现实生活中等屡见不鲜，大街上有时也会见到。

毕竟情感浮躁，没有人舍得委屈自己。

即便明明知道是自己的错，也要咄咄逼人；

即便明明知道自己的暴怒，可能会导致伤肝、伤肺；

也会一如既往，果勇直前、奋不顾身，直至脑出血、急性心肌梗死而休！

2. 暴怒后脑出血的发病机制

情绪亢奋、易怒、激昂、冲动、暴怒引起的生理、病理变化很容易理解，在此以图表简示，不过度赘述。

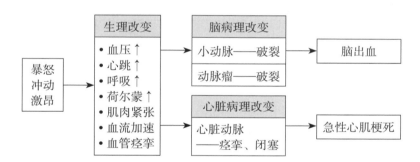

情感亢奋引发脑出血、心肌梗死

冲动是魔鬼，

冲动是把双刃剑，伤己也伤他人！

记住，

当你拥有了暴怒的性格，

你就掌握了进入脑出血行列的通行证！

有人说，冲动、欲望是人类前行和发展的动力。

我极其赞同这句话。

但是，

当坐在冲动后脑出血的轮椅上时，

此时他所具有的动力，已不再是来源于他自身了！

四、压力来源于日常生活，不要放大压力的反应

负向情感与精神压力是"孪生"的，负向情感主要来源于压力。

压力来源于物理名词，在人的精神层面压力指一个人心理方面的承受能力。

压力是个人内心对待事物的反应结果，个体感受到的压力程度受性别、年龄、文化、环境、信仰、阅历、身体状况、职业、心理素质等影响，对 A 来说承受了很大压力的事物，但对 B 来说可能不算什么事，存在明显的个体差异。

1. 不同生活事件的 LCU 分值

压力主要来源于日常生活不同的事件，为了统一不同生活事件在生活中所产生的影响和分量，表明该事件对个体自身日常生活所造成影响的大小或程度，我们采用生活变化单位（life change unit，LCU）来描述这些度和量的分值。

人生不同事件的压力程度的排列（摘自 Thomas-Rahe 压力程度表部分）

人生压力事件	LCU 分值	人生压力事件	LCU 分值
配偶死亡	100	换工作	37
离婚	73	与老板发生矛盾	24
分居	65	工作时间和条件改变	23
结婚	50	假期	12
退休	45	轻微违法	11
性困难	40		

LCU 分值反应心理应激的强度，配偶丧失被认为是最大值的 LCU，离婚事件是仅次于丧偶的生活中的重大事件。其他如失业、退休、被上司责备、丢失物品等都有不同的 LCU 分值。

实际上 LCU 分值的来源，都是日常生活中能被人们感受到压力的事件。

LCU 分值在 150～190，压力量低水平；在 200～299，压力量中等；超过 300，压力量大。

维持婚姻和谐稳定，不仅是利于婚姻中女性一方避免压力过大，更重要的是避免女性产生心理疾病，诱发躯体性疾病。

毕竟，一个好女人至少能幸福一个家庭的 4 代人。

这是我个人观点，起码我是这样认为和倡导的。

女性生理结构上与男性完全不同，家庭、社会角色与男性也有着一定差异，我们必须承认很多时候女性处于一种弱势。所以关爱女性更多一点某种程度上也是男士的风度，更是家庭与社会的责任。

爱护女性、尊重女性，是社会进步、社会和谐与发展的重要标志。

医者注：生活变化单位（LCU）

1969 年两个美国学者研究了人们生活中的一些具体事件，这些具体事件在来自欧美、日本等国家的 5000 个个人中成了引发疾病的压力。两位研究者把给大部分人带来压力的常见生活事件共 43 项列了出来，并且把每一项生活事件引起生活变化的程度和达到个体再适应、所需要努力的大小进行了量化，称为生活变化单位。

---

2. 为自己的压力负责

生活中把低 LCU 值的事件扩大化，把一般压力事件处理的一团糟比比皆是。比如路怒症、伤医事件、"老赖"、酒驾、邻里之争、"我爸是 × 刚"、睚眦必报等等。

所谓的"路见不平一声吼、该出手时就出手"，也是典型的扩大压力事件的方式和结果。

浮躁的心态、有恃无恐、缺乏诚信、缺乏自律、不计后果等，都造成冲动、易怒的情感混乱，最终就是导致压力不断扩大、事件不断升级。而终究扩大的压力事件、升级的压力事件，结果还得自己来抗。

为自己的压力负责，学会善于将高分值事件尽量低分值化，既有利于保护自身有形和无形的财产，更重要的是有利于自身健康，同时也对社会有益。

宽容待人，宽容待己。

只有身体，才是自己的！

3. 男性面对压力更容易患躯体疾病，女性心理疾病更突出

男性、女性对待压力产生的反应存在区别，特别是慢性压力会造成不同心理和躯体反应。

男性更容易感受压力者患动脉硬化、斑块形成，是感觉压力小者的 5 倍，患脑卒中、冠心病等的躯体疾病风险更大。

女性有过大压力感受的人，更容易出现心理层面异常，导致情感异常心理疾病更突出一点。

4. 焦虑，自身疾病的"放大镜"

许多人总是怀疑自己患有这样那样的病，比如焦虑症患者、特别是躯体化障碍的自主神经功能紊乱患者，担忧、恐惧更是明显，而且恐惧会使疾病的症状放大。

焦虑放大疾病。

焦虑是种病态，源于脑内递质传递和分泌失调。焦虑的本质是恐惧，焦虑的缘由可以是患者恐惧自身身体可能患有某种疾病，恐惧他人患有的疾病会发生在自己身上，还有就是无缘由的心神不安；这些症状出现时患者多合并睡眠障碍。

焦虑症状表现为反复赘述，增多性言语主要涉及自身的"不适"，被描述的自身"疾病"表现繁杂、多样、不固定，或者自我创造疾病、自我扩大疾病的感受。

睡眠障碍表现，主要是失眠、入睡困难、多梦、早醒等。

头部症状，反复头痛、头晕、记忆减退、耳鸣、脱发、思维纷乱、注意力不易集中等。

心胸及其他症状，心悸、胸闷、乏力、饱胀感、厌食、便秘、女性例假不稳、肢体麻木、肢体无力、抖动、肉跳抽搐等。

焦虑放大疾病的表现为患者的症状严重，而实际检测未发现患者患有疾病或疾病较轻微不足以引发该症状出现。

比如患者胸闷、气短，在室内要"闷死"上不来气，必须打开窗户或移到室外才觉得能呼吸，甚者瘫软、无力、不能行走、呼叫不应，甚至面色苍白、脉搏微弱，被 120 急送到医院，而检查结果却是无心脏疾病或仅为轻度的心脏异常，不足以支持患者的症状。

如此可以反复数次，这些都是放大疾病的表现。

生活中这样的例子很多很多。

第五节　忽视与盲目自信

一、忽视、盲目自信，其实就是自欺欺人的异常心理

1.忽视疾病的因果关系，见于多数人、盛于少数人

疾病的因果关系是十分明确的，依据病因导致疾病结果的显效性，将疾病的因果关系分为三种。

(1)病因与疾病显而易见，有些病因明显而强烈。如感染、跌倒、外伤、冰冻、热灼、遗传基因等，这些病因多能引起绝对重视，被广泛规避。

(2)病因隐匿、不立刻致病，或是慢性过程，或致病性仅限于少数，如动脉硬化、血压增高、血糖增高、饮酒、吸烟、情感低沉、压抑、高盐饮食、久坐、熬夜、脑疲劳、饮水不足、体重过大、高同型半胱氨酸血症、血脂增高等。这些容易被广泛忽视，甚至因为反复持续病因过程而未出现疾病结果，被进一步盲目自信地忽视和持续。

(3)因果中继，病因既是疾病结果又是其他疾病的病因，如动脉狭窄、斑块是动脉硬化的结果，又是脑卒中的病因。再如高血压、糖尿病、肥胖症、高脂血症、肥胖症等。

第 2 种和第 3 种最容易被忽视，由于致病的缓慢和不显效性更成为某些少数患者盲目自信的来源。不引起重视、不处置、不干预，给予病因诱因足够的时间生长。

对于已经出现并被发现的病因，或病因导致疾病发展过程中出现的小病症等暂时结果，或已经存在的而未被"确认"的病症、病因视而不见或不主动感知，都是忽视病因的表现。

疾病与人体都是大自然的产物，都遵循大自然的因果关系，疾病病因在人体上导致结果的诚信度是不容置疑的，这就是"疾病诚信"。

2.疾病诚信

"疾病诚信"，这是我们在反复论述疾病与人体的因果关系时提到的新概念。目的就是要阐明，不要而忽视眼前的小病因、慢性病因、致病显效性低的病因和疾病过程的小结果，这种忽视不能阻碍疾病的发展、也不能避免疾病结果的出现。

因为疾病病因导致疾病结果出现的"诚信度"是很高的，不要因为暂时或长

久未出现的结果而忽视，或者盲目自信疾病最终结果不会出现在自己身上。

疾病诚信的三个特点描述如下。

(1) 疾病在人体上因果关系明确。

(2) 忽视眼前轻微的结果，忽视病因可能导致的最终严重结果，必将酿成恶果。

(3) 忽视小病因或眼前暂时无结果的病因，意外的结果还在后面。

3. 忽视、盲目自信，产生的心理基础

不管忽视疾病病因的理由有何不同，根本思想动机都是主观的忽视。主观忽视是人们在认识疾病的过程中，由于对疾病知识的缺乏、对医疗专业的局限、依据自身既往的经验等产生的异常心理。异常心理造成两种常见反应，一是忽视、二是反应过度。

忽视是盲目自信产生的基础，忽视与盲目自信往往并驾齐驱。

我们以对"动脉斑块"的认识，产生的异常心理反应为例。

忽视造成病因下隐藏的疾病得以"顺利、安全、畅通无阻"地获得生长的时间和不予以干预的非治疗空间，任由其发展！最终在某些患者身上体现，甚至是产生了并发症。

反应过度，是人们对疾病恐惧产生的异常心理和行为。如表现为逢人就讲述自身的不适或"疾病"，对于某一轻微疾病采用过度的治疗，对未确定的疾病采取过激的处置措施等。

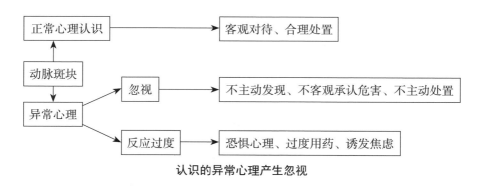

认识的异常心理产生忽视

二、被忽视的脑卒中发病因素的共同特点

致病因素发展过程中，许多因素具有慢性、隐匿性、无症状或症状不显性、不干预很多时候也不会立即产生病症结果或恶果的特点。

1. 慢性、隐匿性、无症状性特点

脑卒中危重，但是脑卒中的病因、诱因却具有慢性、隐匿性和无症状性的特点。比如脑卒中的根本病因动脉硬化，就充分具有该特点；动脉斑块、动脉狭窄，也是慢性、隐匿性生长和出现，临床发生闭塞或斑块脱落前，患者也无任何症状。脑卒中的两大基础疾病的高血压、糖尿病，病程缓慢可达数十年，同样具有无症状性或症状不显性、不即刻干预也不会立即产生恶果的特点。

脑卒中生活诱因，致病或引发疾病的发作更是缓慢的、不即刻出现恶果或长久持续未必有症状出现的特点。

2. 缺少即刻危害的特点

脑卒中发病因素还有缺少即刻危害的特点，比如吸烟、嗜酒、饮水减少、久坐、熬夜等不良生活习惯，没有立刻致病的风险；忽视、盲目自信等心理异常更是如此。

即使能导致严重后果的高血压病和糖尿病，也不会在患有高血压、糖尿病后或者血压、血糖异常增高时就立刻、马上脑卒中。所以能看到很多高血压、糖尿病患者继续抽烟、喝酒、不节饮食、情感随意发放等。

三、自信，是种阳光心态；盲目自信，不可取

自信是个心理学名词，代表着一个人的心理和行为状态，并通过言语、表情、精神状况、行为等表现出来。

自信是种阳光心态，是我们在日常生活、工作、社交和面对特定场合、特定事物时应该具备的良好心理环境。

毕竟，自信是我们成功的内心基石。

关于自信的美好与豪言名句，自信后的成功典范数不胜数。

莎士比亚：自信是走向成功的第一步，缺乏自信是失败的主要原因。

爱默生：自信是成功的第一要诀。

自信是坚实的精神堡垒……

自信是迷途中的一盏灯，让你能始终寻找到最正确的方向。

真是"自信人生二百年，会当击水三千里"，霍金、褚时健都是现代自信的典范。

自信是内心对自身或事物的坚信程度，并在自身日常行为和思想活动上的反应。自信是种心理活动，自信的根本是心理环境的外在反映。

所以从逻辑来讲自信除具有阳光性和乐观性外，自信还有其盲目性。

1. 自信有其盲目性

人们在尝试用自己的经验、知识、思维习惯，来解决自己熟知的或知晓而未深入了解的事物时，往往会仅仅依据事物中间一般结果而排除最终严重结果出现的可能性时，用自信心引导的主观忽视行为替代进一步对事物的了解和可采取的科学应对，这种做法就是自信的盲目性。

自信的盲目性，表现在于以点带面、以局部代替整体，盲人摸象式。

自信的盲目性，由个体内心活动和思想结果反应在主观行为上时，就成为盲目自信；盲目自信含主观故意的成分。

2. 盲目自信存在较大隐患和风险

盲目自信也是一个人的"坚实精神堡垒"，很难被说服和改变。对于脑卒中等脑血管病，患者的盲目自信存在较大隐患和风险，患者不仅会主观忽视疾病的各个方面，甚至会拒绝检查和抵触医疗行为。

忽视和盲目自信的主要表现如下。

(1) 忽视疾病病因。

(2) 忽视生活诱因。

(3) 忽视疾病过程。

(4) 忽视常规检查。

(5) 疏于不良生活习惯的管控。

(6) 忽视体育锻炼，忽视饮食、睡眠、心态的调整。

(7) 采取有损疾病控制、治疗的生活方式或行为。

(8) 制造家庭矛盾。

(9) 抵触医疗。

(10) 人为加速或放纵疾病的发展。

(11) 不能避免或延缓疾病的结果。

四、盲目自信与忽视导致的疾病结果，只能自己扛

先描述一个场景吧。

场景 1

他，卧于病榻。

你，来看他。嘱咐他要有信心，要自信，要战胜瘫痪！

　　这时的自信心、自信，更多指的是保持好的心理状态，意指不要恐惧瘫痪、卧床的结果，要精神上战胜疾病，要相信自己有应对偏瘫、卧床的生存能力，并能乐观、自信地活着。

　　其实这时的自信，是指自信的基本属性，乐观属性！

　　这是在疾病出现结果时，给予的和要拥有的自信与乐观，是在面对瘫痪结果时要具备的心理素质；身体垮了、精神不能再崩溃，即面对疾病的乐观人生态度。

　　好了，我们再往前推。

　　如若你给予的自信是在瘫痪、半身不遂发生前，那么这种自信的含义就不同了。

　　在发现动脉硬化、动脉狭窄等脑血管病病因或高血压、糖尿病等，已具备脑梗死初期症状如头昏、头痛、呛咳等时，你给予"要有自信、要有信心，要相信偏瘫不会发生在我们身上"的建议，还可能是单纯的乐观属性吗？不是了，而是盲目性。

　　如若他接受这个自信，相信自己不能患脑血管病，而进一步不予以干预或处置，这个自信就是对已有病因的忽视，是盲目自信。

　　通过上面的讲述就是让读者明白，忽视主要源于对疾病的认识不足，对疾病结果的发生和可能的严重程度认识不足，同时存在侥幸心理。

　　盲目自信更为严重，是主观故意忽视和主观故意不作为、任由疾病过程发展。

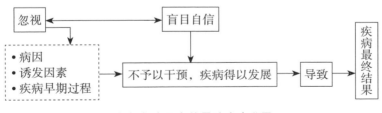

忽视与盲目自信导致疾病发展

　　再回到起初的场景，但是你和他换个位置。

场景 2

　　你，卧于病榻。

　　他，来看你。嘱咐你要自信，要有信心，要战胜瘫痪！

　　你会让这样的场景，真实地出现在你自己的生活中吗！

你还会有信心吗？不会后悔当初自己过于盲目自信、忽视了疾病初期的治疗吗？

忽视、盲目自信疾病或疾病过程的处置、管控等，会对自身造成非常严重的后果。

高血压也好、糖尿病也好，以及其他脑血管病尚未造成脑卒中半身不遂时，都存在以下现象。

1. 不常规监测血压、血糖。

2. 不进行饮食管控。

3. 不规律口服治疗药物。

4. 不定期就诊看医生。

5. 侥幸自身现有的状况没有向其他患者那样处于病榻之上。

6. 忽视自身疾病可能出现的恶果。

当疾病最终结果出现时，为时已晚。

记住！

忽视、盲目自信导致的疾病结果，只能自己扛。毕竟！

疾病是个人完全无法与他人分担的自身所有！

脑卒中是人生最自私的个人所有，一旦拥有将伴随终生。

第六节　嗜酒、吸烟

酒是中国文化的一部分；如被誉为酒仙的唐代大诗人李白等文人骚客与酒的故事流传甚广，形成了与中国文化不可分割、交融的一体。所以感觉如果没有酒文化中国文化可能会有点残缺的味道；饮酒，也自然渗透到百姓日常生活。

然而，酒少饮有益、多饮有害！

这是每一个饮酒和不饮酒的人都明白的道理。

隋唐五代诗人王翰把贪酒与贪财相提并论，"莫贪意外之财，莫饮过量之酒"，所以儒家提出"君子慎酒、持戒有德"。绝不可"今宵酒醒何处？杨柳岸，晓风残月。"

酗酒，最后"残"到哪了，可不一定了！

长期饮酒、嗜酒、酗酒或即时过量饮酒出现很多悲惨的故事，可以说不胜枚举，耳朵都听出茧了；但是这似乎没有止住嗜酒、过量饮酒的脚步。

一、酒精在人体的代谢演化

白酒（white spirit）主要成分是水，重要成分是酒精（乙醇，alcohol）。比如 53° 白酒，指的是酒精体积占比 53%，一斤白酒里有 53% 的乙醇，即 265ml。酒中其他调和成分包括少量的酸类、酯类、酮类等，功效在产生不同的口感。

酒精进入人体后，25% 由胃吸收、75% 由肠吸收（主要是小肠）入血。90% 的入血酒精在肝脏代谢，2%～10% 的入血酒精会通过肾、呼吸、皮肤汗液排出。

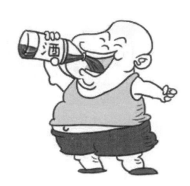

- 25% 由胃吸收
- 75% 由肠吸收（主要是小肠）入血
- 90% 的入血酒精在肝脏代谢，主要产物为乙醛
- 2%～10% 的入血酒精通过肾、呼吸、皮肤汗液排出

酒精在人体的吸收与代谢

乙醇代谢中间产物是乙醛（乙醛也就是防腐液福尔马林的主要成分）对人体细胞毒性较大。

大量饮酒时，饮入酒精量超过了肝脏的代谢能力，此时就会有大量未代谢的酒精直接进入血液循环，随血液循环遍布大脑、胰腺等系统，可产生急性酒精中毒。

慢性持续大量饮酒，每日＞ 100ml（2 两）或每顿超过 50ml 以上的高度白酒（或相当酒精含量的酒），都会有部分酒精直接进入血液，量越大进入血液的越多。

每年 3 月 18 日是全国爱肝日。肝脏是人体最大的"化工厂"，不要让自己的肝脏毁在自己酒后生产的"福尔马林"（formalin）里。

二、酒精与脑卒中

（一）长期嗜酒导致脑卒中的机制

长期嗜酒导致脑卒中的机制，主要有以下几点。

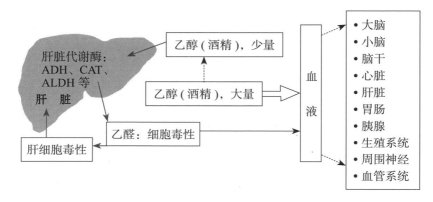

酒精的肝脏代谢，大量酒精直接进入血液

1. 引起并加重脑动脉硬化

大量饮酒之后约半小时，血液中的酒精浓度会快速达到高峰。酒精直接刺激血管壁，使血管舒缓功能减退、血管失弹性，加速动脉硬化或加重脑血管局部动脉硬化。

2. 酒后短期血压下降，长期引起血压增高

酒精具有直接扩张血管作用，酒后短时间内血压是下降的，诱发血管扩张。但长时间反复饮酒，由于酒精可引起交感神经兴奋，心脏排出量增加，以及引起血管收缩物质释放增多、血管硬化、失弹性等，最终导致血压增高。

3. 刺激血管平滑肌收缩，诱发脑血管痉挛

酒精还可以促使脑动脉平滑肌收缩，一方面导致脑血流量降低引发小动脉闭塞性缺血性脑梗死；另一方面，小血管阻力增加可以诱发微小动脉瘤形成，成为出血性脑卒中的发病基础。

4. 使血液黏度增高

长期大量饮酒或酒精中毒，可促进血小板聚集、血黏度增高。

5. 饮酒后利尿增强，导致体内水分快速丢失

饮酒会利尿，主要是垂体抗利尿素分泌抑制，导致酒后短时间内排尿次数增加、尿量增加，引发脱水效应；血液因此发生浓缩、血液黏度增加，有效循环血容量、脑血流量均减少，促发脑内低灌注，引发脑血栓形成。

6. 使血脂代谢异常

主要表现在总胆固醇、脂蛋白 a 和低密度脂蛋白升高，血脂升高形成高脂血症，高脂血症是心脑血管疾病的高危因素。

（二）嗜酒性脑卒中包含缺血性和出血性

长期嗜酒即可以导致缺血性脑卒中 - 脑梗死，也可以引发出血性脑卒中 - 脑出血。长期大量饮酒可使缺血性中风危险性增加 20%～30%；高血压患者长期饮酒最容易出现脑出血。

1. 大量饮酒、高血压，急性脑卒中

高血压加饮酒的危害我们在高血压相关章节已经讲述过了，高血压长期饮酒患者，在一次大量饮酒后脑出血的风险极度增加，讲个真实案例吧。

【病史】患者，男性，48 岁，长期饮酒 20 年，平均每日半斤多到 1 斤，是"不慎饮，……"的典范。

患者高血压 10 余年，血压在 160～190/100～120mmHg 波动，平素没有规律口服降压药；血压波动大，但好在没有一次因脑出血和脑梗死而住院。近 1 个月患者头昏反复，但是行走、工作、日常生活不受影响，也没有恶心呕吐。近 2 天工作繁重，患者出现后枕部（就是后脑勺）发闷、沉重感，但也没有在意，相信自己会和以往一样，不出问题。

某日晚上 6 点，工作后几个同事一起又去喝酒，一杯酒还没喝完患者就头昏加重、四肢无力，"醉"卧酒桌上。酒桌同事赶紧把他送到医院，而这位主人公从此再也没有醒过来。

【辅助检查】头部磁共振和 CT 显示，脑干出血 7ml。

【诊断】脑干出血；高血压病 3 级（极高危）；多发腔隙性脑梗死；深昏迷。

2. 长期大量嗜酒者，脑干变成"蔫萝卜"

长期饮酒，特别是平均每日超过半斤或更多的普通白酒患者，即使没有高血压、脑出血，患者在饮酒后 20 年左右后仍然会形成慢性酒精中毒性脑损害；其中脑干多发腔梗"黑洞"、脑干萎缩最为突出。

(1) 脑干萎缩、梗死：长期大量嗜酒，脑干萎缩和多发小的梗死灶（腔梗），主要发生在脑桥。脑干外形变成一个"蔫萝卜"，脑桥腹侧腹型膨大萎缩消失、外形不饱满，脑干神经结构"硬件"萎缩、连接纤维减少。

脑干作为中枢与全身的链接，萎缩后不能承受较大信息传递的负荷，信息传递功能和自身功能受损。

(2) 脑干功能改变：脑干是大脑小脑组成的中枢神经与脊髓及全身连接的唯一通道，我经常比喻脑干是动车车头与车厢间的链接，这个链接虽然体积比车头、车厢要小的太多太多，但却是极其重要的连接结构。没有这个链接，车头与

车厢分离，动车就不能作为一个完整的功能整体。

脑干萎缩和出现多发中风"黑洞"后，脑干功能出现异常。患者表现为以下多方面的功能障碍。

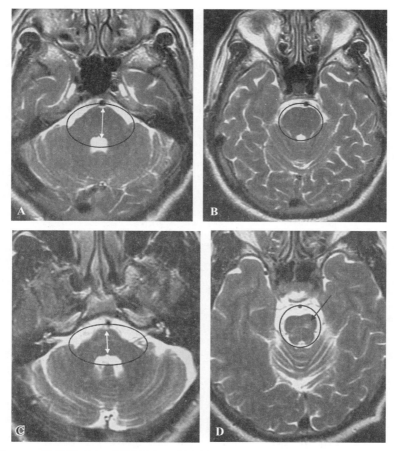

A 和 B. 正常脑桥形态（黑圈内），脑桥前后径大，如山嵴状隆起（白双向箭）；
C 和 D. 长期嗜酒的萎缩脑桥形态（黑圈内），脑桥前后径变窄（白双向箭）

①平衡能力下降，步态不稳、精细动作差、易跌倒、动作笨拙、动作缓慢等。

②认知功能不同程度减退，重者出现痴呆。

③情感精神改变，出现偏执、固执、不通情理，饮酒成为日常生活最重要的内容，可以不吃饭、不讲求个人卫生。

④思想内容呈现禁锢、单一，什么事情都可以不做，饮酒才是每日生活的开

始，或者是做事的开始。

三、慢性酒精中毒性神经系统疾病

慢性酒精中毒在人体神经系统还有许多经典性损害如下。

1. 酒精依赖。

2. 震颤谵妄。

3. 韦尼克脑病。

4. 柯萨可夫精神病。

5. 酒精性周围神经病。

6. 酒精中毒性小脑变性。

7. 脑桥中央髓鞘溶解症。

8. 酒精中毒性视神经病变 / 酒精性弱视。

9. 酒精中毒性肌病。

10. 酒精性痴呆。

11. 继发性癫痫 / 胼胝体进行性变性。

12. 酒精戒断综合征。

其中第 2、3、7、8、11 项和第 12 项，均可呈现急性表现。

四、嗜酒者人格改变·嗜酒者的画像

长期嗜酒在生活中还是较多见的，有的嗜酒者能被周围人敏感的"嗅"出来，他们似乎具有了某些能引起人们关注的"气质"。给慢性嗜酒者（sot）画个像吧。

（一）每日或每顿定量饮酒

长期大量饮酒的患者都有共同特点，每天 2～3 次饮酒，每次约 2 两以上不等。很多嗜酒成瘾的人都会给自己定个量，这一点很有意思，每日定量的饮酒似乎让人觉得饮酒者又不是嗜酒成瘾；饮酒者和（或）其家属也会说，"喝得不多，一天也就一小杯，没有瘾"。

其实从时间的纵轴看，嗜酒者对饮酒习惯的保持，坚持的最好，可以说是"风雨无阻"，累计起来"养活个小酒厂没问题"。

分析嗜酒每日定量的原因，可能有以下几点有关。

1. 树立不是嗜酒成瘾的形象，因为每顿有量的控制，而且控制得很好。

2. 对限酒、戒酒言论和规劝的交代。

3. 获得不断的酒的需求。

4. 获得买酒资金的来源。

这些反映的是嗜酒者心理的变化，实际上是嗜酒者人格改变的一种表现。

（二）饮酒成为每日生活的必需，甚至不惜手段

有些嗜酒者在没有酒的经济来源的状态下，会主动关注周围同事、邻里、来访者或其他可能成为饮酒来源的人或场合，主动加入或主动撮合饮酒环境，或者干脆到处蹭酒喝。如此就必须降低自尊心、"脸皮要够厚""嘴要甜"，这样似乎也导致了自身社会地位降低、家庭地位降低。相反，更有甚者为保住家庭地位必须以"武力"、强硬言语、强权姿态、无所顾忌或无中生有等方式去解决酒的来源，特别是对待家庭女性成员，甚至未成年的子女。

1. 嗜酒者，人格的两类现象

(1) 善交际、善言谈、与生人易相处，苦楚少、想法少、欲望小。

(2) 倔强、活在自己的世界里、易冲动、想法多、心怀高远。

不论哪一种，最终在持续没有酒的状态下，都会转向酒精戒断症候发展。如心烦、冲动、易怒、态度恶劣、不能久坐、烦躁不安，继续发展就出现酒精戒断症状。

2. 长期嗜酒者形体形象

消瘦、两颧部发红、鼻头发红（毛细血管扩张）、多汗、双上肢平伸可有轻度抖动。

五、烟草与吸烟

1. 烟草起源和吸烟状况

烟草（tobacco）最早原产于美洲，15 世纪末由哥伦布带回欧洲，随后由欧洲逐渐向世界各地传播。16 世纪中叶明朝初期，烟草传入我炎黄大地。

目前全世界吸烟者总数约为 13 亿之多，占世界人口的 1/4 左右。中国是世界上最大的香烟生产国和消费国，约有 3.5 亿烟民，15 岁以上人群的吸烟率为 35.8%，男性吸烟率高于女性，每天卷烟消费可能多达上亿盒。

2. 烟草燃烧后的主要成分

(1) 尼古丁（nicotine）：又称作烟碱，是一种植物生物碱，吸入后 7s 即可通过血脑屏障进入脑组织，对胆碱能神经有激动作用，重复使用可以增加心率、降低食欲、血压增高，大剂量可引起恶心、呕吐等。尼古丁吸收率高，肝脏是尼古丁主要代谢器官。

尼古丁呈油状，可溶于水、乙醇，含有多种致癌物质。

(2) 焦油：主要含有苯丙芘、砷、镉、甲基肼、氨基酚、β 萘胺、亚硝胺等，和烃类氧化物、硫化物、氮化物等复杂的混合物，不完全燃烧，有致癌性。

(3) 一氧化碳：烟雾是由 4000 多种复杂化合物所组成，其中气体占 95%，如一氧化碳、氢化氰、挥发性亚硝胺等。

六、尼古丁对大脑、血管的伤害

尼古丁含有较多毒类物质，一支香烟提炼的尼古丁可以完全毒死一支小白鼠，在吸烟引起的众多疾病中，起到的作用也最大。

吸烟对呼吸系统、心血管系统的损害，我们就不在此着重提及，大家可以参阅许多文章报道，在此主要讲述尼古丁对于大脑中枢神经系统和脑血管的损害。

1. 尼古丁的大脑功能损害

《中国科学报》2014 年 7 月发表了一篇关于"重度吸烟者伴有大脑结构与功能异常"的报道，报道指出吸烟的负面影响不仅在于对呼吸系统、心血管系统，同时危害中枢神经系统。

长期大量吸烟会导致大脑认知功能有所下降。临床 MRI 检查年龄在 50 岁左右、烟龄在 25 年以上、平均每天吸烟 2 包左右的重度长期吸烟者，显示大脑胼胝体结构异常，其程度与烟龄密切相关。长期吸烟导致大脑功能网络效率降低；大脑功能网络异常，与烟龄以及尼古丁成瘾程度密切相关。

2. 尼古丁的血管内膜损害

尼古丁、香烟提取物均可引起明显的血管内膜损害和血管收缩。研究发现，尼古丁可以导致血管内膜局部老化、皲裂，并能诱发脂质沉积于血管内膜损伤部位，诱发局部脂质斑块形成和狭窄，导致血管局部形成无菌性炎症。

尼古丁还能刺激平滑肌细胞，导致血管平滑肌功能异常。

内膜损害触发斑块形成和缺血性脑卒中。

血管内膜局部损害，是局限性血管动脉硬化、动脉斑块、动脉夹层的始动因素之一。内膜损伤，还可能触发局限性凝血机制，诱发局部脑血栓形成，导致缺血性脑卒中。

附：谈谈成瘾和依赖

1. 物质依赖

WHO（世界卫生组织）对"物质依赖"的定义：是指长期反复使用某种物质后，产生一种心理上与躯体上强烈而不能克制寻觅该种物质的状态，需求再体验重复使用该物质后的心理感受和躯体感觉；不能获得该物质后产生躯体不适及心理异常感。心理依赖又称为精神依赖，躯体不适又称为身体依赖。

"依赖"又称为"成瘾"（addiction），不同物质产生的心理依赖和身体依赖的程度有所不同。同时具有身体依赖和心理依赖，如阿片类药物、镇静催眠药物、酒精，尼古丁。心理依赖明显、而身体依赖轻微，如可卡因、大麻。仅有心理依赖，如致幻剂 LSD（致幻蘑菇）等。

2. 酒精依赖

酒精依赖有什么样的表现?

很多嗜酒的人不会承认自己是酒精成瘾，也会以各种掩饰来否认自己是酒精依赖的人，为什么?

如果让别人知道自己酒精成瘾，听起来好没面子!

所以大多数的嗜酒者都会明明白白的否认，那么依据以下表现我们就可以来断定，某某是否出现了酒精成瘾。

(1) 每日出现不可克制的饮酒冲动。

(2) 有每日定时饮酒的模式。

(3) 出现对饮酒的需要超过其他一切。

(4) 对酒精耐受量日渐增高。

(5) 不饮酒就反复出现酒精戒断症状。

(6) 只有继续饮酒才可能消除戒断症状。

(7) 戒断后常可旧瘾重染。

(8) 拒绝戒酒或减量的建议。

3. 烟草依赖

卷烟以及其他形式的烟草都具有成瘾性依赖，尼古丁是使烟草具有成瘾性的罪魁祸首，吸烟依赖成瘾的药理学以及行为学过程与毒品如海洛因和可卡因的成瘾依赖过程很相像。

　　参与尼古丁依赖形成和维持的是中脑多巴胺系统，该系统分布在中脑被盖区。尼古丁与脑内胆碱性神经受体结合，刺激中脑被盖区释放兴奋性多巴胺递质，产生吸烟后的满足感。

　　烟草依赖具有高复发性，吸烟者都具有不同程度的依赖。停止吸烟后，体内尼古丁的血液浓度下降出现戒断症状，会有焦虑、渴求、不安、注意力不集中、血压心率波动、睡眠障碍，甚至抑郁和头痛，部分戒断后会出现体重增加。

　　戒断渴求会在停止吸烟后 1 个月左右开始明显减退，多数戒烟者会出现再次重拾烟草的行为，此时个人意志力在戒烟过程中尤为重要。

第5章　脑卒中的类型（脑血栓、脑出血）

第一节　脑血栓，那些你不知道的事

一、脑血栓前兆：短暂性脑缺血发作

（一）短暂性脑缺血发作，宣告"健康状态"终结、进入脑血管病状态

1. 短暂性脑缺血发作

短暂性脑缺血发作，是脑血管疾病相关名称中被医生使用最高的疾病词汇之一，英文缩写 TIA（transient ischemic attack）。

TIA 是指脑内动脉系统局部缺血发作，导致脑局灶性神经功能缺损，发作持续数分钟，通常在 30 分钟内完全缓解。TIA 常见表现为一侧肢体无力、麻木、吐字不清、视物重影、步态不稳、一过性黑矇等。

TIA 是缺血性脑卒中的前兆，是脑动脉局部一过性缺血的结果。TIA 具有持续时间短暂，反复发作、可逆和完全缓解的特点。

短暂性脑缺血发作的特点

症状特点	发作描述	持续时间
突然发生	症状突然出现，如手里的碗突然把持不住、掉地上	
时间短暂	所有发作的症状持续数分钟	
迅速缓解	手、胳膊、腿无力，说话不清等很快缓解	
症状无遗留	发作后完全恢复正常或与发作前一样	5～20分钟
反复发生	间隔时间不等，数分钟后、数小时后，或2～3天再发作数次，部分数月后再发作	
预示疾病	动脉狭窄，缺血性脑卒中	

2. TIA 的重大标志性意义

TIA 具有重大的疾病意义，标志着患者对过去"健康状态"的一个终结，从此进入脑血管疾病状态；TIA 者从发作症状出现那一刻起，即成为"名正言顺"的患者。标志着患者从此进入脑血管病不稳定状态，患者存在未被发现的脑动脉狭窄等病变，预示着即将发生缺血性脑卒中。

TIA 的重要标志性意义如下。

(1) 宣告，"健康状态"的终结。

(2) 宣告，从此进入脑血管疾病状态。

(3) 预示脑动脉狭窄的可能。

(4) 预示脑卒中风险增加。

TIA 的出现，直接告诉你，必须当机立断，立即就医！立即治疗！

（二）TIA 是动脉血管狭窄与微栓子的"杰作"

为什么要重视 TIA 的出现，那就要先了解 TIA 的发生机制。

TIA 主要引发脑梗死，导致缺血性脑卒中；这类缺血性脑卒中是动脉狭窄、动脉斑块、夹层、栓塞的结果。

TIA 发作机制

导致局部脑动脉一过性缺血、欲将发生缺血性脑卒中的机制，主要有两种解释。

1. 动脉狭窄

动脉狭窄导致脑血流量降低，在某些诱因状况下引起一过性动脉血流量突然下降，形成脑组织功能障碍；随着诱因缓解脑血流供血恢复，脑组织功能再次恢复。临床仅表现为一过性肢体无力、麻木等功能障碍。

如若狭窄的脑动脉发生局部血流量降低持续不缓解，则临床肢体无力等症状不缓解，即形成不可逆脑组织坏死，头部 MRI 可见急性脑梗死病灶出现。

2. 微栓子栓塞

血液中微栓子随血流流至脑动脉，导致脑小动脉一过性栓塞、血流中断，形成急性缺血性脑功能障碍，临床表现为短暂的肢体无力麻木等。随着微栓子通过小动脉或微栓子崩解，脑小动脉再次开放、脑血流恢复、脑功能恢复、临床症状缓解。

微栓子来源主要有两个方面：一是动脉斑块；动脉斑块不稳定，表面有脱落形成微小斑块碎片进入血液形成微栓子。二是心脏；心脏瓣膜、心房壁赘生物或大动脉血管壁来源的微小栓子，一过性堵塞脑动脉血管形成短时间的局灶脑功能障碍。

所以发生 TIA 直接预示着脑血管存在以下两个重要问题。

(1) 脑血管病变：动脉狭窄的存在；动脉斑块的形成。

(2) 血液中存在流动性微栓子：心脏疾病所致的微栓子；大动脉系统疾病所致的微栓子。

（三）TIA 的主要症状包含哪些？哪些人容易出现 TIA

1. 既往"健康"者可以发生 TIA，中老年发生率最高

TIA 可以发生在既往"健康"人，当然这个健康是要打引号的。这种所谓的"健康"实际上是已经具有了脑血管病的基础或已经形成了脑血管形态、结构的改变。

只不过是没有检查，没有主动发现或只是当事人过于盲目自信，不相信已经狭窄或斑块形成脑动脉会导致脑卒中发作。"不检查"或"不相信"两者都是我们在谈脑卒中诱因时，患者日常生活最常见的"忽视和盲目自信"现象。

对于已有脑血管病基础疾病的人群来说，TIA 更常见于以下五类人群。

(1) 中老年人。

(2) 高血压患者。

(3) 糖尿病患者。

(4) 脑动脉硬化。

(5) 心脏瓣膜性疾病。

2. TIA 的常见症状

一过性且持续不超过 30 分钟的以下症状，都应考虑是 TIA 发作。

(1) 半侧面部、肢体麻木。

(2) 半侧面部、肢体无力；行走拖沓、上台阶费力，抓握无力，拿不住东西。

(3) 口角㖞斜。

(4) 视物重影。

(5) 说话不清楚。

(6) 眩晕。

(7) 走路偏斜，不走直线。

其中前三类最多见。

有高血压、糖尿病或嗜酒的中老年人，出现以下症状也要考虑是 TIA 发作。

(1) 饮水呛咳、吞咽困难。

(2) 突然跌倒发作，无意识障碍（磕碰、滑、绊倒、踩空、不慎等除外）。

(3) 短暂性全面遗忘，数小时内的事什么都记不住，又无其他原因可以解释。

后两种发作的鉴别有点专业，最好看医生。

我们所罗列这些发作性症状，目的就是警示！

发生这些症状后，要考虑一过性脑缺血的发生、TIA 的可能，提示您立即就医；这是目的。

二、天下第一恶性脑卒中：椎 – 基底动脉系统脑血栓形成

（一）先了解一下什么是恶性脑卒中

恶性脑卒中是指死亡率极高的脑卒中，存活率不足 20%，部分甚至几乎为 0%，没有生存的概率或存活也是植物状态。

恶性脑卒中主要包括以下几项。

1. 大面积脑梗死（脑血栓）

大脑半球完全性梗死，大脑半球大于 3/5 区域的完全性脑梗死。

2. 重度脑出血

重度脑出血包括大量脑出血和关键部位的脑出血，如脑干出血即使只有 3ml 也是重度脑出血。其他重度脑出血还有大脑半球出血量大于 70ml，小脑出血大于 30ml，丘脑出血大于 15ml。

3. 椎 – 基底动脉系统脑血栓

大面积脑梗死和重度脑出血发生突然，除非立即手术取栓或手术开颅、钻孔碎吸等积极治疗否则患者死亡率几乎 100%。即使手术成功，但由于脑组织已经完全性坏死，患者生存率也并不高，存活也是植物状态。重症大量脑出血更是如此，死亡率极高。

椎 – 基底动脉系统脑血栓是恶性脑卒中中致死率、致残率、残疾程度最高的脑血栓类型，故此称为天下第一恶性脑卒中。

（二）椎 – 基底动脉系统脑血栓，"荣登"第一恶性脑卒中

为什么要把椎 – 基底动脉系统脑血栓列为天下第一恶性脑卒中？是因为椎 – 基底动脉系统脑血栓具有以下几个特点。

椎 – 基底动脉系统病变及脑血栓形成

分期	动脉基础病变期	症状警示窗口期	血栓形成	
			血栓形成初期（塌方式发作）	血栓形成后期
病理改变	动脉硬化、斑块、狭窄	动脉不完全闭塞，引发缺血性病变，可仅有散在小梗死灶或无梗死灶	局部动脉闭塞开始，血栓开始形成，MRI显示局部散在多发小急性梗死灶	椎 – 基底动脉供血范围内脑组织不可逆坏死
主要症状	间断头晕为主	头晕，步态不稳、呛咳、后枕部发闷、吐字不清加重或反复出现	明显的头晕、呕吐、呛咳、不能行走、视物重影等	昏迷、四肢软瘫、植物状态等
时间	n 年	可达数天至 2 周内	数分钟至 1~2 小时或几天	紧随警示期

1. 存活率低、残疾率高

椎 – 基底动脉系统脑血栓生存率不足 20%，死亡率高达 80% 以上；幸存患者近 75% 卧床或植物状态。

2. 血栓形成前"症状警示窗口期"，是重要结点

椎 – 基底动脉系统脑血栓形成前，患者往往会有一段"症状警示窗口期"，此时椎 – 基底动脉系统血栓形成不完全，患者相对"逍遥"，仅表现为头晕、后枕部发闷、行走活动不受限或影响不严重，吐字、饮水功能仅轻度异常。"症状警示窗口期"没有剧烈的呕吐、视物重影和不能行走。

"症状警示窗口期"的特点如下。

(1) 动脉主干未闭塞，仅发生小的、分散的梗死灶：椎 – 基底动脉系统脑血栓初期，脑梗死仅在部分脑干、小脑、丘脑或枕叶发生，梗死灶散在并且较小。此时基底动脉或椎动脉主干没有完全闭塞，没有导致基底动脉和椎动脉供血范围内完全性梗死。

(2) 患者表现为意识清，能独立行走，无剧烈恶心呕吐、无肢体瘫痪：抓住警示窗口期时机积极治疗能降低血栓进一步形成的风险，提高生存率、降低残疾。

(3) 可治：窗口警示期时抓住警示症状和体征，在动脉主干完全闭塞前积极配合检查、积极治疗，是可以发现椎 – 基底动脉血栓形成的迹象；进行必要的全脑动脉造影，积极准备溶栓、取栓手术等，还是有极大机会阻止血栓形成。

(4) 可防：在头晕初期对患者积极采取合理检查、积极宣教，让患者明白椎 – 基底动脉血栓的危害，促使患者于窗口警示期积极配合，能最大地争取治疗时机、提前发现、提前处置、减少发病。

3. 血栓形成呈现"塌方式"发作

丧失、错过椎 – 基底动脉系统脑血栓形成窗口警示期，患者病情可呈"塌方式"突发加重，特别是基底动脉闭塞后患者呈现突发性意识障碍、眼球位置不对称、恶心呕吐、肢体瘫痪，呼吸、心率、血压异常；速度快，危重。

许多患者或患者家属在椎 – 基底动脉供血不足开始后，由于症状轻微未引起足够重视，在突发小梗死形成的"症状警示窗口期"犹犹豫豫，反复纠结"手术治疗有效率""风险发生率"，拒绝全脑造影等进一步诊断和处置，致使时机错过。

椎 – 基底动脉血栓继续生长是最大的危险，血栓的增长不会因为家属在商榷、在讨论而暂时停止下来。"黄金 6 小时"时间内施行 DSA 下动脉取栓，被认为是椎 – 基底动脉血栓形成最有效的治疗手段。

所以针对恶性脑卒中的椎 – 基底动脉系统脑血栓，积极普及相关知识、着重警示、反复宣教，提高认识与接受程度。在椎 – 基底动脉系统血栓完全形成前，积极配合合理施救，是可以拒血栓形成于椎 – 基底动脉之外的。

椎 – 基底动脉系统脑血栓，早期可防、可控，早期积极治疗效果显著，这也是为什么把椎 – 基底动脉系统脑血栓列为天下第一恶性脑卒中的原因之一。

（三）病例：反复头晕、突发步态不稳，椎 – 基底动脉系统血栓形成

通过下面这个真实的病例，来体会一个患者在反复、持续头晕的血栓形成前症状警示期，在"可防""可治"的时间内，虽然经过反复郑重的警示，却遭到患者及家属的怀疑、轻视、忽视，甚至"不作为"；最终"等来"了椎 – 基底动脉血栓形成、"塌方式"发作，让患者从此陷入昏迷和四肢瘫痪的恶性脑卒中状态！

真实的人物，真实的事件，真实的病例，只是把患者的名字隐去。

【病史】患者男，61 岁，退休工人，退休不满 1 年。间断头晕 1～2 年，反复持续半个月余，伴后脑发闷 5 天。既往有高血压病，平素间断不规律口服降压药，血压波动在 120～160/70～95mmHg。没有糖尿病、冠心病，日常少量饮酒，不吸烟。入院查体表现为言语欠流利，吐字略不清。无眼球震颤，无肢体感觉障碍、运动障碍。行走尚稳定，肢体协调良好，无病理征。

患者此时处于椎 – 基底动脉血栓形成前期，症状警示窗口期内。

【辅助检查】颅内血管多普勒（TCD），基底动脉平均血流速度 9cm/s，峰速度 15cm/s；右侧椎动脉平均血流速度 9cm/s，峰速度 15cm/s；左侧椎动脉平均血流速度 11cm/s，峰速度 20cm/s。依据当时的检查参数，血流速度明显减慢。

【诊断】椎 – 基底动脉供血不足（后循环缺血）。高血压病。

● 医生的判断、分析和要求。

(1) 基底动脉、椎动脉血流速度明显降低，提示小脑、脑干缺血。

(2) 患者后枕部发闷胀，高度提示该患者基底动脉血流灌注不足，脑干缺血。

(3) 患者步态不稳未明显出现，考虑现在患者处于椎 – 基底动脉血栓形成前期，血流仍有代偿期。

(4) 不排除患者会发生基底动脉、椎动脉闭塞，导致小脑、脑干局部发生急性缺血性梗死，有进一步形成椎 – 基底动脉系统脑血栓的可能。

(5) 尽快完善头颅磁共振（MRI），头颈部动脉 CT 血管成像（CTA），建议全脑数字减影血管造影（DSA）检查。

防止脑干、小脑急性梗死，发生"塌方式"椎 – 基底动脉系统血栓成为临床治疗的重点。患者如若出现步态不稳、视物重影、恶心呕吐、肢体软瘫无力、生命体征改变等，极高度提示椎 – 基底动脉系统脑血栓形成开始发生。

● 患者的想法和态度。

"我才 61 岁，刚退休，就有这么重的病了！"

"我头晕又不是一两天的事儿了，以前也头晕过，都半年多了不也没咋地嘛！"

"我没那么点背！昏迷摊不到我头上！"

"医生都愿意吓唬病人！"

"不接受其他检查，就是叫我花钱！"

……

医生与患者和患者家属反复沟通，椎 – 基底动脉血栓性脑卒中是致残率、致死率最高疾病，是恶性脑卒中，死亡率会高达 85% 以上，存活患者植物状态达 75% 以上。

……

第 3 天，言语流利、偶有呛咳和短暂步态不稳，无视物重影，患者及其夫人仍然拒绝一切检查，拒绝提供其子女及其他亲属的联系方式，拒绝与其他家属或亲友通报病情。

第 5 天，症状略有加重。患者终于同意 MRI、MRA 检查，拒绝 DSA 检查等。

头部 MRI：脑干、小脑 2 个散在小的急性梗死灶。

头颈部 MRA：优势侧椎动脉闭塞不除外，基底动脉重度狭窄。

症状警示窗口期确立，椎 – 基底动脉系统散在小的急性脑梗死病灶，确定即将发生塌方式基底动脉闭塞，危重！强烈建议立刻进行 DSA 诊治。

……

第 7 天，晨起后不久患者突然出现步态不稳，双眼视物不清，10min 后突发意识丧失。患者的子女在 2.5 小时后才首次来到医院。

急诊溶栓无效，征得患者家属同意后行 DSA 检查，DSA 示基底动脉完全性闭塞、左侧椎动脉（主侧）闭塞。患者家属拒绝动脉取栓。

患者昏迷、四肢软瘫。

【诊断】椎 - 基底动脉系统脑血栓形成。中脑、脑桥、双侧丘脑、双侧枕叶多发急性梗死。基底动脉闭塞。椎动脉闭塞（左侧）。

医者注：人们对脑血管 DSA 检查的接受能力较低

DSA 即数字减影血管造影术，能对全身动脉和部分静脉进行 X 线下检查，发现动脉或静脉的狭窄、斑块、闭塞、动脉瘤、畸形等异常状态，并可进行治疗操作，如动脉溶栓、支架、扩张、动脉瘤填塞等。

人们对脑血管病进行 DSA 检查的认识和重视，远不如 DSA 对冠状动脉狭窄、冠心病心绞痛的认识和重视。患者发生心绞痛时接受冠状动脉血管内支架治疗率可达 85% 以上；而对于未出现瘫痪的患者，如有一过性肢体麻木或无力症状或体征时提示可能发生脑血栓的患者，患者和家属接受血管内检查和治疗的却不足 30%。

（四）不怕一万，就怕万一

"不就是头晕吗！我就经常晕，还住过好几次医院呢，也没出现什么了不得的事情嘛"！

患者经常如是说。

医生客观地讲：针对反复头晕要具体分析，要依据患者的临床表现、脑血管狭窄等病变状况、脑梗死病灶的分布和特点等，结合年龄、性别、是否有高血压、糖尿病等基础性疾病，以及饮酒、吸烟等不良生活习惯具体情况具体分析。

患者或患者家属千万不要仅以个人经验、他人状况，来定夺自己疾病。

医患双方有错吗？

都没有错！

错的只是对疾病理解的角度不同、深度不同和是否具有专业性而已。

疾病在患者身上，医疗专业性的知识和技术在医务人员身上，患者的决定是能否实现医疗专业性知识和技术的必要条件。只有相互信任的基础上，用专业性的医疗意见去替代非专业性的经验或认识，才是最终规避某些疾病恶性结果的最好办法。

当然不是说头晕就是恶性脑卒中的头晕，就会脑卒中！恐慌每一次每一个症状也没有必要，我们说过了要具体分析。

头晕的患者群体大了，发生脑卒中的毕竟是极少数，万分之一都不到。

编者注：对同一疾病认识的差异

不同的人，即便同是医疗人员也有不同的专业，或是同一专业而又有不同的学识和经历，都可以造就对待同一疾病的认识存在差异。认识差异是允许和客观存在的，要求对于事物形成完全、无差异的一致认识是不客观的。

患者是从个体经历、经验出发（有甚者只是道听途说），以个体的发生和结果为个人思维，来判定其他人、甚至是群体的症状和结果。

医疗专业人员即是从个体化因素出发，具体病例具体分析；从疾病的总体出发，上升到群体疾病层面，综观疾病的本质。然后结合个体特点强调疾病的发生、发展、结果的可能性，并提醒个体注意和接受。

这就是医生和病患个体，在对待同一个事物的认识、判断上的差异，也是产生医患矛盾的弊端之一。

非专业的个人认知，多是由点带面，对疾病个体的特征带有极端性。

专业人的个人认知，多是点面结合，不忽视疾病个体的特征。

对于群体是万分之一，但对于每一个发病患者自身而言，都是 100%。

常言道"不怕一万就怕万一"，是有道理的。

就患者发病率来说，比如脑卒中年发病率平均为 250/10 万，意思是每年每 10 万人约有 250 人新发脑卒中。依据全国人口总数约 13 亿计算，每年全国新发脑卒中患者总数在 300 万人以上。

300 万对于 13 亿来说是万分之一的事，而对于这 300 万的每个患者来说，每个人都是 100% 的发病。

您理解了吗？

1 万个人吸烟，其中有 1 个人患肺癌，这个人对自身来说是 100%，而对于

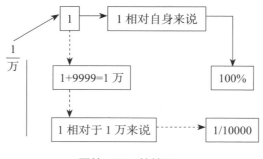

不怕一万，就怕万一

这 1 万个人来说是 1/ 万。

不怕一万、就怕万一！绕了一大圈，实质上就是要说明一件事。人类自身机体是个生物体，脑血管病是日积月累的慢性病程结果，日常生活中几万万高血压、糖尿病，几千万久坐、熬夜、脑疲劳，数百万忽视早期疾病信号、盲目自信，最终出现脑卒中的几百万人，这几百万人的脑卒中患者也是"万里挑一"了。

您问一下每一个"万里挑一"的 100% 发病的患者、每一个脑卒中患者个体，哪一个缺少了与疾病病因、疾病诱因"错过"了的故事！加强自我防范、加强自我管理、主动规避不良生活习惯是预防疾病、减少疾病的最佳办法之一。

三、基底动脉那些事

（一）人体不可缺少的动脉——基底动脉

基底动脉（basilar artery），最重要的两个字是"基底"，来源英文单词 basic，基础的、根基的、底部的。

你可能都没听过基底动脉这个词，不知道这个动脉长在哪了，也不知道这个动脉长成什么样子，更不知道这个基底动脉的作用是什么？

但从"基底动脉"几个字上，你肯定已经想到"基底"含义的重要性，基础的、底部的、不在乎外表但很关键。

所以你知道了，基底动脉就是人体至关重要的动脉，不可缺少、无可替代。

脑干唯一的供血动脉。

脑干最重要的生命中枢，除基底动脉外再无其他动脉代偿供血。基底动脉之所以重要，因为它是颅内唯一供血给脑干的动脉。

基底动脉全程腹侧（腹部这个方向）是无任何分支动脉的，基底动脉全部分支都向着背侧的脑干发出，有中央支、短周支、长周支，分别供血给脑干、桥小脑脚和部分小脑。

脑干极其重要的生命中枢！

基底动脉是脑干唯一的"陪伴"动脉！而且是"孤独"的。

（二）基底动脉撑起人体的动脉之"天"

1. 基底动脉位居于中

基底动脉由左右椎动脉汇合而成，基底动脉较大分支包含左右大脑后动脉、左右小脑前上动脉和左右小脑前下动脉。这三对动脉及其分支和双侧椎动脉共同组成椎－基底动脉系统。椎－基底动脉系统主要供血给小脑、脑干、部分脊髓和大脑枕叶。

2. "天"字动脉

椎－基底动脉系统血管分布外形就像个"天"字，"天"字两横中间的那一"丨"（竖），就是基底动脉。可想而知，如果没有这一"丨"，"天"就会塌的。这样比喻，你就完全懂得了吧。

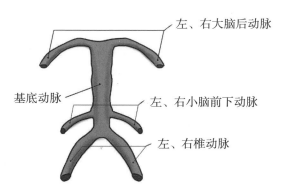

左、右大脑后动脉

基底动脉

左、右小脑前下动脉

左、右椎动脉

椎－基底动脉系统"天"字分布形态

3. 基底动脉解剖特点

基底动脉走行于脑干的腹侧面，附着于脑干表面。基底动脉长约3cm，平均直径3.1mm左右。基底动脉的分支均起源于背侧，分支动脉直径很小，多数在100～200μm，称为脑干（旁）中央动脉，是高血压常见的脑出血动脉之一，也是高血压、动脉硬化后产生脑梗死的好发动脉，不论是缺血性还是出血性脑卒中都很常见。

4. 通过 Willis 动脉环与颈内动脉沟通

基底动脉顶端分为双侧大脑后动脉，大脑后动脉通过后交通动脉与颈内动脉（ICA）连接。这些动脉在颅底中央围绕着脑干顶端前形成一个环，称为 Willis 动脉环。

Willis 环将前循环动脉系统（ICA 系统）和后循环系统（椎 – 基底动脉系统）相互连接，起到平衡颅内动脉血流相互补充的作用。

当有一条动脉狭窄或闭塞时，血液可以由其他动脉通过 Willis 环进入该动脉远端，形成侧支一级代偿，防止动脉狭窄后发生缺血性脑梗死。

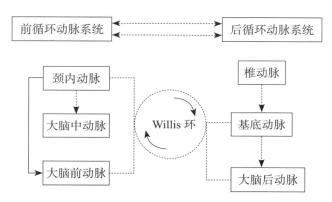

大脑底部的动脉环，连接前后循环系统

5. 基底动脉病变的临床诊断

基底动脉病变主要来源于后天的硬化、斑块形成、狭窄、闭塞、夹层、动脉瘤，以及先天发育性纤细等；另外还有相对少见的窗型基底动脉。

基底动脉常见的病变类型如下。

(1) 基底动脉硬化。

(2) 基底动脉狭窄。

(3) 基底动脉闭塞。

(4)（椎）基底动脉血栓形成。

(5) 基底动脉夹层。

(6) 基底动脉尖综合征。

(7) 基底动脉瘤。

(8) 基底动脉瘤破裂出血。

(9) 基底动脉延长扩张症。

(10) 基底动脉纤细等。

（三）基底动脉闭塞具有突发性、进行性加重、缺乏典型预兆

基底动脉血栓形成可单独形成，是椎－基底动脉系统脑血栓的重要组成。基底动脉血栓临床症状危重，然而基底动脉血栓形成前患者缺少临床特征性的表现，重要的常见症状如严重的头痛、呕吐、视物重影、步态不稳、四肢软瘫等。

患者可能仅在表现为反复头晕、恶心、步态略不稳定、后脑勺发闷、视物有时不清的基础上，突发呕吐、视物重影、肢体平衡障碍，继而数分钟数十分钟后呈进行性加重性四肢软瘫、意识障碍等"塌方式"发作，此时已表明基底动脉血栓已经形成。

1. 基底动脉血栓形成时的特点

(1) 发生突然。

(2) 起病迅速。

(3) 典型临床预兆少。

(4) 前期临床表现缺乏特征性。

(5) 症状进行性加重等。

基底动脉血栓形成，临床典型预兆少、发作突然、迅速加重，呈现"塌方式"临床发作。

2. 基底动脉缺血时常见症状

基底动脉病变临床缺乏特征性表现，常见的主要症状如下。

(1) 反复头晕，头昏沉，可有恶心、呕吐。

(2) 后枕部发胀、发木、发闷、隐痛。

(3) 突发性头痛。

3. 基底动脉突发闭塞时主要症状

上述症状反复出现、并间断持续发作时，合并下列体征时要高度考虑为椎－基底动脉系统脑血栓形成的风险。

(1) 步态不稳，如醉汉左右摇晃。

(2) 眼球运动受限、视物重影、眼前东西在跳动、一过性双眼黑矇。

(3) 单侧或由单侧到双侧肢体麻木、无力、弛缓性瘫痪。

(4) 饮水呛咳、吐字不清。

(5) 口角、面颊麻木、歪斜。

(6) 进行性加重的、突发的意识障碍。

要提醒一句的是。

老年人突发意识障碍（昏迷）同时伴有四肢弛缓性瘫（软弱、无力），在排除常见疾病（如心源性晕厥、低血糖等）后，首先要考虑是否为基底动脉系统血栓形成。

4. 基底动脉病变的治疗技术

目前治疗基底动脉血栓形成最有效的手段当属 DSA 下基底动脉内取栓术，动脉取栓成功会获得神奇的效果。

总结一下基底动脉病变的神经介入（DSA）治疗手段如下。

(1) 动脉内球囊扩张术。

(2) 动脉内支架术。

(3) 动脉内动脉瘤填塞术。

(4) 动脉内取栓术。

(5) 动脉内溶栓术。

(6) 动脉内灌注等。

四、越治越"重"的脑卒中案例：进展性脑血栓

（一）病例：进展性脑血栓，打着针住着院，瘫痪反倒加重了

【病史】患者男，58 岁，职员。体型偏胖，颅圆颈短。无锻炼习惯，从不进行定期身体检查。长期饮酒史近 30 年，每日 2～3 两白酒，无糖尿病病史。发现高血压病史 15 年，平素血压控制不良。一天前患者自觉右手抓握力量减弱，次日右手不能抓持重物，前来就医。

第 1 天（入院当日），家属陪同下步入病房，言语略笨拙，行走时右侧下肢有拖沓，站立时右侧上肢抬举可超过头部，但右手抓握明显力弱。头部 CT 未见出血灶，无责任病灶。

【诊断】急性脑梗死。原发性高血压病。

【治疗】神经内科依据患者病史、体征、辅助检查等，依据指南给予缺血性脑卒中常规治疗。（不含急诊动静脉溶栓治疗，因为溶栓要求在发病后 6 小时内进行）。

第 2 天，患者晨醒后出现右侧上肢麻木，同时右侧上肢抬举仅能达额部、不

能超过头部，右手握拳不实。言语流利度明显减退，吐字也不够清晰，行走时需要扶持。

第 3 天，吐字不清、言语笨拙明显加重，右侧上肢抬举只能平肩部，右侧腕部不能将手抬起，右手五指抓握只能半掌，必须他人扶持才能行走和坐起。

……

第 7 天，患者右侧半身基本完全瘫痪，上肢不能抬举，只能在床面上移动；右手指不能产生任何活动。下肢平卧时能抬举，但不能支撑身体；患者不能独立坐起。

【诊断】脑梗死（进展性脑血栓）。原发性高血压病。

为什么？

为什么？打着针、吃着药、住着院，瘫痪还在加重？

【病历分析】脑血栓是脑梗死的重要类型，是由于动脉狭窄或动脉斑块导致局部血流量降低或中断、引发血管内血液凝固形成的缺血性脑卒中。

该患者脑动脉局部血流反复持续减少而不是突发完全性中断，出现进展性的原因可能与下列两点相关。

1. 患者发病到入院的间隔时间已经大于 6 小时，超出了急诊脑血管介入手术溶栓、取栓的时间窗，这可能是导致患者病情不断加重的主要技术原因。

2. 存在较重、持久的动脉狭窄和易损斑块。

CTA 证实患者存在重度动脉狭窄和斑块，狭窄和斑块可能是导致急性脑梗死呈现进行性、阶梯式加重的根源。

考虑原因在于：①患者有已经存在多年的重度动脉血管狭窄，平素未进行身体检查，自己和家人也都不知道。或体检了、也知道，但未引起足够重视或已经遗忘；②对狭窄等病变的动脉未进行必要的前期干预及治疗，总是认为一直都没什么事；"狭窄血管即使要堵，也是以后不知道什么时候的事儿呢"，患者一直抱有侥幸心理。

那么患者急性脑梗死，呈现进行性加重，走着进来、瘫着出去，到底是什么类型的脑卒中呢？

其实答案很明确，都是"进展性脑血栓"惹的祸！

（二）进展性脑血栓，阶梯式加重、每日逐渐瘫痪

进展性脑血栓（或称进展性脑卒中、进展性脑梗死），是指脑梗死发病后即使经历着临床治疗，病情仍呈进行性加重，表现为原有的肢体无力、麻木、言语

笨拙、吐字不清等，每隔数小时后或翌日再次明显加重，呈现下台阶样的阶梯式加重。

1. 进展加重的时间可持续 3～5 天

进展性脑血栓病情不稳定性加重，常持续至起病后 3～5 天，少数可加重至第 7 天，进展加重过程超过 2 周以上极为罕见；进展性脑血栓属于难治性脑卒中。

因进展性脑血栓患者起病时症状、体征较轻，患者多能行走，并且言语流利度、吐字清晰。治疗后脑血栓形成并不因为治疗用药或其他治疗措施而得到控制，临床症状不断反复加重，极易导致患者和患者家属的对疾病本身特性的不理解。

2. 进展性脑血栓的发病机制复杂

当病变动脉灌注压降低、灌注量降低不足以维持局部脑组织生理需求时，当局部脑血流量低超过脑组织能耐受的阈值时，即产生脑组织神经元缺血性坏死，形成缺血性脑卒中。

这一点我们在第 1 章中讲述过，那么进展性脑血栓又是什么原因导致的呢？

(1) 侧支动脉代偿不充分，缓解脑卒中不彻底：当缺血动脉区域内脑组织有侧支动脉循环代偿时，血液再次通过开放的侧支动脉进入缺血区域，使供血障碍得到一定程度的缓解。

此时会出现以下两种状况。

① 侧支代偿充分，缺血性脑卒中停止。

② 侧支代偿不充分，量不足或时断时有，缺血性脑卒中断续性逐渐加重，最终导致进展性脑血栓。

(2) 病变动脉不完全阻断，脑梗死逐渐加重：较重的动脉狭窄或易损斑块存在，发生缺血的动脉血流阻断不完全、呈血流逐步阻断，或者易损斑块反复连续脱落，此状况导致脑组织梗死的范围逐步扩大。患者临床表现就不是稳定性的脑梗死，而是呈现逐渐进展、然后稍稳定、再加重的往复过程，即阶梯式加重的进展性脑血栓。

形成病变动脉不完全阻断，该供血动脉可能包含以下几个状况。

① 动脉狭窄呈重度，而非完全阻断性。

② 斑块覆盖穿支动脉口，呈非完全性覆盖。

③ 动脉夹层形成，供血动脉管腔即"真腔"，被不断扩大的"假腔"挤压变窄、逐步闭塞。（参见动脉夹层相关章节）

毕竟进展性脑血栓发生机制的问题有点太复杂了，我们就不在这讨论太多。

编者注：

　　让读者了解一个疾病的发病机制问题，目的主要是能让读者更进一步懂得如何去防范该类疾病，做好日常预防。不要等到自身动脉狭窄重了才去处理，或者根本就不了解自己动脉的基本情况，等到发病后才想起来后悔，不该这样、那样。

　　提高对脑卒中的认识，提高对脑卒中的防范意识，是拯救脑卒中的重要环节。

　　(3) 错失发病后 6 小时"黄金时间"：另外，绝大多数新发脑卒中患者都不能在发病后第一时间前往医院，也有许多错过了"脑卒中绿色通道"，致使新发脑卒中患者发病至入院接受治疗时间远远大于 6 小时，错失能施行溶栓、取栓的黄金时间。这一点也是脑卒中呈现进展的根源之一。

　　拯救脑卒中，缩短患者入院时间，提高患者、患者家属的"黄金时间"意识，是科普脑卒中知识的重要任务之一。

（三）"3+1 ＞ 6"，脑卒中不断进展、不断加重的"不等式"

　　1. "3+1 ＞ 6"，即疾病病因 + 生活诱因和发病到入院的时间

　　"3"代表着疾病病因 3=1（动脉硬化）+2（高血压、糖尿病），该患者同时患有高血压和糖尿病，以及脑动脉局限性动脉硬化，具备 3 项疾病病因。

　　"+1"指生活诱因指至少占有一项脑卒中生活诱因，如嗜酒、吸烟、肥胖、饮水不足、情感异常或忽视等。

　　"＞ 6"指从发病到住院治疗的时间＞ 6 小时超过 6 小时即表明患者没有在发病后第一时间前往医院就医，丧失了"黄金 6 小时"时间窗，丧失溶栓、取栓的最佳时机。

　　以刚刚讲述的这个脑卒中患者为例。

　　患有高血压和糖尿病和脑动脉硬化，加饮酒（其实还吸烟），发病后 10 小时（＞ 6 小时）才住院治疗，患者就是典型的"3+1 ＞ 6"格式。

　　"3+1 ＞ 6"**诱导进展性脑血栓**。

　　临床上观察发现，进展性脑血栓好发于有脑动脉硬化的长期高血压、糖尿病且嗜酒患者，"3+1"格式。

　　同时如若患者在发生急性缺血性脑卒中时大于 6 小时（＞ 6）才行就医，患

者临床多会呈现为进展性脑血栓，如同上例患者。

我们反复提到，针对高血压患者，绝对禁酒；针对糖尿病患者，绝对戒酒。

而对于部分高血压患者或糖尿病患者似乎是难以自愿接受的。

有甚者高血压＋糖尿病，仍然饮酒；更有甚者，年轻的、高血压、糖尿病患者，仍然饮酒；如是，不仅脑卒中发病率高了、年轻化了，而且更容易形成难治的、进展的脑梗死。

年轻的、高血压、糖尿病，还在饮酒、吸烟的患者，您看该怎么办！

2. 攒钱可以，但别"攒"病

想强调这句话：疾病是"诚信"的，"积攒"了让它发生、存在的原因，它一定会如实"回报"的。

有脑卒中的结果，必然存在导致脑卒中发生的原因。

发生脑卒中的病因或诱因，很多时候都是慢慢积攒的结果。

攒钱可以，但别"攒"病。

3. 再看一个青壮年"积攒"疾病，导致脑卒中进展的病例

【病史】患者，男，39 岁。职业保安，体型高大硕壮，无体育锻炼爱好。糖尿病病史 10 余年，高血压病史 20 年。长期嗜酒、吸烟，饮食不节制，不规律控制血糖、血压。

患者才 39 岁，但已经是个有个经验的"老"患者了。曾反复住院调整血糖和血压，并发现脑动脉斑块形成和颅内动脉轻度至中度狭窄。

患者虽然年轻就有较多疾病，但患者仍不断以自觉能力差、自控能力差为由，对所查身体结果不予以重视和处置，仍继续饮酒、吸烟、不运动，对老母亲及妻儿的规劝置若罔闻。

第 1 天（入院当日），左侧上肢无力 10 小时。左手不如平时持物有力，不能提起 10 余斤的重物。自觉左下肢略显无力，但可以登楼梯，言语清晰。头部 CT 未见异常病灶，头部 MRI 显示右侧放射冠异常信号，提示急性脑梗死，脑卒中了。

【诊断】急性脑梗死。2 型糖尿病。原发性高血压病。

第 2 天，晨起后患者左侧上下肢呈现活动障碍加重。左手不能紧握成拳，不能系扣子；行走时左侧下肢拖沓、跛行，上台阶时不能支撑，需扶持。

第 3 天至第 5 天，左侧上肢重度瘫痪，肌力 0～2 级，仅存留上肢肩关节部轻度抬动，余左手指、腕关节、肘关节均不能产生运动。左下肢踝关节下不能产生运动，髋关节带动大腿仅有部分抬举。

【DSA 结果】右侧大脑中动脉 M_3 段一动脉局限狭窄，伴斑块形成，该动脉斑块狭窄处有分支动脉开口。

【诊断】进展性脑血栓。

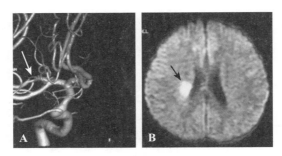

动脉局限狭窄

A. DSA 可见狭窄的大脑中动脉 M_3 段；B. MRI-DWI 可见急性梗死灶

【病例分析】

(1) 患者发病 10 小时住院，错失动脉、静脉溶栓和动脉取栓时间窗。

(2) 患者反复阶梯式加重直至完全性左侧肢体瘫痪，发病机制考虑为大脑中动脉（M_3 段）穿支动脉开口被载体动脉斑块覆盖，或者新发表面血栓不稳定反复脱落导致穿支动脉开口阻塞，该两项原因最终致使患者临床症状反复进行性加重；这是一例穿支动脉病引发的进展性缺血性脑卒中！

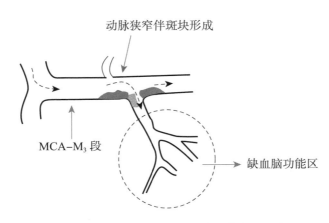

大脑中动脉斑块形成伴狭窄覆盖穿支动脉

五、大脑"八字"线上脑梗死，脑动脉狭窄后闭塞的宿命

（一）脑动脉供血的"三不管"区——人类高度发达大脑的供血薄弱区

1. 歪说"三不管"

"三不管"，英译"No Man's Land"。《汉语词汇》是这样注释的：三不管，旧指天津市的南市，清末天津日、法租界初开，该地尚荒僻，日、法两国领事馆无权管辖，中国地方官署亦置之不管，故称"三不管"。

这个词多用来形容过去或现在社会上某些区域，管理存在相互扯皮、相互推诿的诟病状态，容易发生引发社会群众不满的"顽症"，是管理弱化现象的代表区域。

所以，"三不管"是指一个区域内的松懈和无管理的状态。

2. 大脑半球结构高度发达，供血动脉却三分天下

人类大脑高度发达、结构紧凑，各部位链接与功能实现至今还有未明确的机制。然而大脑半球供血机制却极其明朗，每侧大脑半球都有三条大动脉供血，并且供血范围有固定的区域。

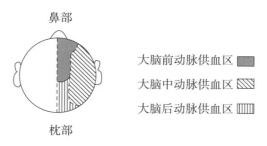

大脑半球三大动脉供血区

(1) 每侧大脑半球有三条动脉供血：每侧大脑半球供血由三条脑动脉完成，分别是大脑前动脉、大脑中动脉和大脑后动脉。三条动脉各有专属供血区域，不论是老人、孩儿，男人、女人，即使是不同种族的人，这三条脑动脉的结构、走行、分布都是绝对相同的；如果出现动脉交错、分布跨界、走行异常、分布异常，那就是异常脑血管或异常病变的结果。

(2) 三条动脉有固定的供血区：我们在第 1 章中讲述过，人是浸泡在血液中的生物，脑功能的实现完全依靠脑动脉的供血。大脑前、中、后动脉，有固定的供血区域，分别供血给大脑半球的前部（前额部）、中部（耳上侧面）和后部（后

枕部），充分保证每一部位的脑组织都能得到脑动脉供血滋养。

3. 半球供血三大动脉，主干根部相连，分支分散如树枝末梢样

大脑动脉前、中、后动脉在发出分支前在主干根部（大脑底部）是通过颅底动脉环（Willis 环）相互连接的，以平衡动脉间相互的血流量、维护全脑的供血，防止其中一条动脉缺血。

动脉分支与树干分支是一样的，主干到分支由粗到细，由细到末端；分支与分支有交错但不会重叠；主干与分支都有自己的范围和末梢形成的边界。

脑内血管主干分支之间是相对独立的、相互分支也不再横向连接，形成每一个主干分支都有独立的分布区域。每一个主干分支的分布区不会与另外一个主干分支的分布区完全重叠，只会在末端有部分相互交错，形成主干自己空间区域的划分。

4. 大脑半球也存在"三不管"区，在供血问题上脑内动脉相互"推诿"

就如同刚刚简述的，大脑半球共有三条动脉负责供血，脑内动脉主干分支都有自己的独立区域，每个动脉都有独立分工，正常供血状态时一条动脉无法负担另外一条动脉的供血。

比如大脑前动脉（ACA）与大脑中动脉（MCA），ACA 接管 MCA 发生在两种状况：①发育异常，跨区供血。② MCA 慢性闭塞，促使 ACA 与 MCA 间皮层脑膜支 – 侧支循环开放，血流由 ACA 经脑膜支进入 MCA，呈现代偿或部分代偿 MCA 供血功能。

如若皮层脑膜支不开放，则 MCA 侧支循环不能建立，即形成 MCA 与 ACA 边缘区和部分 MCA 区供血量下降的供血薄弱地带无动脉供血管理，即"三不管"区。

脑内动脉的"三不管"区。

"三不管"区是脑内动脉间的末端地带，脑内各大动脉在这个末梢区域的供血管理问题上，存在供血管理薄弱、相互"推诿"的状况。

当其中一条大动脉出现供血管理薄弱、血流量减少时，相邻的其他一条或两条大动脉供血量也不会及时增加，填补由于这个动脉供血减少所产生的该区域供血量不足的状态。

如此使这个区域形成了脑内两条或三条大动脉都不管的"三不管"状况，就像"两个和尚抬水喝、三个和尚没水喝"一样，最终致使这个区域走向供血管理薄弱血流量降至极限，出现缺血性脑梗死也就不足为奇了。

（二）大脑半球"三不管"区的虚拟连线，就是大脑"八字"线

两侧大脑半球的"三不管"区是半球内分布的区域空间，在 CT 或 MRI 图片上，用虚拟连线分别连接两个半球内的"三不管"区，就形成两侧大脑半球对称的虚拟"八字"线。

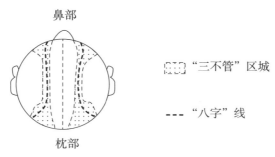

大脑半球的"八字"线

大脑半球左右虚拟"八字"线的位置，就是脑动脉供血的"三不管"区域，脑动脉供血管理的薄弱区域。

（三）"八字"线上脑梗死，大动脉狭窄、闭塞的前奏

"八字"线代表着脑内大动脉"三不管"的供血薄弱区域，当 CT 或 MRI 图片上出现"八字"线上脑梗死时，既代表着该区域内反复出现动脉供血量的下降，并且已经持续，或成"顽疾"。

脑内大动脉供血量的下降，其主要原因直接指向动脉硬化后脑动脉狭窄、动脉斑块的存在。

1. "八字"线上脑梗死，大动脉狭窄的标志

"三不管"区出现一条大动脉狭窄后，同时其他动脉也不积极参与该区域薄弱的供血管理，置之不理、最后发生缺血性脑梗死。

故此，若代表着"三不管"区的大脑"八字"线上出现脑梗死，高度提示颅内大动脉存在重度狭窄的可能，是狭窄性脑血管病变的早期提示，最主要的指向就是供血占大脑半球 3/5 区域的大脑中动脉或颈内动脉。

2. "八字"线上脑梗死的出现，高度提示大动脉存在重度狭窄

(1)"八字线"上脑梗死，脑 CT 或 MRI 上呈串珠样分布：当一条动脉供血减少后，脑内动脉"三不管"的分水岭区脑组织就首先出现"干旱"，这种"干

旱"的持续，最终会导致分水岭区出现缺血性脑梗死，并在 CT 或 MRI 的"八字"线上表现出来。

脑 CT 或 MRI 图像上，分水岭脑梗死具有一定的特征，梗死灶的分布特点是多个小的脑梗死（也称腔隙性脑梗死）病灶连续、呈"串珠"样分布。如同串糖葫芦，有时 2～3 个，或者 4～5 个小病灶沿着"八字"线连续成串分布。

(2)"八字"线上单一病灶最难解读："八字"线上脑梗死具有独特的病理含义。对于直径小于 15mm 的腔隙性脑梗死病灶、特别是单一病灶无法成串出现在"八字"线上时，往往都被非专业医生忽视掉了，只是将其作为普通的小梗死病灶处置，不给予进一步检查的建议，这一点是非常可怕的。

由此带来很多大脑中动脉或颈内动脉已发生狭窄病变的患者，被错过了及早发现、及早给予治疗建议的机会，直到患者发生进展性脑血栓或大面积脑梗死时，才发觉患者原有的大动脉狭窄存在，这一点十分可惜。

(3)"八字"线脑梗死，大脑中动脉、颈内动脉病变最多见：大脑中动脉是颅内供血范围最大的脑动脉，是半球主要供血动脉颈内动脉的延续，占到头部侧面大脑半球的 3/5 区域，所以大脑中动脉直径也比大脑前动脉和大脑后动脉要粗大。

当大脑中动脉发生狭窄等原因产生动脉血流量下降后，缺血范围影响也最大，达到大脑半球的 3/5 区域，供血边缘波及大脑中动脉与大脑前动脉交汇区、大脑中动脉与大脑后动脉间的交汇区和大脑中动脉与大脑前、后动脉三者的交汇区；这些也就是虚拟"八字"线的分布区。

故此当"八字"线上出现脑梗死病灶时，大脑中动脉首当其冲最值得怀疑出现了狭窄或闭塞性病变。

在理解大脑中动脉在供血范围最大、动脉管径最粗这一点后，明白"八字"线上脑梗死大脑中动脉病变最多、最常见的问题，也就不难了。

另外，大脑中动脉是颈内动脉的延续，颈内动脉重度狭窄后供血受绝对影响的也是大脑中动脉。所以，"八字"线脑梗死时同侧颈内动脉病变风险如同大脑中动脉是一样的。

(4)"八字"线上脑梗死的动脉狭窄部位的提示：一侧大脑半球出现"八字"线脑梗死时，动脉狭窄性病变常见于以下三个部位。

① 大脑中动脉水平段。

② 颈内动脉虹吸段。

③ 颈内动脉起始段。

（四）"八字"线上脑梗死，揭示高度发达的大脑也有进化的缺陷

进入正文之前，先谈谈分水岭。分水岭是"三不管"一说更学科、更专业性的表述。

分水岭（watershed）原意是指自然界中处于相邻两个水系、河流间的分隔地带，该地带居于两条河流中间，距河流中心最远。

要明确的是，分水岭区是两条河流水系渗透最远、最薄弱的区域，当其中一条河流断流后，分水岭区缺水、干旱是最早出现的。

在地理上分水岭是个区域，也可以称为分水岭区；在地图上分水岭是一条虚拟的线，可以用虚线来标识。

两条动脉供血区之间，即是分水岭。动脉供血与河流水系有相同的道理，每条大动脉都有自己固定的供血区域，一条大动脉与另外一条大动脉供血区之间，也是动脉供血的分水岭。

1. 大脑"八字"线，是脑内不同动脉血流区域间的分水岭

上文提到，每条脑内大动脉都有自己固定的供血区域，相邻两条或三条脑内动脉供血的末端边缘区域，同时也就是我们称为脑动脉供血管理的薄弱区域 – "三不管"区，其实就是脑内大动脉间的分水岭区。

这个动脉间的分水岭，在脑 CT 或 MRI 图像上（就如同上文提到的地理地图，只不过大脑结构的地图是 CT 或 MRI 图片）用虚线标识出来，即是大脑"八字"线。

脑分水岭区域，是动脉供血不足首先受累区域。脑动脉分水岭区，是相邻两个脑内动脉供血区的末端交汇区域，所以分水岭区脑组织接受的是两条脑内大动脉分支最边缘的终末供血。

所以大脑"八字"线标识的区域，代表着脑内动脉狭窄等病变后首先出现供血流量下降的脑组织区域，同时该区域是多条大动脉供血末端的分水岭。

大动脉间在分水岭区域供血管理上相互"推诿"，形成"三不管"状态，最终导致分水岭区形成"八字"线上的脑梗死。

脑内分水岭区与"三不管"区是同一区域，只是说法不同而已。

2. 人类大脑在解决动脉供血不足问题上，进化是滞后的

人类大脑结构高度精密、功能高度发达，大脑有百万年来人类进化后的新皮层，也有古老结构。

然而人类大脑在供血管理的脑内动脉分布上，却有着百万年来进化未曾改变

的缺陷。

脑内动脉供血分布范围固定、区间划分严格，动脉供血绝不重叠。在解决一条动脉因病变产生供血不足的问题时，人类脑内动脉会自动开放侧支循环，通过建立缺血区的绕行动脉、建立侧支代偿动脉。

侧支循环，这种进化机制也有明显不足，比如侧支循环的动脉未开发、未发育，甚至侧支动脉也出现狭窄等病变，那么原有病变动脉所造成的缺血就如期发生了，这也是人类大脑进化的缺陷。

第二节　脑出血，你懂得

谈癌色变，谈脑出血全身"发抖"！

脑出血造成的危害，不仅仅是患者个人，还有患者的家庭。

脑卒中突发，造成患者肢体运动残疾，严重影响个体生活能力；脑卒中后痴呆、精神障碍，严重威胁患者生存质量、破坏家庭结构、损害家庭环境，造成患者家庭尽职、社会职业功能弱化或丧失。

你懂得，脑出血是个人的恶魔！是家庭的痛苦！是社会的负担！是人类的公敌！

脑出血的预防个人是主体，家庭和社会兼有重要责任。脑出血造成患者和患者家庭巨额成本支出，社会财力和资源巨大支付。

一、脑出血

（一）什么是脑出血

脑出血（cerebral hemorrhage）又称脑溢血，出血性脑卒中的一种，是脑卒中危重疾病的典型。脑出血占全部脑卒中的 20%～30%，好发于中老年患者，高血压是最常见病因。

脑出血是由于脑内动脉破裂导致血液溃出、侵及周围脑组织并形成局部血肿，引发即刻脑组织功能障碍和临床表现。

脑出血是原发性非外伤性脑实质内出血，外伤性脑出血不论是否有颅骨损伤都不包括在我们通常所说的脑出血范围之内。

（二）高血压是脑出血最重要的病因

为了更加便于读者了解、掌握和预防脑出血，我们把脑出血按照患者是否具有高血压，分为以下两类。①高血压性脑出血；②非高血压性脑出血。

高血压性脑出血是临床脑出血的重头戏，占到所有脑出血的 80% 左右；高血压性脑出血，是临床治疗、预防的重点。也是我们科普、防范的重点，更是"拯救脑卒中"的重要环节！

本章所阐述的脑出血，主要指向高血压性脑卒中的典型（脑梗死、脑出血）：脑出血，你懂得。

二、活动后血压增高"点燃导火索"，亢奋、激动"引爆"脑出血

脑出血发病当时患者具有许多共同的特点，最主要的就是发病时患者多处于活动状态下，比如行走、坐起、用力咳嗽、抬举重物、用力排便、体力劳动等，最为明显的特征是伴发情感异常，激动、暴怒、发脾气、与人争执等时。

1. 脑出血活动中发病，这个"动"有以下三个方面的含义。

(1) 肢体活动，劳动、锻炼等。

(2) 情感活动，情绪不稳定、激动、冲动、暴怒等。

(3) 腹压增加，用力咳嗽、打喷嚏、屏气等，增加腹压、脑压的动作。

"动"中发病是脑出血的共同特点，特别是高血压性脑出血更为明显。相对脑血栓而言，脑血栓多是在安"静"状态下发病，比如静卧、睡眠时等。

活动后患者血压增高，是点燃了高血压性脑出血的"导火索"。此时患者头晕、头痛、头胀会明显加剧，血压进一步增高，脑内小动脉、小动脉瘤都会承受更高的血流冲击，濒临破裂的边缘；此时如若患者再为自己施加情感异常，亢奋、激动、暴怒，"引爆"小动脉、小动脉瘤破裂形成脑出血也就不在话下了。

2. 脑出血的症状特点如下。

脑出血与脑梗死发病状况特点对比

	脑出血	脑梗死
性质归类	出血性脑卒中	缺血性脑卒中
发病状态	活动中发病	安静状态下发病

（续表）

	脑出血	脑梗死
情绪	亢奋、激动	睡眠时发病
头痛	明显（＋＋＋＋＋）	较轻（＋）
意识障碍	多见	相对少见
发病速度	急骤	相对缓慢
	按分钟、小时计算	按小时、天计算
血压增高	明显（＋＋＋＋＋）	与平时相当或降低（＋/－）

(1) 发病急骤、活动中发病，发病速度常以分钟开始，活动性出血可持续数小时。

(2) 血压增高，收缩压（高压）可达 200mmHg 以上。

(3) 突发性头痛。

(4) 突发呕吐、言语含糊、肢体无力、麻木，甚至突发跌倒；重者常出现完全性肢体瘫痪、昏迷、人事不知、大小便失禁。

三、脑出血"三部曲"，脑出血发病前先兆症状

（一）脑出血"三部曲"

脑出血是突然发生的，但是脑出血发生前都有三个过程，即脑出血"三部曲"。

脑出血三部曲如下。

1. 血压增高。

2. 反复头痛。

3. 情感亢奋。

具有长期高血压是脑出血的基础，血压增高、特别是近期血压反复持续增高是脑出血的第一步。第二步出现反复头痛，常伴有恶心、视物不清、头晕。此时距离脑出血还差最后一步，就是"临门一脚"的情感亢奋了！

很多患者都会忽视头痛、血压增高、情感亢奋的同时出现，因为可能反复几次都没什么事，所以认为这次发点怒、生点气、血压高一点也一样不会出什么事；然而，疾病正是这样悄悄地真的来了。

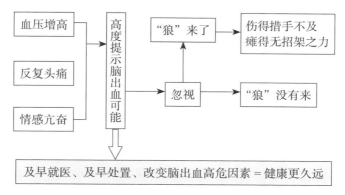

脑出血"三部曲"引出脑出血之"狼"

狼来了，想起了狼来了的经典典故，狼来了！踩着"脑出血三部曲"，狼真的来了！

Crying Wolf ！ Crying Wolf ！ The wolf is coming ！

而当脑出血之"狼"真的来了时，却被"狼"伤的措手不及，瘫得毫无招架之力。

（二）脑出血先兆症状

患者发生脑出血多是在活动状态、用力状态或是情绪高亢等状态下突然发生，虽然是脑血管意外，但是仍会有一些先兆提示患者近期可能或即将发生脑出血。

患者或患者家属要对脑出血有清醒认识，并要认识和捕捉到脑出血前期异常表现，才可以做到及时控制血压和情绪，规避脑出血的高危诱因，及早就医。

患者近期出现下列症状或持续不缓解，特别是血压异常增高、血压波动大或血压不稳定时，就更要提早进行防范！

脑出血发病的先兆症状包括：血压增高、波动大、不稳；反复持续或突发头痛，伴恶心呕吐；反复头晕；说话不清；眼前发黑；半身麻木；肢体无力。

1. 血压增高

脑卒中发生前，患者血压会持续增高并维持在高位，通常血压收缩压（高压）大于 180mmHg，甚至会反复或持续高达 200mmHg 以上。

所以高血压病患者近期反复出现血压持续性增高，高压、低压持续高位，是即将发生脑出血的强烈预警信号。此时若患者出现持续性头痛或头痛加剧，特别是中老年患者，要首先怀疑存在即将发生脑卒中的风险。

高血压病是脑出血的第一大病因。

在日常生活中我们所见到的中老年脑出血基本都可归因于高血压性脑出血；现在又有部分青壮年高血压患者也"积极"加入了高血压脑出血的大军。

当然还有其他病因性脑出血，如动静脉畸形、外伤、烟雾病（moyamoya病）、静脉血栓性脑出血等也有一定程度的发病，但相对少见而且人群分布也有差异。

血压增高后，患者出现的错误做法如下。

(1) 不及时看医生，未听取医生的处理意见。

(2) 降压药物未及时调整，如增加剂量、增加次数、增加种类等。

(3) 维持不良生活习惯，如吸烟、饮酒、熬夜、劳累、紧张、压力等持续。

(4) 没有良好的情绪控制。

具体的请参阅本书高血压章节部分，在此就不赘述了。

2. 反复头痛、近期持续并加重，伴恶心呕吐

头痛（headache），这是最常见和最主要的脑出血先兆症状，出现率达80%以上。常见表现为一侧或全脑闷胀性头痛，由间断逐渐转为持续，发生脑出血前程度最重，常伴有恶心呕吐。

反复头痛是临床常见症状，患者在反复头痛出现后，一般有以下两种处置态度。

(1) 重视：重视反复性和突发性头痛，患者和其家属会主动看医生，一部分可以被提前诊断，而得到临床救治。

(2) 忽视：诚然头痛是诊疗率最高的疾病之一，我们并不能完全将头痛都作为是动脉瘤即将破裂出血的前兆，头痛也可能是其他疾病的反应，这要依据患者病史遵循个体化诊疗原则进行临床鉴别。但是对于长期高血压患者而言，近期反复持续的头痛合并血压增高时，建议您还是要当心的。

3. 反复眩晕或头晕

(1) 眩晕：眩晕是小脑和脑干的损害症状，在小脑、脑干出血或梗死前，患者往往会有反复发生的持续性眩晕。一般症状可以持续3～5天，然后有所缓解或减轻，随后继续出现反复的眩晕。

轻度时表现为头昏沉、头重脚轻、脑内摇晃，症状较重则会出现类似于酒醉后站立、步态不稳，看东西有转动感、晃动感，眼前一片黑，甚至晕倒在地。

小脑、脑干即将出现脑出血时，患者多半出现持续、严重的头重脚轻或步态不稳；患者突然栽倒在地时，脑出血可能已经发生了！

(2) 头晕：许多患者眩晕不典型时，仅表现为头晕。头晕也是老年人、高血压患者常见的临床表现，因为反复发生，且轻度时患者没有恶心、呕吐，没有行走不稳等表现，患者主动就医的并不是很高，也因此错过了很多治疗时机。

我们建议当中老年高血压患者，出现反复持久的眩晕或头晕后，做到以下两点：①主动监测血压；②及时前往医疗机构就医。

4. 言语不清

言语不清（glossolalia）是脑卒中的常见症状，主要出现在脑出血或脑梗死的早期和以后；就是说如若患者出现吐字不清了，就表明患者至少已经是处于脑梗死或脑出血的早期了。

在出血或梗死等脑卒中损害了大脑半球额叶或颞叶时，患者会出现舌根僵硬，吐字不清，言语含糊，讲不清语句、磕磕巴巴，同时还会伴有饮水呛咳等，我们称之为失语。言语笨拙、流利度差是 Broca 失语；言语流利、听不懂说的是什么是 Wernicke 失语。

Broca 失语患者如果同时合并出现右侧上肢（右利手）无力、甚至抬举困难、不能抓握，更强烈提示大脑皮层运动区域中下部脑组织损害形成，而且损害范围要超过单纯吐字不清的脑损害范围！

患者出现言语困难、吐字不清时立刻就医，也称得上是早期；及时治疗至少可以减少脑组织损害的范围。

5. 半身麻木、肢体无力

肢体麻木和无力（weakness），是脑血管病的强烈预警信号！肢体麻木、肢体无力突然出现和加重，是指向发生脑出血前或已经形成脑损害的重要证据。

突然出现的一侧身体麻木、无力、活动不灵，手持物掉落，嘴歪、流涎，走路拖沓、肢体灵活度下降（即半身不遂）是脑卒中已经开始发生的强烈预警信号。如果此前患者有明显的情绪波动，过喜、大悲、暴怒等，并且此时血压异常增高，更高度警示发生了出血性脑卒中。

肢体麻木、无力的发作状态：肢体麻木、无力的突然出现，一般有两种表现形式。

①突然出现，缓慢加重：发生前无明显的肢体麻木或无力，特别是半身麻木或一侧上下肢、面部麻木。

麻木无力初始较轻，患者一般活动不受影响，数分钟或 1 小时、2 小时后加重。

常见于少量脑出血、非运动区域的稍大量出血，缺血性脑卒中也会有此类发作特点。

②突然出现，瘫痪完全：发生后持续存在并加重。肢体无力、肢体麻木突

然发生，持续不缓解，患者不能自己穿衣、不能站起、不能来回走动，手不能抓握，上、下肢抬不起来并且这种状况可能随着时间不断加重。

提示脑出血突然发生，影响肢体运动功能。

6. 眼前发黑、视物重影

眼前发黑、重影、模糊是脑血管病的常见发病先兆，通常提示脑干或大脑枕叶即将遭受损害。

四、哪些人容易患脑出血

1. 具有以下因素的人容易患脑出血

具有以下疾病或诱因状况，以及躯体特质的人群，易发脑出血。

(1) 长期高血压病。

(2) 高血压病患者不规律口服降压药。

(3) 高血压病患者血压波动增大。

(4) 高血压 + 长期嗜酒、长期吸烟。

(5) 高血压 + 易怒、易激动、性格暴躁。

(6) 高血压 + 体重过大。

(7) 高血压 + 高盐高脂饮食习惯。

(8) 高血压 + 长期熬夜、过度疲劳。

(9) 长期口服避孕药。

(10) 有脑动脉瘤、脑血管畸形的患者。

(11) 有脑动脉肌纤维发育不良等疾病的患者。

(12) 凝血障碍等血液疾病。

(13) 长期血液透析。

(14) 颅内介入诊疗或手术，颅内感染、肿瘤或转移瘤等。

2. 高血压不会因为你视而不见，就不存在

任何疾病都有其自身发生和发展的规律，只不过脑出血患病人群自身特征要更强一点、更鲜明一些。

高血压是脑出血最常见、最重要、最高危病因，甚至可以是唯一病因。高血压既是疾病也是脑出血的高危发病因素，特别是在情感波动、易怒等诱因存在状况时，更容易导致患者突发脑出血。

道理很简单，情感波动后脑出血的情形不胜枚举。

然而许多高血压患者会视而不见，不在乎已经发生的自身高血压病，忽视情感控制和不良生活习惯的改变，侥幸心理总觉得不会发生在自己身上。

这一点我认为不论你在乎还是不在乎自身的高血压病，它都在那，它不会因为你的不在乎、忽视而真的远离你，当心它终究会找到你。

在此斗胆篡改仓央嘉措著名诗词《见与不见》的一句，来描述高血压病因的存在和患者自身的关系吧，

你见，或者不见"高血压"就在那里。

……不舍不弃。

……

忽视病因，不等于消除了病因。

患者个体否认也好、忽视也好、明知疾病因素存在而不在乎也好，高血压都在那里，都切切实实存在患者疾病个体身上。不因为你"不见"，疾病就不存在了！

不会因为你不重视高血压，你的血压就会降到正常。

和疾病做斗争，靠的是科学，而不是单纯的勇气。

不讲科学的"勇气"，只能被称作是鲁莽，草率了！

容易罹患高血压脑出血的人就是集脑出血的病因和诱因于一身的人，他们"勇于"担当血压的增高，而又"纵容"促使血压增高的情感波动和不良的生活习惯，"积攒"疾病、宁可伤害自己。

不注重高血压自我管理，引发自身脑出血的那些人。

- 是勇于担当高血压，而又"纵容"高血压的人！
- 是敢怒目于先，而又不计个人身体状况、身体损害的人！
- 是宁愿自己倒下，也要"不失气节"的人！
- 是"积攒"疾病，而又从不去发掘自己是否携带脑动脉瘤、血脑血管畸形的人！
- 是宁可伤害自己，不惜牺牲家人幸福的人！

一个人自身患有脑出血的病因，同时在生活习惯上拥有较多的脑出血诱发因素，若不进行高血压的自我管理、不积极规避脑出血的风险，那么这个人就容易患脑出血。

3. 每个脑出血患者的背后，都有一个忽视脑出血诱因的故事

脑出血的故事人间反复上演，何时休矣！讲个高血压患者在打麻将时"搂宝"后，情绪激动突发脑出血的故事吧。

患者，男性，45 岁，有长期高血压病，降压药物有时吃有时不吃，怕吃上降压药就停不了了，怕降压药有副作用（这样想的人特别多），血压经常达180mmHg 以上。平素爱吃咸菜、吃菜也口味重；平均每日饮白酒 2 两以上；外向性格，情感表达丰富，易怒。体质略胖，头颅圆、颈短（脑袋大、脖子粗）。

有一天，他喝完酒后打麻将持续近 5 小时。当一"搂宝"后，兴奋得血直往脑袋上涌，顿时眼前发黑、头晕目眩，栽倒在麻将桌旁。

脑出血了！

这就是生活中的故事，发生无数次，也重演了无数次。

而且当您正读着这段文字的时候，现在就有人可能正在出场上演"搂宝"的故事！

五、脑出血的发病机制

脑出血的实质就是本应该在血管内的血液，出现在血管外，并形成血肿。脑出血后，血液从血管内出来存留在脑实质内或蛛网膜下腔。

高血压脑出血时，血液流出血管外有两种发生形式，即由破裂的血管流出，由破裂的动脉瘤流出。

（一）动脉血管破裂出血

导致高血压脑出血破裂的血管主要是见于小动脉血管或微血管，一般血管直径在 400μm 以下。有些部位的小动脉或微动脉容易受高血压影响而反复出血，是最常见的因高血压而出血的脑动脉，又称脑出血动脉。

动脉血管破裂出血主要原因是动脉硬化，动脉硬化导致动脉血管壁僵硬、失

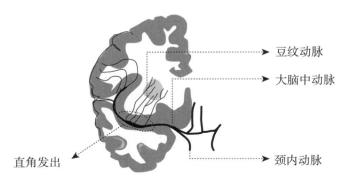

大脑半球与供血的动脉

弹性，不能抵抗血压增高的冲击而破裂出血。

脑出血动脉共有三组小动脉，分别是豆纹动脉，脑桥（旁）中央动脉和小脑齿状核动脉，这三个部位是高血压脑出血的最常见部位。

（二）动脉瘤破裂出血

脑内动脉瘤按照发生动脉的大小可以划分为两大类，一类是微小动脉瘤，另一类是较大囊形动脉瘤。

1. 微小动脉瘤破裂

微小动脉瘤是动脉硬化和高血压的结果，高血压可以被视为唯一促发机制，主要发生在直径小于 400μm 的微小动脉上，影像上不可被检出。

微小动脉瘤特点如下。

(1) 发生在直径小于 400μm 的小动脉上。

(2) 影像学检查（MRI、CTA、DSA 等）不显示。

(3) 根本原因是动脉硬化。

(4) 发生机制是高血压。

(5) 部位主要在豆纹动脉、小脑齿状核动脉、脑桥基底动脉分支。

(6) 引发高血压脑出血。

2. 囊形动脉瘤破裂

发育异常是主要原因，高血压是促进囊形动脉瘤生长的重要机制，也是动脉瘤破裂出血的主要促发原因。

要知道原则上讲，动脉瘤不论大小都有破裂风险，特别是囊形窄基、带蒂、带仔瘤的动脉瘤最容易破裂；动脉瘤发生的本身在于血管壁纤维肌层的薄弱，动脉瘤被"撑大"，血管壁薄弱处易发破裂。

动脉瘤破裂主要引发脑实质出血和蛛网膜下腔出血。

关于动脉瘤的事，我们在脑动脉瘤章节中已经具体阐述，在此就不多言了。

六、脑出血的常见部位，出血后的特点

不同部位的脑出血因损害脑组织的部位不同、脑组织功能不同，导致不同的临床表现，这一点我们仅作为了解就可以了。

1. 脑干出血

常发生在脑桥基底部，3ml 出血可以导致患者昏迷；5ml 出血直接危及患者

生命。脑干出血时会导致患者突发昏迷，鼾声大如雷，双眼瞳孔小如针尖，称为"针尖样"瞳孔，患者会急性肺水肿，甚者需要呼吸机辅助呼吸等。

脑干出血在高血压很常见，危重，死亡率高。

2. 丘脑出血

3～5ml 的丘脑出血还好点；大于 10ml 以上的丘脑出血均有导致患者昏迷的风险，偏瘫、高热、意识障碍常见。大量出血，脑疝、意识障碍，危重，死亡率高。

3. 基底节、豆状核出血

基底节豆状核出血也是高血压出血的最常见部位，是脑出血动脉惹的祸。临床表现要看具体的出血量、血肿偏向哪个方向。

一般小量豆状核出血，以对侧肢体麻木、无力、吐字不清、偏瘫为主。大量出血或出血量虽小，直接损害内囊后肢、破坏锥体束，"三偏"偏瘫、偏盲、偏身感觉障碍是常见的。再大量点脑出血，昏迷给你看也不在话下；大量出血，脑疝、意识障碍，危重，死亡率高。

另外，小脑出血主要发生在小脑齿状核，10ml 以内的小量出血，以头晕、步态不稳、恶心、呕吐为主。小脑大量出血那就是危重，可以直接导致患者呼吸中枢被压迫、脑疝形成，危及患者生命。其他部位脑出血要看出血的具体部位了。

第三节　脑血栓、脑出血精彩问答

问：从寒冷的北方到南方去过冬，脑卒中会降低？

答：有助于减少脑卒中等脑血管病的发生。

脑卒中发病有区域分布不同的特点，其中最主要的就是北方高于南方。自南向北，随着地理纬度的增加，脑卒中发病呈逐渐增加的趋势。

中国最南方的省是海南省，最南端的三亚市纬度为北纬 18°09′。

中国最北方的省是黑龙江，最北端的漠河市纬度为北纬 53°33′。

两城市纬度相差 35°。

曾有国内报道，纬度每增加 5° 脑卒中发病率增加 64/10 万，死亡率也随之增加。

在东北冬夏季最大室外温差可达 60℃以上，冬季室内外温差可近 50℃。所以呀，我国北方成为脑血管病重灾区的同时，也导致了大批脑血管病患者在冬季候鸟般的前往低纬度地区过冬。

在低纬度地区，特别是低纬度沿海地区常年温差小、空气中负离子含量高、海拔低氧气成分充足，这些都有利于稳定血压、减少脑卒中的发病。

另外，温度适宜也有助于室外活动锻炼等，对改善心脑供血有极大的好处。

问：长期素食，为什么还会得脑梗死？

答： 我们倡导清淡素食有助于减轻动脉粥样硬化的程度，但是不等于坚持素食就不会得脑梗死。

首先脑血管病根本原因是动脉粥样硬化导致的动脉血管壁功能障碍，包括斑块形成、动脉狭窄等病变。动物脂肪摄入减少，能最大限度地规避经胃肠来源的高脂肪、高胆固醇等进入机体成为动脉血管硬化的原材料，是对动脉硬化控制的有效方法之一。

长期素食仅是通过管理饮食性动脉硬化因素，避免额外经饮食原因促使动脉硬化加速，来达到减少脑梗死的目的。

然而，导致脑梗死的原因很多。

首先，基础疾病病因如高血压、糖尿病，这两者是否施行自我管理了？其他病因如遗传血管病、红细胞增多症、血小板增多症、血管发育异常等，即使没有加重脑动脉硬化同样也会导致脑梗死。生活诱因包含饮水不足、熬夜、脑疲劳、久坐、情感异常、压力过大等生活因素同样可以加重脑动脉硬化，甚至能诱发无脑血管病基础的人发生脑梗死。

其次，年龄和性别因素。男性发生脑卒中也要高于女性，年龄也是脑血管病不可改变因素。年龄增加，是导致人体自身发生动脉粥样硬化最主要、并且是无法改变的因素。

即便是坚持素食，随着年龄增加在 50 岁后同样会发生动脉硬化。只是坚持素食的人全身动脉硬化发生可以相对晚一点或轻一点、范围小一点，但是不会不发生动脉粥样硬化。

最后，不要忘了我们的个人遗传基因也参与调控个体动脉粥样硬化的发生和动脉硬化病变的速度。

只坚持长期素食，体育锻炼呢？心态调节呢？不良生活习惯是否剔除了呢？

问：血脂越低越好，就不会发生脑卒中了？

答： 不能简单地说血脂越低越好，但是有效控制血脂中低密度脂蛋白、甘油三酯等过度增高，有助于减少动脉硬化性心脑血管病的发生，对缺血性脑卒中起到积极预防作用。

血脂是人体血液中必须存在的生理成分。血脂中不同的脂类成分或脂蛋白都有相应的正常含量，我们常用的指标有总胆固醇、甘油三酯、低密度脂蛋白、高密度脂蛋白等。

我们有的人把低密度脂蛋白和甘油三酯称为坏胆固醇，原因是这两种成分会加速动脉血管硬化的速度。其实，针对人体血液成分而言，不论哪一项指标，过高、过低都不好。

严重降低甘油三酯或低密度脂蛋白，也未必就完全是好事。人体血脂成分不仅参与人的脂肪、糖、蛋白质等代谢，而且还参与人体细胞膜的构成，参与细胞膜的活化或受体等表达。不要忘了，大脑组织脂类成分占主要百分比。没有脂类，人体也无法保存。

有效控制血脂中低密度脂蛋白、甘油三酯等，可以缓解脑血管动脉粥样硬化的进程，对预防脑卒中有益；但不会阻止动脉粥样硬化，也不会杜绝脑卒中。

另外，现代观点认为高密度脂蛋白增高有助于缓解脂质类物质在动脉血管壁上的堆积，减轻动脉粥样硬化的程度，所以适度增加高密度脂蛋白含量或是一种有益的方式。

问：血压不高，就不会得脑卒中吗？

答： 控制良好的血压水平能减少脑卒中的发生。但是对于具有脑卒中其他高危因素的患者来说，并不能完全避免脑卒中的发作。

我们都知道，高血压是脑卒中最重要、最常见的病因，是脑卒中的两大基础疾病之一。高血压不仅可以导致缺血性脑卒中如脑梗死，同时还会引发脑小血管破裂或致使动脉瘤破裂形成出血性脑卒中，如脑出血。

这是血压高了导致的脑卒中。

那么血压不高呢？

血压正常或偏低，可能增加某些特定人群发生脑卒中的风险。这些特定人群包括以下几种状况。

① 存在脑血管重度狭窄者。

② 存在脑血管发育畸形、纤细者。

③ 存在低血容量、严重饮水不足者。

④ 具有高渗、血液浓缩的患者。

⑤ 久站、头高位、低温的情况。

⑥ 合并运动缺乏、心脏动力不足者。

⑦ 具有肥胖、动脉硬化或严重情感抑制等因素合并上述情况者等。

问："坚持锻炼、注重饮食保健、不喝酒、不抽烟"，就不会脑卒中？

答： 我们鼓励改变不良的生活习惯，积极从事健康阳光的生活方式。

坚持锻炼、注重饮食保健、不抽烟、不喝酒等，都是有益于抵御疾病和减少疾病、预防脑卒中等的发生。

坚持阳光的生活方式，虽然不能绝对杜绝脑卒中的发生，但是可以明确减少或延缓动脉硬化的程度，从而减少脑卒中的发生。

可以说，坚持阳光的生活方式在某些个体身上，能有效地避免脑卒中发生，这种状况甚至可以延续至该个体的一生。

问：脑血栓睡眠中发病最常见，是真的吗？

答： 是真的。

脑血栓又称脑血栓形成，是脑梗死的一个常见类型，归为缺血性脑血管病，是脑卒中的典型疾病之一。

缺血性脑血管病中特别是由于脑动脉血管低灌注引发的脑卒中，如脑血栓形成、动脉狭窄性脑梗死等形成急性脑血栓时多会发生在夜间。

夜间常见脑卒中的原因在于以下几点。

① 夜间血压、心率偏低，血液循环动力不足。

② 夜间神经紧张度降低，动脉血管相对"松弛"，脑局部血流量降低。

③ 夜间饮水减少，有效循环血量补充不足。

④ 呼吸、皮肤损失水分，不能及时补充。

⑤ 睡眠期脑代谢放缓，血管活性物质分泌减少。

⑥ 动脉斑块、狭窄等导致局部脑灌注进一步减少等。

问：吃饭时掉筷子、拿不住碗，是脑卒中发病吗？

答： 不能除外。

若是脑卒中高危人群建议即刻就诊有资历的医疗机构；没有就医条件的，建议采用脑卒中早期 7-ONCE 快速诊查表进行自我诊查判断，同时寻找就医条件。

一侧上肢、手持物无力，拿不住碗筷，是脑卒中发病早期重要症状之一，也是脑卒中先兆 TIA 的主要症状。

针对脑血管病的高危人群，应该高度警惕突发性一侧上肢无力发作，但同时应该参照更多的症状，如是否同时合并吐字不清、言语含糊、口角偏斜、呛咳、伸舌偏、肢体麻木、行走拖沓，以及是否存在眼球运动异常等。

针对脑卒中高危人群突发一侧上肢、手无力，应该具有高度的警惕！

问：流口水，就是脑血栓的征兆？

答：流口水，不能作为脑血栓诊断的绝对指征，但是能作为重要参照依据。

流口水或流涎，常见于脑血栓等脑卒中后的中枢性面肌、咽喉、舌肌瘫痪患者。脑血栓形成等脑卒中急性发作时，患者可以出现口角歪斜合并口角流涎、同时还会出现口咽、舌、面部的异常，如吐字不清、呛咳、吞咽困难、伸舌偏斜、面瘫等。

所以单一流口水或流涎、不合并其他体征时，要以此作为脑血栓形成的诊断依据还要寻求 MRI 等影像学证据的支持。

问：胳膊麻、嘴麻木，是要脑卒中了吗？

答：嘴角麻木合并同侧上肢麻木，在具有脑血管病高危因素的人身上同时出现，应该高度警惕脑卒中的可能。

两个不同部位出现麻木或无力，高度提示脑血管病发生的风险，特别是那些患有、具有脑血管病危险因素的人。

在丘脑上肢的感觉中枢与面部的在同一区域，发生病变会导致上肢与口、面颊部同时出现感觉异常。

当然脑血栓等脑卒中的确定诊断还是要依据专业的诊疗机构和专业的检查设备，我们要做的就是防患疾病和积极预防。

问：40 岁有脑内有缺血灶，50 岁有脑动脉硬化，是真的吗？

答：这个说法是有道理的。

在没有磁共振影像（MRI）的年代，针对 40 岁以内的人来说诊断颅内缺血灶的存在还是困难的、稀有的。

随着 MRI 技术的应用，发现青壮年脑内缺血灶（不是梗死灶）的发生和存在已经具有较明确的影像学依据。

40 岁内或更小一点的年轻人，脑内缺血灶的发生可能与既往感染、慢性缺血、乏氧、脑内血流不均匀分布、脑血管退化、过早硬化、局部硬化或合并其他疾病等因素相关。

50 岁，可以作为人类动脉粥样硬化形成的平均年龄，个体、种族、性别、生活环境、生活习惯、遗传等因素会干扰动脉粥样硬化的形成时间和进程。

动脉粥样硬化，年龄是决定开始的重要因素之一。

问：什么是"黄金 6 小时"？"时间窗"指的是什么？

答："黄金 6 小时"，是指从患者出现脑卒中症状后的 6 小时内。

"黄金 6 小时"，是对缺血性脑卒中患者施行动脉、静脉溶栓，动脉取栓的绝对时间窗口；错过、丧失发病后 6 小时内的时间，患者即丧失取栓、溶栓的最佳时机，或者增加了溶栓、取栓的风险。

"黄金 6 小时"又称为"时间窗"。

在脑血栓发病的 6 小时"时间窗"内，缺血的脑组织并未完全缺血坏死。在缺血灶的中央区域，由于缺血缺氧严重、脑组织细胞发生不可逆的坏死，而在缺血中心周围地带的脑组织细胞，由于有部分动脉侧支循环的存在或急性开放，该地带的脑组织细胞尚有大量存活，及时治疗、供血进一步改善后，能恢复细胞的功能。

在缺血灶中心的周围，有大量可逆的脑组织细胞存活，称为半暗带。半暗带是急性脑血栓时积极治疗和挽救的重点，是维持缺血脑组织功能、减少脑组织坏死面积、减少脑神经元坏死数量、减轻脑血栓后遗症、降低残疾程度等的重要挽救对象。

问：溶栓、取栓，有发病时间的限制吗？

答：有严格的时间限制。

溶栓、取栓有严格的时间限制，即发病 6 小时以内；此时间又称"黄金 6 小时"。特殊发病如进展性脑血栓或是后循环椎 - 基底动脉系统脑血栓等，根据具体情况可以适度放宽，但常规不超过发病后 8～12 小时；适度放宽并不是常规性的，不同患者、不同状况要严格执行个体化原则，有禁忌条件的限制。

患者发病后要第一时间、要用最短的时间赶到医院。

记住，时间就是大脑！

问：出现吞咽困难、呛咳，有简易训练方法吗？

答：有，口含冰块有助于吞咽功能恢复。

对于有吞咽困难和饮水呛咳的患者而言，口中含服冰块有利于吞咽功能训练。

方法：含服 1～2cm 大的普通冰块，随着冰块融化吞咽融化的冰水。

含服冰块作用有两个。

(1) 冰块温度低，冷、凉刺激咽喉部有利于吞咽功能的恢复，有助于缓解饮水呛咳。

(2) 随着冰块的不断融化，鼓励患者吞咽融化的冰水。冰块的融化是逐渐的，每次少量吞咽融化的冰水，由于冰水的温度低，较少引起患者呛咳，起到不断训练患者吞咽功能的作用。

含服冰块的注意事项如下。

(1) 每日含冰块的次数要依据患者的具体身体状况而定，一般每日 4～7 次都可以。

(2) 冰块不宜过大，鹌鹑蛋大小或再小一点都适合。

(3) 如果随着冰块融化后吞咽冰水仍会呛咳，就需要减小冰块的大小，选择再小一点的冰块；另外，口含冰块的次数也要减少。

(4) 要防止冰块误吸入气道引起窒息，最好采取侧卧位或坐位，不要平卧位仰着含服冰块。

毕竟，保证安全最为重要。

问：脑卒中急性期，最常见的并发症有哪些？

答： 脑卒中急性期并发症主要见于大面积脑梗死或较重的脑出血患者，常见并发症有肺部感染，消化道出血，离子紊乱，压疮和脑疝。

1. 脑疝

常见于大脑半球完全性梗死、大脑半球大面积梗死或大量出血；双侧小脑大面积梗死、单侧小脑半球完全性梗死、小脑半球大面积梗死或大量出血。

脑疝主要有枕骨大孔疝，小脑幕裂孔疝，扣带回疝等。脑疝是导致患者直接死亡的主要原因。

2. 肺部感染

脑卒中急性期肺部感染又称卒中相关性肺炎，常见于病情危重的大量脑出血、大面积脑梗死、脑血栓等及老年或长期卧床患者。肺部感染主要原因是脑卒中后肺部组织应激性反应，导致肺泡急性水肿、分泌物增多、咳嗽排痰反射功能减退等，导致双肺炎症性改变或继发感染。

另外一个原因主要是误吸，喂食的食物或水呛入患者肺内，但是由于咳嗽反射消失，虽然有食物进入气道但并未引起患者出现明显呛咳反射，常见于年老体弱患者和长期卧床患者。

不论哪种原因导致的肺部感染，都会影响肺功能，产生氧合不足、二氧化碳排出不畅，引发体内酸碱平衡失调和离子紊乱，加重全身乏氧。重度肺部感染是导致脑卒中死亡的主要原因。

3. 消化道出血

脑卒中应激或缺氧导致胃肠黏膜出血，胃管抽吸或呕吐物呈咖啡色，大便呈柏油样，潜血试验阳性。大量消化道出血，会直接危及患者生命。

4. 离子紊乱

主要表现为低钾、低钠血症，或是高钠、高氯血症，血液浓缩、高渗。离子紊乱主要见于患者水钠丢失过多，或者严重的水补充不足或低盐饮食。

5. 深静脉血栓

主要发生在下肢，有的时候会出现在偏瘫侧上下肢。深静脉血栓形成的原因主要是肢体被动活动减少、血流瘀滞，重者引发肺栓塞危及生命。

问：脑梗"塞"和脑梗"死"有区别吗？什么是腔隙性脑梗死？

答： 经常有患者或患者家属问到这个问题，您是不是同样的还不清楚呢？没关系，这个问题还是相对容易理解的。

1. 脑梗塞

脑梗塞（cerebral infarction）是指由于脑动脉闭塞引发的脑组织缺血或坏死，坏死脑组织软化后遗留的病灶，称为脑梗塞。脑梗塞，原本是个解剖名词，指做人体或动物大脑解剖时，脑组织或组织切片上，或者 CT、MRI 图片上显示的脑组织软化病灶。后期脑梗塞被引入临床，指有脑部梗塞病灶和临床有脑梗塞表现的一类脑血管病，统称脑梗死。

虽然国内外很多学者认为，动脉闭塞后引发脑组织坏死，由于脑组织坏死才引发临床半身不遂等脑卒中症状，重点在于中风后脑组织的坏死及其后的神经功能缺损。所以，主张建议用"脑梗死"替代"脑梗塞"。

脑梗死一词不接地气，老百姓很不喜欢这个"死"字，不吉利！梗死这个"死"字受避讳，老百姓更容易接受"梗塞"一词。

2. 腔隙性脑梗死

腔隙性脑梗死是指梗死病灶小于 15mm、不超过 20mm 的脑梗死病灶。腔隙性脑梗死是脑梗死的一种，只不过梗死灶范围更小，通常只有 5～15mm。

比如西瓜是个大脑，西瓜子大小范围的坏死，就叫腔隙性脑梗死。数量上超过两个西瓜子大小的病灶就叫多发性腔隙性脑梗死。而小半个或半个西瓜坏了，东北话叫"西瓜娄了"，就是脑血栓，或大面积脑梗死。

您明白了吧！

问：什么是脑栓塞？脑栓塞发病的原因是什么？

答： 脑栓塞即脑动脉血管被血液中的栓子阻塞，导致动脉血流突然中断引发脑组织缺血坏死而形成的脑卒中。脑栓塞归于脑梗死分类，是缺血性脑卒中。

脑栓塞性脑卒中发病机制不同于脑动脉硬化性脑卒中，后者是斑块形成导致的动脉狭窄，再由狭窄引发血流减少低灌注所致。

脑栓塞临床特点如下。

- 发病速度快，按秒、按分钟计算。
- 症状出现较重，多是突发完全性偏瘫。
- 常伴有抽搐。
- 有栓子来源性疾病，如房颤、心脏瓣膜疾病。
- 溶栓效果差。

脑栓塞的必备条件是，血液中有独立的流动栓子。依据栓子来源将脑栓塞病因分为两类。

1. 心源性脑栓塞

栓子主要来源于心脏瓣膜赘生物、心房附壁血栓、心房黏液瘤、心内膜炎、卵圆孔未闭等。

2. 动脉 - 动脉脑栓塞

栓子主要来源于动脉斑块，如脑动脉、颈部动脉、主动脉弓等部位的较大动脉斑块脱落所致，易损斑块是栓子的重要来源。栓塞是脑卒中疾病病因和发病机制中重要的一项，引发脑卒中年龄要明显早于动脉硬化性脑卒中，多见于青年和青壮年，中老年后相对少见。

动脉栓塞性脑卒中目前被认为是仅次于动脉硬化性动脉闭塞性脑卒中的次要发病机制，心源性栓塞占较大成分，动脉 - 动脉栓塞次之。

第6章　中风后遗症，超出你的想象

"我不怕死，就怕瘫在床上"，很多患者在初得脑卒中时都会对家人和医生说。患者、患者家属都明白，瘫在床上吃饭、喝水、拉屎、尿尿等基本生存都需要他人照顾；没有他人辅助，让自己身体一部分沉浸在自己的尿便中并不是什么好事，但是这种状况却不是什么特殊状况或少见情况。

所以，脑卒中患者都会有这样的想法——

别让我瘫在床上！

别让我不能走！

别让我傻了！

我要自主、自立的生活！

能走、能动，是人类作为动物本身具备的最基本生存功能，当然作为动物的人类本身还具备各种感觉和吞咽功能；更主要的是人类作为高级智慧动物还特殊的具备了语言与认知功能，呈现为高度发达的智能以及由此演变的情感、精神和心理。

中风后遗症是伴随患者后半生的功能性残疾，中风后遗症不只是偏瘫等肢体活动障碍，还包括中风后痴呆后遗症、精神障碍后遗症，脑卒中后还可以造成情感异常、性格异常和人格异常改变。

本章节将对脑卒中后人体运动、感觉、吞咽、语言的损害，以及中风后痴呆精神障碍、情感障碍进行阐述。

第一节　躯体功能障碍，运动、语言、吞咽都不行

一、运动障碍，日常生活能力受损

肢体运动能力不同程度损害，是脑卒中后运动障碍的常见表现，其中主要包括肢体瘫痪和肢体协调功能异常，肌力减退、肢体僵硬和动作笨拙是肢体程度不

一运动障碍的表现。

脑卒中后运动障碍，是构成患者日常生活能力受损的主要原因之一。

（一）运动障碍分级

依据患者肢体瘫痪程度和精细动作等协调功能损害程度，将运动障碍程度分为三种。

运动障碍损害程度

损害程度	精细运动	关节僵硬	肌张力增高	动作笨拙	偏瘫步态
轻度	可有损害	不明显	+/-	+/-	不明显
中度	明显	轻度	+～++	+～++	明显，可伴有膝反张
重度	丧失	僵硬或强直	+++	+++	典型

1. 轻度损害

无明显瘫痪，主要以轻度肌力减退，丧失奔跑和细致动作能力为主。

2. 中度损害

行走姿势异常明显、关节僵硬、动作笨拙；快速运动、精细动作受损明显。

3. 重度损害

肢体僵硬，关节功能丧失，如膝关节不能屈曲、肘关节不能伸直，腕关节僵硬；典型偏瘫步态；或不能行走。

（二）肢体运动障碍主要表现

1. 手

(1) 主要损害：手指、手腕和手的整体功能。

(2) 主要表现。

① 抓握无力：不能拿碗筷、持物等，不能正常执笔写字。

② 对掌功能受损：拇指不能与其他四指指指相对。

③ 快速运动受损：如手心手背快速翻转笨拙，快速手指交替屈伸不能。

④ 精细动作受损：如持筷、缝衣、写字、精雕等动作。

⑤ 握拳、抬腕能力受损。

⑥ 手指、腕僵硬、变形等。

生活中单手运动障碍表现各异，比如驾驶时发现右手抓握挡杆无力，不能推拉排挡杆；工作时单手无力、不能系纽扣等。

拇指内收、对指动作决定手的大部分功能。脑卒中后手部肌力恢复期或康复稳定期后，手指能否完成对指动作直接标志着该手的功能。

能完成对指，则该患手的功能可保留 75% 以上，患手能完成系纽扣、执筷、执笔、捏拿牙签等细小物品的功能，如果力量充分就更加完美。

拇指内收对指不能，患手仅剩余抓握动作，比如握伞、抓护栏、简单扶持等粗大动作。

2. 上肢

(1) 主要损害：肌肉力量、张力和肩、肘关节功能异常 + 手功能异常

(2) 主要表现。

① 上肢无力：各种程度的上肢力量减弱，抬举、持物、负重等无力。

② 肌肉僵硬：上肢伸、屈困难，且灵活度差。

③ 活动笨拙：抬举、抓物准确度差、缓慢。

④ 关节活动受限：肩关节外展、内收、前伸、后展、旋前、旋后等疼痛、受限，摸不着头部等。肘关节屈、伸受限。

3. 下肢

(1) 主要损害：肌肉力量、张力和髋、膝关节功能异常，踝、足功能异常。

(2) 主要表现。

① 下肢无力：各种程度的下肢力量减弱，行走、负重等无力。

② 肌肉僵硬：下肢伸、屈困难且灵活度差，蹲起、跨步、抬越受限。

③ 活动笨拙：下肢行走时抬举、迈步等缓慢，转弯、上台阶等不灵活。

④ 关节活动受限：髋关节外展受限，行走时膝关节不稳、膝反张，严重时膝关节强直、行走划圈。

⑤ 踝足功能异常：踝关节背屈无力、足内翻，足尖下垂、行走时拖沓；上台阶磕鞋尖，要提髋、扭腰辅助用力。

二、感觉障碍，别人看不见的痛楚

脑卒中后可以形成各种类型的感觉障碍，感觉障碍是由于脑卒中后不同部位的脑组织损害所造成，常见于大脑皮层感觉区、丘脑、脊髓和感觉传导束。

1. 感觉障碍分布类型

(1) 偏身性：左侧或右侧半身感觉异常。

(2) 交叉性：一侧面部和对侧半身感觉异常。

(3) 节段性：比如胸或腰以下感觉缺失。

(4) 分离性：比如温度觉、痛觉缺失，而触觉保留等。

2. 感觉障碍的类型

感觉障碍的类型主要有以下三种：① 自发性疼痛；② 感觉缺失；③ 感觉异常。

(1) 自发性疼痛。

①主要损害：丘脑损害。

②主要表现。

• 自发性半侧肢体疼痛：患者无诱因的半侧肢体自发性疼痛，如刀割样、针刺样、撕裂样、烧灼样等。主要是丘脑感觉中枢破坏所致，多见于丘脑出血或梗死。

• 发作频繁：夜间、日间均有发作。

• 疗效欠佳：丘脑卒中后形成的自发性感觉异常治疗效果不理想。

(2) 感觉缺失。

①主要损害：各种感觉减退或缺失。

②主要表现。

• 疼痛觉、温度觉、触觉等减退或缺失：患者可由于感觉减退而被热水袋等烫伤；不能觉察身体周围接触的异物而被压伤、割伤。修剪指（趾）甲时损伤甲床不会有明显疼痛等。

• 深感觉减退：患者不能闭目站着，行走时有踩棉花感。

(3) 感觉异常。

①主要损害：自发形成各种异常感觉。

②主要表现。

• 自发产生各类异常感觉：如麻木、刺痛、蚂蚁爬行感、发电感等。

• 患侧忽略：脑卒中后患者会觉得半侧身体或手、上肢不是自己的或是不存在。临床以右侧脑卒中引发左侧空间忽略明显，出现左侧半身感觉异常引起患者坠床、跌倒、碰撞等。

三、言语障碍，说不清、听不懂

为便于理解，我们将语言障碍简化以适于更好地理解，从说的是否流利、能否听得懂别人说话和不能说出物品的名称这三个方面来讲述。

1. 言语流利性表达障碍，吐字不清、电报式语言

言语流利性表达障碍又称为运动性失语、Broca 失语，是典型脑卒中失语综合征的一种。患者脑卒中损害的是主侧大脑半球额叶中下部，脑梗死、脑出血最常见。

(1) 主要损害：口语表达障碍，流利度受损、选词困难。

(2) 主要表现。

① 吐字不清：说话不清晰，单字发音含糊。

② 电报式语言：流利度差、磕磕巴巴、一个字一个字地说，如我……要……吃……，语句不连贯。

③ 选词困难：心里明白，说不成句，不知道用什么词说。

④ 不同程度的阅读、书写障碍。

该类失语主要以言语表达困难为主，想表达的意思张口说不出来，严重者根本无词、句的表达。

医者注：Broca 失语

"Broca 失语"是由法国神经外科医生、神经病理学家、人类学家皮埃尔·保尔·布洛卡（Pierre Paul Broca）于 1861 年发现，并用他的名字命名的。1831 年 Broca 诊治一位 21 岁的言语含糊、言语不能的患者，直到 30 年后 1861 年 4 月患者去世后，通过尸体解剖 Broca 确定了患者为左侧大脑额叶第三脑回后部损害是造成患者失语的根本原因。由此 Broca 确定了人类左右大脑半球虽然外形形状相同但功能不同的神经解剖基础。

Broca 的论文《人是用左脑说话》，轰动了整个科学界，失语症的研究使人类终于认识到了左脑和右脑的不同，为人类大脑神经功能解剖奠定了基础。

---

2. 听理解障碍，说得很流利、但听不懂

听理解障碍又称 Wernicke 失语，是典型脑卒中失语综合征的一种。患者一般损害的是主侧大脑半球颞叶后上部，脑梗死、脑出血最常见。

(1) 主要损害：听理解困难，听不懂别人说的也不知自己说的是什么。

(2) 主要表现。

① 听不懂别人的话：不明白他人说话的内容，即使是简单的字、词一样不能理解。

② 不知道自己在说什么：听不懂别人说的是什么也不知道自己所说的内容。

③ 言语流利保存：患者自己说话流利，说话速度也可以很快，但语法错误。

④ 内容混乱：说话内容空洞、错词、新词杂乱，内容、语义混乱、词不达意，胡言乱语、内容跳跃，不相干的内容会混在一起。

⑤ 书写不同程度受损。

⑥ "纯词聋"：口语理解严重障碍、复杂语句理解更为困难。

3. 命名障碍，不知物品的名称、但知道用途

(1) 主要损害：大脑整合、运用功能障碍。

(2) 主要表现。

① 知其用、不知其名：叫不出物品的名称、但知道用途，例如知道是开门用的，但说不出是钥匙；知道打电话用，但说不出手机两个字等。

② 找词困难：不知道用什么词，说话时停顿较多。

另外语言障碍还包括阅读、书写障碍，分别称为失读症、失写症。其机制比较复杂，涉及听觉、视觉、运动系统和皮层整合功能，就不在此过多讲述了。

四、吞咽障碍，无呛咳、肺感染

1. 吞咽障碍

吞咽生理完成是由下颌、双颊、双唇、舌、软腭、咽喉、食管括约肌等密切配合才能完成，需要由脑神经包括三叉神经、面神经、舌咽神经、迷走神经、副神经和舌下神经共同参与，机制协调、配合完善才能完美完成的生理行为。

(1) 主要损害：吞咽困难，构音障碍。

(2) 主要表现。

① 进食困难：吞咽费力、咽下食物缓慢、进食时间延长，哽噎。

② 引发呛咳：流质饮食呛咳更为明显，如饮水呛咳。

③ 声音嘶哑：多伴有说话声音嘶哑，主要为喉部不协调。

④ 构音障碍：咽喉部肌肉协调不充分，说话时吐字不清晰。

(3) 吞咽困难分级：临床上采用洼田俊夫饮水试验评分评定吞咽功能，共分为 5 级。

① 1 级，正常。

② 2 级，5 秒以上完成 30ml 温水吞咽，无呛咳。

③ 3 级，5 秒内完成，有呛咳。

④ 4 级，5～10 秒内完成，有呛咳。

⑤ 5 级，呛咳多次发生，10 秒内不能完成饮水 30ml。

2. 吞咽障碍导致并发症频繁出现

吞咽困难常见的并发症如下。

(1) 误吸、误咽，容易引发窒息或肺部感染。

(2) 水、营养物质摄入不足，如饮水不足，导致高渗或高钠、高氯血症；食物摄入不足引发低钠、低氯、低钾血症较为常见；有些引发维生素或蛋白质缺乏症。

无呛咳性吞咽困难，最容易引发肺部感染。

实际上，脑卒中后吞咽障碍患者主要表现为吞咽时间延长，呛咳未必明显。这一点必须引起无经验的脑卒中护理人员的高度警示。

脑卒中后饮食进入口咽部，可以"较好的"表现为洼田俊夫饮水试验 2 级评分；但实际上患者是呛咳反射消失，"较好的"吞咽无呛咳表现其真实结果是食物不仅进入了食管，同时也进入了气管内或肺内。

无呛咳性吞咽困难非常可怕，而且极容易被忽视，是引发肺部误吸、感染、窒息的主要原因。

第二节　精神障碍，他的改变不是故意的

一、精神异常，磨灭家属意志的中风后遗症

1. 器质性精神障碍与原发性精神障碍

中风后所致的精神障碍，有明确的精神障碍形成原因，如脑出血、脑梗死，故这类精神障碍又称为中风后精神障碍，归属于器质性精神障碍的一种。

器质性精神障碍因为有明确的导致精神异常的原因，如疾病、外伤、感染、中毒、脑卒中等，故称之。

原发性精神障碍或称精神分裂症（也就是俗称的精神病，可能有贬义的成分，但在这里不含贬义，只是想说明问题），是没有明确病因或者病因不明。

所以当脑梗死、脑出血等脑卒中患者后遗症期出现精神障碍、人格改变时，患者家属不必恐惧精神疾病的遗传风险。

2. 中风后精神障碍的症状表现

中风后遗症患者的精神异常表现如同精神分裂病人，但是中风后遗症患者出现的精神异常如人格障碍、幻觉等与原发精神分裂症患者的表现还是有不同的，前者在精神症状的表现范围和突出特点上有一定的局限性。

中风性精神障碍与原发性精神分裂症

分类	中风性精神障碍	原发性精神分裂症
内容	思维局限、思想范围缩窄、思维活跃度下降	思维发散、思想内容极其丰富、思维活跃
表现	强哭强笑，幻觉不够丰富，内容单一、刻板	幻觉表现得淋漓尽致，内容丰富形象、转换快，外显明显

比如中风性精神障碍患者，相对思维禁锢、幻觉内容单一，没有原发性精神分裂症思维活跃和幻觉丰富。

中风后精神障碍的临床表现，可以大致分为"兴奋型"和"抑制型"两大类。

(1) 兴奋型。

① 不睡、睡眠颠倒。

② 哼唱、喊叫、愤怒、激惹、欣快、强哭强笑、攻击行为、骂人、怒目、躁动、频繁起床、诉多尿、幻觉、多疑等。

(2) 抑制型。

① 久睡。

② 淡漠少动、寡言、无欲望、不思饮食等。

精神障碍不论是什么样形式的改变，对于患者而言无自觉意识，也不能自我评判应该与不应该、好与坏；但这种改变对于患者家庭而言，却是把整个家庭带入无底的深渊。

二、人格障碍，固执、脏话让家人难以承受

人格、人格改变、人格障碍，很多内容都是心理学和精神科的研究内容，我们简化一点、更贴近生活一些，这样好理解。

（一）什么是人格

人格（personality），就是一个人的个性、言语和行为特征，并通过日常生活、社会交往、个人能力反映出来，每个人的人格特点是完全不同的。

比如大洋彼岸某某商业大亨最终成为某某国总统，他的行事风格、言语特点、沟通方式等和"吃瓜群众"是完全不同的，这些也就是构成他自身的、区别他人的、独立的人格特征。

换句话说，思想决定一个人的一切言语内容和行为内容，而反应言语和行为外在特点的就是人格了。

（二）大脑结构的完整和正常运行，是思想和人格形成的基础

每个人都有不同的人格特点，人格特点也是区分人与人除身高、体重、相貌外，最主要的外在气质标志。在心理学家看来，人格的特点有独特性、稳定性、整体性和功能性，即使是单卵双胞胎不论他/她们的形象、声音、习惯多么近似，但两者之间外在人格特点还是有区别的，比如气质、性格、认知风格、自我调控等。

个人思想主导人格，大脑组织是思想的基础。

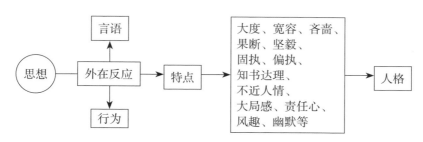

人格是一个人思想的言语、行为体现

问：那么人格特点的这些组成又是由什么主导的呢？

答：思想。

一个人的思想通过言语和行为体现出来的特点就是人格。人格是一个人的思

想通过支配自身言语、行为并以一定的、长久的、独立的方式或风格体现出来。

那么不要忘了，一个人思想的产生、形成和运用的基础，是大脑。

所以，大脑组织结构和正常运行，决定一个人的思想和人格！

故，大脑决定人格！

绕回来了吗？

接着，脑卒中会损害大脑。

故，脑卒中后会导致人格改变！（这才是最重要的）

大脑组织是思维与精神形成的基础，就如同计算机硬件和软件的关系一样；大脑组织结构是硬件，思想、精神、情感、认知等都是软件。

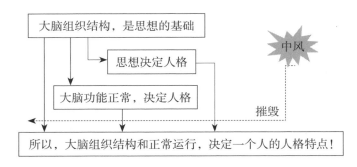

大脑组织结构和功能决定人格表现

（三）人格改变

知道人格的含义和维持人格的物质基础，那就好理解人格改变和人格障碍了。

人格改变是指原有的个人思维发生改变，原有的言语和行为方式发生异常，产生有悖于周围环境、人际关系和社会公德的变化。

不论是人格改变或是人格障碍，都是对患者的自我能力和自我的社会功能损害，有些表现是不符合个人世界观的发展和社会文明的体现，甚至逾越了道德底线。

人格改变的分类和表现如下。

1.偏执型，如固执、认死理、吝啬等。

2.攻击型，如不论老幼、关系远近随手就打，不爱护幼童等。

3.强迫型，如无缘由的顽固，倔强，不听劝阻，好赖不分等。

4.焦虑型，如疑病、怀疑老伴不轨、藏钱等。

5. 依赖型、反社会型、表演型、自恋型等。

（四）脑卒中后常见的人格改变

1. 固执

患者思维范围明显局限，反复重复自己的做法，不听家属劝导和指引，没有内心受挫感受，完全无理由的去做某些事情。

患者思维基本凝固，认知范围明显缩窄，听不进去或根本听不懂家属的规劝和指导、建议，一意孤行。

苦口婆心，对该类患者是无用的。

骂、打、拽，也无济于事。

比如花掉了所有的钱，不断地买药。

这是一些有一定收入的患者常见现象，很多患者都是听到各种"良性"传播，有的是听广播、电视等健康类节目，有甚者是道听途说的。患者自己有一定范围的"狭隘"判断能力，但是往往会坚持己见，不听家属愤恨的劝说或者甚至是责骂。患者会把自己的工资卡藏起来，谁也不能动用他的"救命钱"。

患者不会顾忌家庭生活和家庭收入来源，哪怕旁边老伴在哭。

对孩子的劝说，患者表面上可能会做出退却；而后，一如既往。

2. 脏话、羞耻感丧失

(1) 脏话：患者表现的与以往完全不同，几十年不会说一句骂人的话现在全会了，"骂人骂的还顺溜呢"，部分患者家属会有明确的切身体会。

患者脏话有时也会分对谁说，最多的是老伴。对那些患者平日里他脑中存留"对他好的"、敬畏的、喜欢的下一代（大孙子）等，还是明显没有或仅是少之又少，偶尔的发出不同于以往的话。

患者一般语言不流畅，言语也可以明显减少，但是骂人的脏话很多时候都会很流畅地说出来，这一点有时会让患者家属困惑。

脏话时不分场合、不会顾及左右，不听劝导。

脏话后并不会感到内疚、歉意和羞耻。

语言流畅性患者残存的固有思维、记忆对患者的直观表现影响较大，脏话的内容和针对的对象会有一定的选择性。但这并不代表患者有现场的思维，用当时的思维思考后的选择。因为患者多是思维禁锢的，也不灵活，这一点与精神分裂症患者迥然不同。

(2) 羞耻感丧失：羞耻感的丧失，还会表现在其他方面，最常见的、严重的是患者随意小便。患者会把自己家的阳台、储物间当成卫生间，执意进去小便，反复提示也无作用。

患者对衣装整洁无意识，不会考虑穿的衣服、裤子、戴的帽子或其他衣饰等是否适合自己。

手帕是否干净、吃饭掉到身上也不会引起他们的考虑。

(3) 攻击行为：固执、脏话、羞耻感丧失及攻击行为，随着精神障碍的程度呈现进一步加重趋势；此时患者会伴有明显的认知功能障碍或痴呆。

攻击行为主要体现在患者会出手伤害他人。

初期的攻击行为主要针对的还是患者最近的人，如老伴、保姆、久在身旁的孩子。程度加重会对任何人产生攻击，甚者还会造成对方的伤害。

该类行为时，患者没有主观伤害他人的意图，也不会产生对行为动作可能导致结果的判定，也不会思考该动作是否应该发出。

毕竟患者缺少自我意识思维，而且思维局限，思维凝固嘛。

三、性格异常，脑卒中后他像变了一个人似的

谈到这要说明一下，脑卒中后患者的情感、性格、人格等的异常改变，并不是孤立的，也很少会单独出现，患者也会常合并不同程度的认知障碍或痴呆。

脑卒中后，患者也会出现相反的性格特点——

宽容→狭隘

大度→斤斤计较

善谈、开朗→寡言、独居、不善交往

会算账、持家务→懒惰、不能照顾自己

病例：性格改变的人格变化

【病史】患者男，54 岁。平时烟酒伺候，不是大醉也是时有微醺。烟很少离手，每日 1 包（20 支）吧。高血压发现也有些年了，只是在头痛、头晕、眼花、头胀的时候吃点降压药。血压最高时也不过高压 180mmHg，一般时候也不量血压，没有糖尿病。

2010 年南非世界杯时，患者突然开始喜欢足球，那年成了足球比赛忠实的粉丝，也成了"足评"行家，虽然是个"赝品"，但是"足球评说爱好者"还是实至名归的。这一点让他乐此不疲，通常通宵达旦，必须保证观看直播。

某日，正在观看比赛的患者突然头痛、头胀，站起来晃悠，右侧口唇、手

指、脚出现麻木。犹豫之中约 30 分钟后右侧半身越来越麻木，而且出现了行走困难，说话也不清楚了。

120 急送医院。

【查体】意识清，吐字不清，瞳孔等大，口角向左侧偏斜。右侧上肌力 3 级，下肢肌力 4 级，病理征阳性。

【辅助检查】头部 CT：左侧大脑半球脑实质出血，出血量约 21ml。多发腔隙性脑梗死。

【诊断】脑出血（左侧基底节）。高血压病。腔隙性脑梗死。

【后遗症表现】3 个月后患者家属的描述更为生动一点，"变了一个人似的，自私得很。是钱就要，孩子给点钱全藏起来。买菜也不掏钱，要钱都不给。原来还算大方，现在小气得要命。你说他，他还振振有词，要不就给你傻笑；要命都比要他的钱痛快。"

【病因特点分析】患者的病史和疾病并不复杂，具备中风患者多数共有的发病因素，包括中老年、高血压、血压控制不良、饮酒、吸烟、缺乏锻炼、熬夜；也就是如此简单的病因、普通的疾病，但却在熬夜、脑疲劳的生活诱因下突发中风，中风导致的后遗症结果是让家人难以接受和认同的。

四、情感障碍，中风后患者漠视家人的存在

情感异常的改变有轻有重，轻微情感改变甚至许多时候容易被患者家人和周围的人们忽视。

这种忽视，指的是忽视了患者中风后遗症期逐步出现的情感异常改变；这种异常改变很可能是疾病进行性加重的表现，而非是单纯的性格改变。

早期发现精神、情感、认知障碍的细微改变，对确定疾病是否继续发展、加重，是十分重要的。

情感异常改变，主要包括以下几个方面表现。

1. 淡漠：如对子女、原本疼爱的孙女、孙儿等表现的不如原来那么亲近，不抱、不亲、不陪伴等。

2. 主动性减退：如不愿唠嗑、躲避来客、见人不愿说话等。

3. 拒绝交流：话语减少、百问不答、不主动发问、问题较少等。

4. 恐惧、躲避，爱好改变等。

总之，中风后非运动障碍的表现是多种多样的，只不过哪个方面可能更突出

而已。

再来看几个中风后患者个人出现的一些性格、情感、行为变化和认知改变的小病例，您再品一品、判一判。

病例 1 某患男，58 岁。脑梗死后出现性格改变。

不愿意换内衣、内裤，鞋子脏了不知道擦拭，遇见人不愿说话，不愿交谈，和同事小聚明显减少。喜欢一个人坐着看电视，微信、电话交流明显减少。

病例 2 某患女，70 岁。脑梗死后出现精神状态改变。

话突然多了，晚上也不睡觉，叨叨的没完没了，都是说一些以前的事，有些事不知道是真的还是假的。时常哼哼唧唧的，唱些不知道的什么曲子，有的听起来很吓人。

病例 3 某患男，63 岁。脑出血后人格、情感改变。

"脑出血后完全像换了个人似的，易怒、没来由的生气，也不知谁惹着他了。一辈子客客气气的，现在说着没两句还动起手来了。天天拉着个脸子，对孙子也不亲。自己穿不上衣服、走路磕着了，你帮他一把他也怒怒的。没人能管得了，想怎么样就怎么着，精神病了！"，患者家属直接这样描述。

通过临床治疗，患者部分功能会有一定程度恢复或者完全恢复。但是 50%左右的脑梗死、脑出血患者都会遗留不同程度的后遗症，形成永久性不可逆损害，后遗症发生率上脑出血与脑梗死的差异并不大。

五、中风后的自私、偏执等，并不是患者的主观故意

1. 中风直接破坏思维、情感、认知的物质基础

中风后出现大脑形形色色的功能障碍，如偏执、睡眠颠倒、幼稚、欣快、傻笑、爱哭、执拗、走失、豁达、斤斤计较、寡言、暴怒、呆坐、呆板等，这些症状的出现并不是患者自我内心意识下的固执、幼稚，也不是自我内心意识下的孤僻和吝啬等。

中风能直接、快速地破坏人类大脑的物质（脑组织）和物质架构，即硬件，使思维、情感、认知及精神等 - 软件无所依附。

脑梗死、脑出血后大量脑神经细胞坏死，形成脑功能损害、神经功能丧失，表现为患者意识障碍、肢体活动障碍、语言表达障碍、智能障碍、精神与情感障碍等。

这类现象的产生是由于患者脑组织结构的损害、脑功能丧失了存在的依托，如同电脑的硬件坏了一样，软件自然就无法使用。此时，脑"软件"系统不能正

常运行，表现出来的就是思维禁锢、思想内容范围缩减、思维单一、思维缺失、思维异常等，而呈现出病态人格、认知功能异常、情感异常等。

2. 中风破坏了后天的"自我"架构，使潜意识的"本我"外露

我们找找精神学、心理学的弗洛伊德吧。弗洛伊德说，"本我"是人格中最原始的、潜意识的、非理性的心理结构，当大脑功能正常的状态下，后天培育、发展、修饰的"自我"能力压抑着潜意识的"本我"，表现出一个人的自我特征。

"自我"代表着理性和常识，其综合特征就是人格。

当脑结构损害、大脑部分功能丧失，"自我"存在的脑结构遭到破坏，"自我"的这种控制力量即被解除，人的潜意识"本我"被释放出来，原形毕露。

弗洛伊德认为，"本我"中具有邪恶的成分。脑卒中后脑功能损害，即是破坏"自我"的意识、思维和心理架构，患者骂人、不知羞耻、攻击行为等带有邪恶的一面，也许是人类"本我"的外露吧。

医者注：弗洛伊德和精神分析

西格蒙德·弗洛伊德（Sigmund Freud，1856—1939 年），奥地利精神分析和心理学家，是精神分析学派的创始人。弗洛伊德的精神分析学说一直影响着现代西方思潮，与爱因斯坦、马克思共同被认为是现代西方思想发展最具影响的三个犹太籍伟大人物。

弗洛伊德开创的精神分析理论，广泛深刻地影响着现代哲学、社会学、医学、文学、教育等。现代人们开展的与人类精神生活有关的文化科学活动或探讨人类命运和本质的各种学说，都能寻到弗洛伊德的精神分析学说的印记。

人格分析

弗洛伊德认为，人的个体人格是由本我、自我、超我这三部分组成。

本我（id）：本我是最初本能的、混沌的、不稳定的、被压抑的欲望。本我是个体从出生时存在的各种本能冲动的总和。本我是人格结构的原始基础，具有强大的能量和动力。本我是自我形成的根基，并影响超我的形成。

本我以追求本能的冲动和被压抑的欲望的满足为目的，不受道德约束，也不考虑能否实现，甚至是痛苦的。

自我（ego）：自我是本我后天的表层部分，是以本我为基础借助自

身感觉系统和认知与现实接触而后天形成的。自我的本质是理性的、知觉的、道德的，是能驾驭本我的。

超我（superego）：弗洛伊德认为超我是超越自我而形成的"自我典范"，具有良心性和批判能力，包括良心、社会感情、责任、理想等等。超我是自我的高级形式，是内心世界成形的思想代表，凌驾于自我之上，如宗教感等。

弗洛伊德认为，本我为人格的基础和动力，人的本性是恶的，是利己的、是趋向倒退的、是强迫重复的。

那么脑组织与脑结构的破坏，破坏了后天思想的基础，"超我""自我"随之毁灭，此时也许是释放"本我"显现本性的原因吧。（本作者一家之见，也许荒谬）

3. 中风摧毁患者自我人格的塑造

中风后遗症患者的自私、粗暴、偏执、顽固等性格特征，不同于一般心理障碍，更有别于偏执型、躁狂型精神障碍。中风后遗症患者没有始动的自我心理，他（她）们不是由于内心的自私、狭隘或自我防御心理而做出的。

中风后出现的人格突然变化，与患者非中风发作期人格的形成与发展截然不同。患者中风后，以往的人格中自我的发展突然中断，由于脑组织的损害、人格意识中所依托的脑框架结构遭到破坏，造成患者此时思维固化、思想内容单一，而非人格的自我形成。

说得更直白点，中风后的自私等人格改变，不是患者主观思想驱使的，不是故意的、自愿的。

第三节　痴呆（认知障碍），他的世界你不懂

一、什么是痴呆，什么是认知功能障碍

（一）什么是痴呆

痴呆（dementia）是指后天因认知能力损害导致的智能障碍，表现为记忆力、判断力、学习能力、执行力、空间定位等能力的进行性损害，可伴随情感、精神、行为、运动协调等功能和能力的障碍，直接影响患者的日常生活、职业和社

会功能。

1. 痴呆内容的重点

(1) 对外感知能力下降。

(2) 自我脑功能衰退。

(3) 伴随精神、情感异常。

(4) 影响生活能力和社会功能。

(5) 呈进行性加重。

2. 痴呆是认知功能障碍的典型

痴呆的核心是认知功能障碍，但痴呆并不是认知功能障碍的全部，认知功能障碍包含痴呆和轻度认知功能障碍。

轻度认知功能障碍不是痴呆。

（二）什么是认知，什么是认知障碍

痴呆的核心症状是认知障碍，那么什么是认知？什么是认知障碍？

1. 认知

认知（cognition）实际上就是一个人通过视、听、触摸或交流等方式对事物进行感受，然后形成自己认识结果的过程，如盲人摸象。

因为人是高级动物，所以这种认识结果会通过他的日常活动如情感、性格或行为特点反映出来，并形成他自己的独特人格气质。由此可见，认知影响一个人的高级精神活动。

2. 认知包含四个阶段

(1) 感知事物：认知是人类个体对外界及自身事物、事件，通过感觉、知觉形成初步认识的过程，并形成记忆储存在大脑。

(2) 形成认识：这些初级的记忆与认识通过大脑思维整合形成人的一般认识，包括观念、信仰、世界观等。

(3) 外在精神、情感、人格表现：人的一般认识直接左右这个人的高级精神活动，表现在其精神状况、情感状况（如情商），并且以这个人的人格特质显现在日常的活动生活中，并由此也决定着这个人的社会能力、财富能力等。

(4) 通过日常语言、理解力、判断力体现：认知形成的思维是通过日常活动和个人能力来体现和完成的，是通过个体的言语、记忆、理解力、判断力、学习能力、执行能力来体现出来。

认知过程形成的知识积累、洞察能力、理解能力、判断能力等，潜移默化地

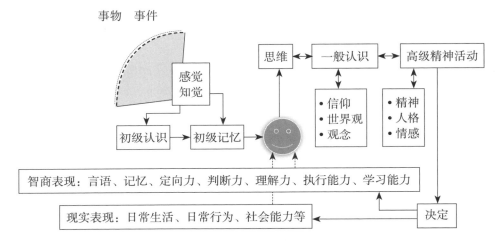

认知过程与认知决定的精神活动和日常行为

对个体的个性、人格、情绪和精神面貌产生影响。

3. 认知过程是认知功能的体现

认知就是感知事物，形成自己的认识，并指导自己的言语、行为，形成自身的个性特征和精神状况。

认知是个过程，是由"认"到"知"的过程，这个过程反映了一个人的"认、知"的能力，故也称为认知功能。

4. 认知功能障碍

认知过程任何环节受损，都会导致记忆、言语、理解、判定、定向等日常认知活动行为产生异常或受损，并由此导致情感、精神、人格等高级精神活动出现异常，就是认知功能障碍（cognitive impairment）。

认知障碍强调的是认知功能障碍产生的结果，如痴呆；认知功能障碍更注重的是认知过程的损害。

认知障碍包含痴呆和轻度认知功能障碍，后者是痴呆的早期，仅表现为认知的某一方面的功能障碍，并不是真正意义上的痴呆。

（三）中风后痴呆是常见的痴呆类型

1. 中风后痴呆

中风后痴呆有明确的病因，即中风。中风在致使脑组织损害后，形成认知功能障碍，称为中风后痴呆、卒中后痴呆或卒中后认知功能障碍。

中风是脑血管病，各种不同类型的脑血管病一样可以导致痴呆的发生，统称为血管性痴呆；中风后痴呆是血管性痴呆的重要组成，在血管性痴呆中占比也最高。

2. 其他原因导致的痴呆

痴呆的种类很多，比如最常见的发病率最高的阿尔茨海默病，又称老年性痴呆，其他还有路易体痴呆、额颞叶痴呆、中毒性痴呆等。

各型痴呆都有其各自的原因，如有大家知道的脑外伤、煤气中毒等等，其他脑部疾病或全身性疾病也会导致痴呆，缘由诸如以下。

(1) 颅脑损伤：硬膜下出血、脑外伤等。

(2) 脑积水：正压性脑积水、交通性脑积水、梗阻性脑积水等。

(3) 感染：各种脑炎、脑膜炎、神经梅毒等。

(4) 中毒：CO 中毒、汞中毒、铅中毒、有机物中毒等。

(5) 肿瘤：原发脑肿瘤、脑转移瘤等。

(6) 乏氧：心衰、呼衰、哮喘、窒息后引发全身和脑乏氧等。

(7) 代谢性疾病：甲状腺功能减退、尿毒症、慢性肝病等。

(8) 脑血管病：动脉硬化性脑病、白质病变、CADASIL 等。

要说明的是，所有痴呆的判定都是依据患者在意识清醒状态下的表现；如若患者处于昏迷状态，则不能进行判定。

二、中风后痴呆，全球排名第二

（一）常见的三大痴呆类型

目前人类最常见的痴呆主要有以下三大类型或疾病。

1. 阿尔茨海默病（AD）。

2. 中风后痴呆（PSD）。

3. 其他快速进展性痴呆（RPD）。

这三类痴呆占痴呆总患者数的 98% 以上，其中阿尔茨海默病占到 50% 以上，血管性痴呆占到 20%～45%，余下为其他原因导致的快速痴呆。

（二）中风后痴呆与阿尔茨海默病

1. 阿尔茨海默病是变性疾病

阿尔茨海默病又称为老年性痴呆，中风后痴呆与老年性痴呆不同，老年性痴呆是一种进行性发展的神经系统退行性疾病，老年性痴呆患者大脑细胞内 Aβ 淀粉样蛋白缠绕和沉积，出现神经元功能退化、老年斑、脑组织萎缩等，致使大脑功能下降，解剖上也有大脑自身重量明显下降，但不是由于脑血管病导致的脑组织坏死而引起的。

对于变性疾病的老年性痴呆来说，目前全球缺乏明确有效的根本治疗方法。

2. 中风后痴呆是血管性痴呆

中风后痴呆是脑血管病的结果，归为血管性痴呆（VD），其原因是脑血管病变、狭窄、阻塞或出血导致脑组织破坏、坏死，致使与智能有关的脑神经细胞功能衰退、损害，解剖显示大脑自身重量明显下降和程度不等的梗死灶或坏死灶。

只要是脑血管的原因或其他原因导致脑血管病变产生认知功能障碍都可称为血管性认知功能障碍，形成的痴呆都为血管性痴呆。中风后痴呆是血管性痴呆最重要、最常见的类型，占血管性痴呆的绝大多数。

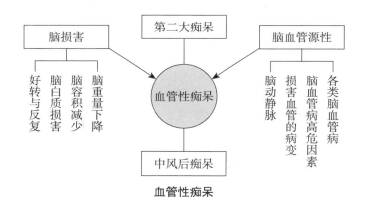

血管性痴呆

3. 中医学的呆病

中医学对痴呆的描述，要比欧美某些国家建立的时间还要早。1687 年清代大医家陈士铎著《辨证录》就生动地描述了"呆病"，对痴呆的画像人人尽都可读懂。"人有终日不言不语，不饮不食，忽笑忽歌，忽愁忽哭，与之美馔则不受，与之粪秽则无辞，与之衣不服，与之草木之叶则反喜，人以为此呆病"。

（三）言归正传，继续谈第二大痴呆

中风后痴呆是全球痴呆性疾病的第二大类型，在脑血管病、中风高发地区中风后痴呆的地位要更高一些，特别是中老年期和青壮年期中风后痴呆，已博得头筹。

1. 中风后痴呆的危险因素

凡是参与构成中风的发病因素，均构成中风后痴呆的危险因素。

(1) 不可干预的因素：年龄、性别、种族、遗传因素，既往接受教育程度。

(2) 可干预的因素：动脉硬化，高血压、糖尿病，房颤、心脏疾病，不良生活方式如吸烟、饮酒、缺乏运动、肥胖、熬夜等，既往中风病史等。

2. 中风后痴呆的特点

(1) 患有不同程度的脑血管病。

(2) 脑组织不同程度、不同性质受损。

(3) 发生痴呆急剧或缓慢与血管病相关联。

(4) 有高血压、糖尿病等基础疾病。

(5) 反复中风病史。

(6) 多见中老年人。

(7) 青壮年患者有明确的脑血管病史。

(8) 脑 CT 或 MRI 可见明确的脑血管病特点。

(9) 治疗后可有缓解和再次复发。

(10) 有脑血管病的高危因素。

(11) 常合并有偏瘫、球麻痹、言语笨拙等脑血管病体征。

3. 中风后痴呆的大脑改变

由于脑供血的不同障碍引发脑卒中后大脑组织改变，主要表现在以下几个方面。

(1) 萎缩。

(2) 脑体积缩小。

(3) 重量（脑容积）减轻。

(4) 白质病变。

(5) 局部脑组织损害。

简单地说，就是一般成人 3 斤重的脑组织，重量减少、体积降低、外观萎缩。

忘了哪位相声大师在台上说过一句话，"就咱这脑袋、咱这智商，脑瓜仁子抠下来都比您多半斤"，就是说他脑重量没减轻，没痴呆、智商足够。

脑重量（脑容积）直接决定人类的大脑智商。

医者注：人类脑重量与智商

　　人类进化实际上就是大脑容积或大脑重量的逐步演变过程，早期直立人大脑重量约800g，晚期直立人大脑重量1200g，都低于现代人的大脑1500g左右的重量。而早期人类大脑重量或容积承载的人类智商，也明显低于进化后的人类。

　　从一个人的智商成长上看也是如此。新生儿时期脑重量约350g，出生后10个月快速增加到650g左右，"3岁看到老"时约是成年的2/3，学龄前基本已接近成年人的水平，比晚期直立人的大脑要重。

　　除了脑重量决定智商的高低外，大脑的神经元数量、大脑表面的皱褶（沟回）数量也与智商关联。比如人类的大脑神经元约为140亿个，大家都知道很聪明的黑猩猩就与人类非常接近约100亿个。在电影《人猿星球》中，高智商的猩猩崛起并施行统治就不足为怪了，因为猩猩的智商摆在那了。

三、认知损害从轻到重，要阻止患者进入痴呆的魔窟世界

痴呆患者不会告诉你，自己痴呆了！

　　患者发生痴呆后不会告诉你自己痴呆了，会的话就不是痴呆了。因为痴呆患者自身的理解力、定向力、判断力都出了问题，无法自知自己是认知的状况。

（一）痴呆的核心内容，认知功能损害

　　认知功能损害主要是患者的记忆、语言、执行、视空间定向功能不同程度受损。表现在患者计算能力、判断能力、解决问题能力、概括能力等降低明显或是不能进行。

　　由于患者的认知能力减退或损害，造成患者外在的精神、行为和人格上表现出异常，这一点是形成患者痴呆阶段的主要特点，患者日常生活能力、社会职业能力等因智能损害而受影响或根本无法从事。

　　认知损害绝不只是记不住事儿，更重要的是影响生活质量和家庭。

　　实际上，患者在脑梗死、脑出血等脑卒中后，出现的肢体、言语，以及性格、精神、人格等改变较少单一出现，症状复杂而且多混合在一起。

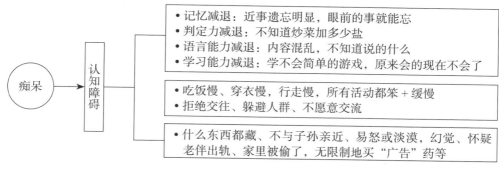

痴呆的核心症状是认知功能障碍

患者出现情感障碍或人格障碍，多会合并判断能力、计算能力、空间定位能力，如找不到家、经常迷路等认知功能障碍。这时患者经常受骗、区分不了财物的贵重与使用价值。

而老年患者在这方面表现得尤为突出，经常拿自己的工资收入去大量购买"能治病的药"，而且不会把"买药"的事情告诉家人。

精神障碍突出的患者，行事单一、会拿手直接抓饭吃、在凉台大小便、把衣柜的衣服反复倒腾、把家里的财物没有理由、没有目的的轻易送人等。

这种表现更像阿尔茨海默病。

患者这类认知障碍、精神和行为障碍，统称为中风后痴呆、中风后精神障碍。单一表现直接对应衰退的主体症状主要损害命名，比如中风后轻度认知障碍，中风后情感障碍等。

（二）一步步走入痴呆的魔窟，从轻度认知障碍开始

1. 痴呆早期，只表现为某一方面的认知障碍

当认知功能损害仅是部分记忆、语言、判断能力等出问题时，患者并未达到痴呆状态，称为轻度认知功能障碍（mild cognitive impairment，MCI）。

记住！

轻度认知功能障碍 ≠ 痴呆

轻度认知功能障碍阶段，患者没有出现人格、精神、行为异常，患者可能仅表现为部分的判断能力、执行能力、学习能力、记忆力、理解力等存在功能异常，我们称之为轻度认知功能障碍；轻度认知功能障碍是进入痴呆前的早期表现。

2. 要让"轻度认知功能障碍"火一把

轻度认知功能障碍，不是痴呆。那么干吗要让它"火"起来，让大家都认识呢？

因为轻度认知障碍是痴呆的早期，是打开痴呆魔窟大门的"门禁卡"！重视轻度认知功能障碍的早期识别、早期诊断、早期治疗，是有可能关闭痴呆大门的！

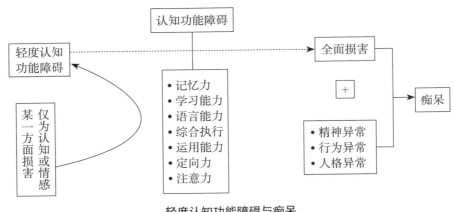

轻度认知功能障碍与痴呆

（三）脑血管病早期，轻度认知功能障碍是可防、可控、可治的

许许多多脑血管性痴呆是慢性、反复性病程，并不是中风后立刻就导致明显的痴呆出现。这种慢性损害导致的痴呆，与完全性大面积梗死后快速出现的痴呆或者大量脑出血脑组织即刻损害后痴呆不同，出现得没有那么快和明显。

大部分脑血管性痴呆是小中风累积的结果，在形成痴呆前患者由于脑血管病的不断发生，脑组织结构的不断损害，往往随着病情先出现部分语言、记忆力、理解能力、判断力、学习能力、定向力等一个或仅几个单方面的轻度、不完全型损害，而仅仅表现为认知功能轻度或部分障碍，此时患者未达到痴呆的程度（脑卒中后认知功能障碍非痴呆型）。

强调这一点的目的在于——

中风及中风后痴呆过程，是可防、可控、可治的！

防控中风后痴呆，就是控制脑血管病、防控中风发病因素，减少中风的发生，减少中风脑组织损害！

这一点，不是口号喊喊就得了。

减少中风后痴呆、减少中风就要从减少脑血管病开始，这也是本书的重要目的。

能警示一个患者，是一个！

能减少一个中风，算一个！

（四）及时治疗脑血管病，打破"中风痴呆三角"

及时发现脑血管病的存在，及时治疗往往可以达到终止患者疾病进一步发展的目的，可以达到终止或阻断中风，阻断中风后形成的轻度认知功能障碍、阻断中风复发导致患者由轻度认知功能障碍（非痴呆）进一步发展成中风后痴呆，打破"中风痴呆三角"。

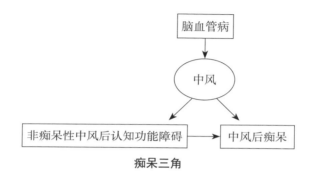

痴呆三角

及早发现患者出现的部分认知功能减退症状、及早确定患者是否存在轻度认知功能障碍，制定及早干预导致认知能力损害的脑血管病因素，是终止认知损害、预防中风后痴呆的重要手段。

（五）要及时发现早期痴呆的不典型表现

1.痴呆表现并不是一模一样

痴呆的核心症状是认知功能损害，不同的痴呆类型表现形式有所不同、同一类型痴呆不同的患者也有不一样的表现，但是都具有共同的认知损害特征，只是表现侧面不同、表现的程度不同。

2.早期痴呆可以仅表现为某一个方面

痴呆早期可能仅表现在某一个方面异常，如记忆力损害只是表现为近期记忆减退，其他方面再例如仅表现为偶尔迷路、仅是工作业绩下降、仅有动作变笨拙或略迟缓等。早期痴呆并不具有人格障碍，如随地大小便、攻击行为等，也未构成明显的精神异常等。

及早发现早期痴呆的不典型表现，是防治中风后痴呆的重要环节。

我们先了解一下中风后痴呆早期不典型的表现吧。

① 近期记忆力减退明显：近期记忆力损害在痴呆过程中发生较早，很多患者仍保留着肢体运动功能。此时患者家属多半会忽略这个症状，仅认为可能是年

龄增长因素、熬夜、疲劳等原因所致。

② 动作缓慢或笨拙：这一点最不容易被察觉，患者家属往往会认为是年龄增加或脑卒中、关节病等导致的患者出现动作笨拙。

此时动作笨拙或缓慢仅出现某一具体的行为上，如吃饭变慢了；或穿衣慢，原来穿个衣服有 2 分钟就行了，现在 5 分钟可能还没找着袖子！

其他具体动作变缓或笨拙，还可以表现为走路慢、坐下慢、站起慢，走路腿抬不起来，一小步、一小步蹭着走，过个小沟沟坎坎的更明显。

③ 时间、空间定位能力丧失：患者会出现即使在家附近也找不着回家的路，到陌生的环境找不到方向，甚至发生走失。对时间的观念减退，经常不知道现在是几点了。有时分不清事物发生的前后顺序，经常张冠李戴，把人物、时间混在一起。

④ 呆板、反应迟钝：迟钝，呆板，主动活动减少。经常一个人看电视，但不记得电视内容；坐着的时间会远远超过活动的时间。反应差、问话回答的缓慢，没有主动思考的现象或表情。对一般事物的理解力和判断力越来越差，注意力日渐受损，不能识别人物关系等。

⑤ 思维缓慢，思想内容贫乏：对事物没有想象力和理解能力，抽象一点的事物理解更差，区分不出好的、坏的事情或人。经常受骗，经常造成家庭矛盾。哪个儿子、女儿对他（她）好，心理没数；经常做出伤害家人感情的事！

⑥ 情绪不稳、易哭易笑：情感表达困难，沟通能力减退，不听劝阻，经常发脾气。不知道什么时间、什么事情患者就"来脾气"了，经常对老伴训斥，或无缘无故的"恨"某个人或家人。

经常说着话时就哭了或无缘故的流泪哭泣，当然这类患者"哭泣"大于"眼泪"！流泪少，而哭泣却反复。

⑦ 主动性差，学习能力减退：兴趣减少、主动性差、社会性退缩。不愿与人交际，不去参加一般性群众锻炼，"哪人少往哪待着"家属经常会这么说。不愿参加家庭、亲友聚会，不会主动和人打招呼、问候。

诚然这些表现如果出现在没有脑血管病诱发因素的患者，特别是没有脑出血、脑梗死等脑卒中患者身上，而且是老年人那你就要考虑患者可能患有阿尔茨海默病了。

如果痴呆速度发生的较快，1～2 个月或更短的时间就有明显的学习能力下降、工作能力减退、遗忘、分析能力弱化等表现，称为快速痴呆（RPD）。患者还不到老年，那就建议找专业医生判定了，如我们提到过的一些遗传性脑小血管病、感染、变性、免疫性脑病等就必须有待排除！

（六）病例：脑卒中后痴呆，老爸总在阳台小便

患者男性，72岁，情感开朗、家中主厨。年轻时反复饮酒、吸烟近40年，量也不大。10年前因发现脑内多发小的腔梗病灶开始戒烟戒酒、控制饮食，并进行徒步锻炼。

5年前突发右侧上肢及面部麻木，住院治疗1周好转出院。3年前开始，老人"家中主厨"的地位逐步被取代，菜咸了淡了时有发生。1年前老人再次小中风发作又住了把院，但没遗留胳膊腿瘫痪，只是走路慢了一点。3个月前有时会把衣服纽扣系错，家人也没在意。

2周前家人在厨房做饭，老人穿过厨房来到阳台，家人认为老人可能要找什么东西，可是却发现老人在阳台小便，家人有点懵！劝说后老人去了卫生间。

这一周可不得了了，老人反复去阳台小便，并且认为那就是小便的地方。

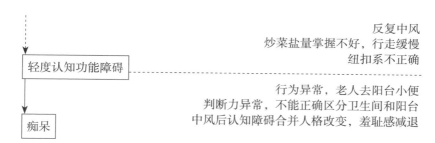

由轻度认知障碍到痴呆

分析一下老人去阳台小便的案例吧。

这种行为异常的出现，常多见于老年且既往没严重的脑梗死、脑出血等反复中风患者。这样的老年患者可以无严重的肢体活动障碍、吞咽障碍或者突出的语言障碍等，但主要慢性损害的是患者的认知功能，即造成反复的轻度认知功能障碍不断出现。患者颅内大脑等组织，呈多发的散在分布的腔隙性脑梗死病灶、脑白质广泛髓鞘脱失和相对严重的脑萎缩，我们称之为腔隙状态。

腔隙状态患者，痴呆、动作迟缓笨拙、精神或情感异常。

医者注：腔隙状态

腔隙状态实际上是个脑部影像学和患者临床状态结合后的一个名词，同时涵盖两个内容。一是患者的头部存在大量多发的小的腔隙性脑梗死病

灶，脑白质广泛脱髓鞘，重要的还有脑萎缩，也就是大脑容积下降。这些都是依靠 CT 或者 MRI 获得的。二是临床表现，这是个由正常状态演变到异常状态的进行性过程，此时患者呈现的状态包含以下几方面。

① 运动功能不同程度的残疾，表现为动作笨拙、动作缓慢、肢体僵硬有如帕金森样等。

② 假性延髓麻痹，表现为饮水呛咳、吞咽困难等。

③ 自主神经及尿便异常，表现为二便失禁、多汗、血压不稳。

④ 痴呆，表现为思维禁锢、原有技能丧失、计算力低下、经常走失、迷路等。

⑤ 精神情感异常，表现为固执、违拗、攻击行为、易激惹、人格变化等。

四、判定痴呆早期，观察日常生活细节很重要

我们上面提到，轻度认知功能障碍是指记忆力或其他认知功能某一方面局限性减退，但不影响患者的日常生活或从业能力是痴呆前的主要表现，并未达到痴呆的标准。

患者仅存在某一个方面认知功能减退的表现，这些表现概括为以下几个能力，近期记忆力、学习能力、语言能力、综合执行或运用能力、定向力和注意力等，没有或仅出现轻度的或局限的情感异常和性格改变等。

认知源于生活，认知损害表现于生活。

判断患者存在轻度认知功能障碍或者痴呆，最主要的依据就是来源于患者的日常生活，行为能力、工作能力和社会能力。

（一）穿衣

1. 原来 2～3 分钟就能穿完衣服；现在 5 分钟了，还没找到衣服袖子。

2. 衣服经常穿反。

3. 纽扣系错。

4. 里外衣服不分。

5. 把别人的衣服穿在自己身上。

6. 穿错季节的衣服。

7. 衣服穿很久，不更换。

（二）穿鞋

1. 左右不分。

2. 反复系错鞋带。

3. 左右不是一双鞋。

4. 找不到自己的鞋子。

（三）吃饭

1. 吃饭不主动。

2. 进食无饥饱。

3. 吃饭速度明显下降。

4. 什么都吃。

5. 挑食习惯明显弱于以往。

（四）如厕、洗澡

1. 依赖他人系衣裤。

2. 需要他人辅助。

3. 反复忘记冲厕所。

4. 不能使用蹲厕。

5. 不会调水温。

6. 不讲卫生，不爱清洁。

（五）动作

1. 动作较数月或 1 年前明显缓慢。

2. 动作较数月或 1 年前明显笨拙。

3. 行走出现反复跌倒，过个沟沟坎坎的要准备半天。

4. 原来会的现在不会了，或明显笨了，如骑自行车、简单的修理。

（六）情感

1. 性情改变，易怒、较真、冲动。

2. 反复唠叨，内容却是无关紧要的。

3. 变得倔强、固执。

4. 不听儿女规劝，一意孤行。

5. 对子代、孙代的好恶态度明显，而且有别于以往。

6. 对老伴有攻击行为，但以前从来没有。

7. 缺乏主动，被喊叫 10 次能动 1 次。

8. 不愿聚会，不愿和他人说话。

9. 面部表情少得可怜，无喜无悲的。

（七）记忆力减退

1. 只能记住某些孩子的名字，记不住生日、属相。

2. 眼前的事总忘（近期记忆力损害），过去的人或事还能记得（远期记忆保留）。

3. 藏完东西找不着。

（八）判断力、综合能力减退

1. 把有用无用的家中物品等，都送人或扔了、卖了。

2. 不知道贵重物品的贵重。

3. 在熟悉的环境偶尔迷路、走失。

4. 当着别人面藏东西。

5. 不能区分地里的苗和草。

6. 不能辨别蔬菜、果食是否成熟。

7. 炒菜忘放盐，盐的多少不能把握（原来能的）。

8. 烧开的水给倒掉了。

9. 不知道哪把钥匙开哪把锁。

10. 认识钱，特吝啬钱，但不会算账，甚至辨别不出来经常使用的纸币面额。

11. 不认识自己过去的照片。

12. 日常工具性使用困难。

第四节　脑卒中摧毁了大脑结构与灵魂

人类个人所有的，性格上的突出或沉溺点；

人类个人所有的，人格上已有的特质或隐匿的苟且；

都会在脑血管病后，重新塑造或点缀。

一、大脑所有功能的实现，都依靠脑动脉供血

对于脑功能来说，中风的破坏性是全方位的、全能的，这一点毫不夸张。大脑也好、人体其他组织器官也好，其功能的实现完全依靠血液；血液运输来氧、营养物质，血液带走代谢产物、有害物质。

这些维系人体生理的功能都是血液循环、血管威力的体现。然而在血管病变、特别是以中风为代表的脑血管病到来时，就那么的脆弱、不堪一击。

1. 手机没有电 = 人脑没有血

大脑的各种功能，如支配运动、自身感觉、消耗功能、身高增加、食欲、个人好恶、情感、思想、性活动等，都是基于以脑组织为框架的脑功能来决定。

记住，凡是由脑决定的人体功能，有形的或无形的，都会被脑血流中断而停止或摧毁！

就如同手机没有电会自动关机一样，人脑没有血、脑功能会被按下暂停键，部分或全部"数据"将永久被清除。

2. 中风"完美"斩断脑血流，吞食灵魂下的"肉体"

我们拿颈内动脉来说一说吧。

颈内动脉（ICA）主要分支有大脑前动脉（ACA）、大脑中动脉（MCA）和眼动脉（OA）。

看下不同的大动脉、分支动脉闭塞、脑血流中断引发的中风，吞食了哪些"灵魂"所依附的脑组织"肉体"。

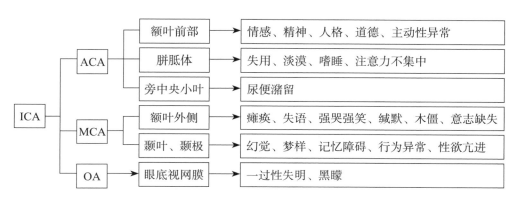

颈内动脉供血脑组织及损害产生的主要症状

人类的灵魂主宰者人的思想、情感、精神，以及人的行为、感觉和内脏功能，这些存在所依托的是脑组织细胞存活和框架结构的完整。中风毁灭的正是脑细胞和脑组织框架！如是这般，皮之不存毛将焉附！

脑血管的功能状态，直接决定着大脑各类功能的状态，决定着"灵魂"所依附的脑组织"肉体"的生存。这一点，一点也不夸张。

别让中风按下脑血流的"停止键"。

3. 不断地小梗死，也会一点一点蚕食脑组织

(1) 芝麻大点的脑梗死也是中风：不同的动物有不同的大脑重量（或称容积），大脑容积代表着一类生物的智商和脑功能完善程度、发达程度。大脑萎缩、大脑重量下降，势必导致该类生物个体的脑功能。人类更是如此，大面积脑梗死性中风直接毁灭较大容积的脑组织；小的脑梗死性中风，同样一点一点蚕食脑组织。

很多人忽视自身脑内小的脑梗死，认为也就是西瓜里坏了芝麻大点地方，无所谓。其实不然，下面我们专门谈谈"小梗死"的慢性脑损害。

(2) 西瓜能装下多少芝麻是有数的：小的脑梗死又称腔隙性脑梗死，简称"腔梗"，或称作小中风灶也可以。这个小中风病灶在人的大脑里就如同西瓜里坏了芝麻大点地方，看起来真的无所谓。实际上你要知道一点，再大的西瓜能装下的芝麻也是有数的，一个一个芝麻从西瓜里往外拿，虽然有个过程，但是早晚会掏空西瓜的。

一次一点点，叠加起来就是个大数字了，这就是脑容积理论。

话说回来，虽然人脑总重量约1500g，即使一次损害0.001g，长此以往累计起来就不是个小数字了。小中风灶不断留下脑内小空腔——"黑洞"，结果就是脑实质萎缩、脑实质重量降低、脑容积减少，最终成为脑功能障碍的基础。这一点，您不再否认了吧！

腔隙状态就是形容如同西瓜的大脑，散在、多发、密布小中风灶。腔隙状态主要见于长期高血压、糖尿病、嗜酒、动脉硬化等慢性脑小血管病。

患者脑功能障碍严重，而肢体运动、言语障碍相对较轻。患者虽然没有经历过严重的大动脉闭塞、大面积脑梗死、大量脑出血等中风，但是脑组织细胞、结构是缓慢而持续减少和损坏。当这种持续减少达到一定的量，即可引发脑容积减少明显，脑萎缩也会出现，并形成大脑部分功能缺损。

二、中风，损害生活质量、摧毁大脑灵魂、危及生存质量

1. 躯体性运动能力损害，中风后生活质量下降

肢体致残，偏瘫、半身不遂、挎筐、划圈；口眼歪斜、吞咽困难、呛咳、流涎、言语笨拙是中风后高发脑功能损害，是脑功能中支配躯体运动功能的损害。躯体运动能力下降，直接损害中风后患者的生活质量。

中风后躯体运动能力降低，是迫使生活质量下降的重要内容。但是这些躯体性运动残疾，只是中风后生活质量脑损害的一个重要方面，更重要的是，患者生存中脑灵魂性的东西——精神、情感、认知和思维——非运动性脑损害。

2. 非运动功能脑损害，中风后生存质量的毁害

中风后非运动性脑功能损害直接危及中风后患者的生存质量。生存的意义不仅仅在于生活，而是生活过程中要具有自主的情感、精神、认知和完整的、有追求的、独特的思想体系，这些是构成人类个体能自主、自立生活的根本。

拯救中风，提高患者生存质量，就是让患者自主、自立的生活。

中风非运动脑损害主要包括以下几个方面。

(1) 思维损害，不成体系。

① 思维范围缩减。

② 思维局限，缺乏完整性。

③ 不主动思考。

④ 思维形式单一。

⑤ 表现方法直接而粗暴等。

(2) 精神损害。

① 抑郁、亢奋、焦虑。

② 孤僻、固执。

③ 人格改变。

④ 攻击行为。

⑤ 行为异常等。

(3) 情感异常。

① 淡漠。

② 主动性减退。

③ 交流障碍。

④ 恐惧、焦虑、抑郁情结。

⑤ 好恶改变、自私等。

(4) 认知损害。

① 近期记忆力减退、远期记忆受损较轻，晚期两者都受损。

② 学习能力下降。

③ 执行能力减退。

④ 视空间能力障碍，迷路、找不到家。

⑤ 计算能力减退。

⑥ 生活能力下降等。

三、要用对待孩子般的心，对待中风患者

中风后非运动障碍后遗症的出现，情感障碍、精神障碍、痴呆、人格改变、攻击行为、常识性道德观念衰退、自私化行为和言语，以及患者在其意识范围内变得更加自我专注、原始基本欲望和冲动的出现，再或茫然、混沌不知、木僵、无思考状态等，都出自于中风全方位的、全能的破坏性特点。

所以对待中风后遗症患者，特别是该类老年患者，家属或陪护人员要有极大的耐心、细心和同情心。

许多时候，要用对待3岁孩子的智商对待他们，不要和他"讲道理"，不要嗔怒他，他（她）真的可能听不懂！

要用对待婴幼儿的爱心，对待他们！

第7章 中风后日常照料：吃、穿、住、行的"画龙点睛"

一、写给陪护和护理人员

致陪护和护理人员：

日常生活护理，饮食、翻身、拍背、活动等照料是陪护人员对中风后遗症患者付出耐心、爱心、细心，承受枯燥、寂寞、单调、平凡而持久日子的真实版体现，有时甚至要承受委屈、误解和猜忌。

护理与陪护工作，没有惊人的业绩，只有日复一日的再重复！

护理的好，是应该的。

护理的不好，患者会拿这样、那样的不适、症状表现"告你的状"，甚至拿新增疾病"报复"你。

护理卧床患者，更是要有科学、合理的方式和经验，同时要具备一定的医学基础知识方能胜任。

陪护、护理，很辛苦，要心甘情愿地去做，才会减少纰漏。

护理、陪护是个良心活，要用良心去完成日常琐碎、冗杂、枯燥、细致的工作。

从事护理或陪护工作，带有情绪、不满心理、奢望、目的性等，要么做不长久，要么……

不必多说了，影视剧、现实生活都听过或见过了！

关于中风后遗症患者的日常照料，特别是针对活动困难、表达沟通困难，尤其是卧床患者，我们从日常生活的衣、食、住、行四个方面阐述，以便更好地对应患者的日常生活需要和满足患者的日常生活需求。

二、衣：衣物清洁与舒适，是对患者用心的关爱

（一）保暖，你做到了吗

保暖，是最直观、最简单、也最容易被忽视的问题。

患者保暖包括两种状态，一是衣物保暖，二是被褥保暖。

1. 保暖行为需要针对以下几类患者人群

(1) 行动不便。

(2) 肢体瘫痪。

(3) 智能障碍。

(4) 有一定精神异常。

(5) 有一定情感异常。

(6) 卧床。

情感异常的患者虽然认知、智能、精神没有问题，知道冷暖，但是当患者处于情感压抑、低沉或亢奋时，思维中对衣物保暖的要求会主动忽视或懒惰。肢体瘫痪、卧床的肯定是自身不能照顾自己的缘故，明显需要护理辅助。

2. 保暖照料的细节

保暖照料的细节也是护理和陪护细心的体现。很多时候患者"被冻着、凉着"其实是陪护或护理人员对患者过于相信而导致的结果，认为患者已经穿上衣服了、盖上被子了；其实并没有，原因自然不用说了。

所以在保暖照料细节方面，陪护或护理一定要做到如下几点。

(1) 亲自完成：陪护或护理人员一定要亲自为患者穿好、盖好，不要让患者自己完成；即便患者某些状况能独立完成。

(2) 定时检查穿、戴、盖情况：不要很长时间才想起来看看患者情况，特别是对于痴呆、精神异常的患者定时检查非常必要，而且也能防止意外。

(3) 知晓气温变化：陪护或护理人员要提前知晓天气变化和环境温度的变化，包括是否要下雨、刮风、窗、门开关状况等情况，做到心中有数。

(4) 掌握患者的活动范围：在北方室内室外冬季温差很大，即使在夏季早晚与午后温差也很大，此时室外活动就必须添加衣物。

(5) 患者尿便情况：有些特殊状况的患者不知道自己尿了、大便了，或者知道也不会主动要求更换衣物或被褥，就那么"渍"着；你不管他，他就那样了。

(6) 发热、多汗、水浸湿衣物：患者发热、多汗或者衣物被褥意外被水弄湿

了，在面对或可能出现这些情况下，一是要及时发现、二是要及时更换被浸湿的衣物才好。

（二）衣服、床褥要宽松、柔软、无皱褶

患者的衣物被褥整体上说要柔软、宽松，被褥尽可能不要有皱褶。衣服要用开衫，不用套头衫，这样穿脱都很方便，还防止患者头部、颈部被意外卡着。衣物尽可能使用棉质材料，旧的穿过的反复水洗过的棉质更好。

被褥最好无接缝或接缝不要过硬，不要在被褥下遗忘或放置硬物以免导致患者皮肤卡压或压疮。室内温度较低时，建议使用有保暖性好的拉毛衬底褥单。

总的说就是注意以下几点。

1. 要宽松、柔软、棉质、保持干爽。

2. 平整无杂屑。

3. 经常晾晒。

4. 不使用套头衫，尽量穿开衫。

5. 发热、多汗、尿便、水浸湿衣物后及时更换。

6. 保持洁净，避免呕吐物、药物等污染。

7. 感染患者，衣物、床单等要定期高温消毒或药物浸泡消毒，充分日晒。

8. 定时检查，防止遗漏物品在衣服或被褥内等。

（三）及时更换尿垫、保持干爽，尿不湿、纸尿裤使用的建议

1. 尿垫

(1) 尿垫要使用棉质或柔软干爽材料的，选择一次性尿垫或用使用过的旧内衣裤裁成尿垫也可。

(2) 尿垫要足够大，防止尿液、大便外渗。

(3) 及时更换、避免过久不换，防止浸湿引起臀部、外阴部皮肤湿疹。

2. "尿不湿"、纸尿裤

(1) 合理使用和更换纸尿裤，防止尿便浸泡引发湿疹。

(2) 要选材质良好和合适尺寸，过大、小了都不好。

(3) 注意观察尿包容量，及时更换。

(4) 边缘封闭紧实，材质还得透气，不透气的不能用，渗漏的也不要用。

(5) 要干爽持久的，这一点很重要。

(6) 使用合格的、正规的品牌。

三、食：饮食照料原则，切记

（一）忽视饮食照料，就是对患者的慢性伤害

1. 吃有三种含义

吃！还不会吗？

是的，对于部分脑卒中患者而言，吃！真的不会。

吃，有三种含义，如下。

(1) 吃的动作完成，把食物送到口中，咀嚼、吞咽，而且不发生呛咳。

(2) 知道饥饱，这也是人类及动物的本能。

(3) 吃什么？怎么吃？

中风患者首先丧失的是第 1 条吞咽功能，合并认知改变或精神、情感异常时后两条也不保，一并全部受损。

第 3 条"吃什么、怎么吃"是中重度中风患者能力所不能为的，也是对中重度中风患者饮食照料的重要内容；诸如选取食物的种类、食物的搭配、饮食的量、饮食的时间，用膳前后的准备与餐后的适度活动等。

饮食照料的核心内容就是患者的吃！"吃"三条内容是需执行的主要饮食照料内容。

2. 对中风患者疏于饮食照料，常引起两大伤害

(1) 急性反应，如引发呛咳、误吸：呛咳、误吸是快速的、立刻可以显现的，主要引发患者窒息、肺部感染，在咳嗽反射存在的脑卒中患者身上明显。

(2) 慢性伤害：主要发生在咳嗽反射消失、体质虚弱、卧床、痴呆或合并精神、情感异常等患者。

对中风后患者的饮食照料，以上"吃"三条哪个都不能忽视，包括其中的细节。饮食问题的忽视或错误行为，除非喂食时立刻引发患者剧烈呛咳或误吸，其他多是慢性伤害，如偏食、食量不足、摄入水分不足、食物过硬、盐多了少了等，并不会立刻"写"在患者的脸上。

中风后遗症患者饮食问题是每天必须经历的生活细节，也是直接与患者的恢复、日常功能维持的问题。

疏于饮食照料，患者出现饮食量不足、营养均衡偏差，可以导致患者出现低盐、饮水不足、尿量不足等结果，甚至引发血液高渗、低渗、低蛋白、高糖、低血糖反应等。这些结果直接关乎患者的有效血容量、代谢状况，微量元素、维生

素是否缺乏，以及辅酶功能等而影响躯体功能和脑功能。这些长此以往，必然会加重患者现有疾病或诱发新的疾病状况出现。

所以说，如果忽视患者的饮食照料，实际上就是慢性伤害患者。

饮食照料的慢性伤害不是立刻出现的。

疏于饮食照料并不能马上在患者身上出现，低钠、缺水、维生素缺乏、低蛋白、低渗、高渗、高血糖等的出现和引发病症需要一个时间过程，并不会立刻诱发疾病表现或马上增加新的疾病。

这种伤害是隐匿性的、慢性的，所以很容易导致患者陪护和家人的疏漏，不是视而不见，而是视而不识。

（二）哪些患者容易出现饮食障碍

患者出现饮食障碍，可以分为两大缘故。一是患者自身问题，包括疾病问题、功能残疾问题、生理变化、年龄等。另一方面，我们不得不提的是患者家属、陪护人员缺乏经验或疏忽和错过观念指导的行为等所导致。

1. 中风患者自身功能异常

中风导致患者出现饮食障碍，主要见于以下几项损害或状况。

患者自身原因导致饮食障碍

功能障碍	表 现
进食功能障碍	• 吞咽困难 • 饮水呛咳
认知功能障碍	• 饥饿感异常：过食或拒食 • 主动性减退：不知道吃
肢体活动障碍	• 肢体瘫痪 • 不能进食 • 行动不便
精神异常、情感障碍	• 不思饮食、拒绝饮食 • 幻觉、错觉等
合并其他生理状况	• 发热、腹泻、脱水、老年

(1) 吞咽功能障碍者：咽喉部神经、肌肉协调障碍，临床表现为"延髓麻痹"，患者吞咽困难、饮水呛咳、声音嘶哑，同时患者还可伴有吐字不清；见于急性期或反复发生的中风和中风后遗症患者，此状况一般需要鼻饲，就是插胃管。

(2) 肢体活动障碍者。

(3) 伴有痴呆、精神异常、情感异常者。

(4) 老年中风患者。

(5) 合并其他脏器功能异常或疾病者。

(6) 不同程度意识障碍。

2. 患者家属、陪护人员的护理问题

(1) 经验不足：这一点在急性脑卒中患者身上表现尤为突出。由于患者突然发病，患者家属或陪护缺乏护理经验导致手忙脚乱、头脑发蒙，不能记住、理解医疗人员在饮食问题上的指导，喂食时引发患者呛咳、误吸等急性反应，或者导致患者进食不良，并由此引发饮食相关的并发症。

(2) 错误的经验、观念导致错误的饮食行为：陪护或患者家属一直持有错误的经验或观念，比如饮水不给予充足、翻身拍背不充分、偏食等，这类问题多导致饮食的慢性伤害。

患者家属、陪护饮食护理主要错误

主要错误	具体内容
喂食方式不当	• 直接仰卧位喂食
喂食次数不当	• 不足或过量
食物配比不当	• 未以蔬菜为主，肉类为辅，配以坚果、水果
饮食调整不当	• 未依据患者状况（尿量、发热、腹泻、脱水）调整
主观心态	• 善意，但方法不当 • 不尽心 • 观念错误、经验不足导致方式错误
水量、盐量不当	• 饮水量过少 • 过于清淡

要记住，患者家属或陪护人员是脑卒中患者各个时期的护理主体，是饮食计划制订、实施、观察的执行者，责任重大。

而有时这种持久的错误观念指导的持久的错误饮食或护理行为，是难以被纠正的。

另外对于患者家属或陪护，还涉及心理问题、责任心等。

饮食护理，必须重视。

饮食障碍发生是双向的，既有患者的自身原因，同时陪护、护理人员疏忽、不尽心，缺乏经验也是导致饮食障碍发生的主要原因之一。

我们通过下图看看护理有多重要。

患者的问题如痴呆、肢体活动障碍、吞咽困难是客观的，患者饮食问题导致

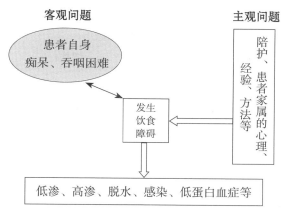

中风患者饮食出现问题的主、客观原因

的血浆低渗、高渗、脱水、感染、低蛋白血症等，都需要经历一段时间才能显现出来。这就需要患者陪护和家人的细致、用心，科学、合理的喂食与护理，更主要的是要有一定护理基础和医学基础；经验固然十分重要，但不能仅凭经验。

（三）饮食障碍的具体表现

患者需要饮食照料，具体表现包括以下几点。

1. 无主动进食意识，不给吃的就不吃。

2. 不知道饥饿，给就吃，不给不知道要。

3. 不知饱胀，进食的量无节制，给多少都吃。

4. 对食物内容无选择或根本不会选择。

5. 不会搭配营养，荤的素的患者自己可能完全凭着潜意识的嗜好。

6. 进食时动作笨拙，不会利手转换，右手瘫的不会用左手，不会用勺子。

7. 进食缓慢，每顿饭要花费很长的时间。

8. 不会、不能自己做饭菜。

9. 吞咽困难、饮水呛咳。

（四）喂食方式

1. 喂食方式

喂食方式是至关重要的，特别是针对那些存在吞咽困难、饮水呛咳的患者，喂食方式、方法尤突显其重要的一面。

脑卒中后遗症患者大都存在不同程度的"延髓麻痹"，主要表现为吞咽困难、饮水呛咳，延髓麻痹的原因是脑卒中损害了大脑、脑干、基底节、皮质下等部位。吞咽困难、呛咳的机制是口咽部众多完成吞咽动作的肌肉，相互协调障碍。

2. 流质食物易呛咳

患者对流质如水、菜汤、果汁等呛咳表现比较明显，而对黏稠状食物如鸡蛋糕等或固状食物如米饭、蛋糕等呛咳较轻，重者都会很明显。

食物越稀薄越是容易诱发呛咳，可导致肺部感染。

水、饮料、果汁、汤容易呛咳，饺子、鸡蛋糕、稠粥、包子等不易引发呛咳。所以有经验的护理人员都会给患者稠一点的食物或把食物做成糊状，还可以适度保证水的含量，起到补水的作用。

脑卒中后遗症患者进食时要注意以下事项。

(1) 减少流质食物的呛咳。

(2) 少食多餐。

(3) 采取坐位或半卧位。

少食多餐，对于防止患者呛咳和舒缓咽喉部肌肉过度紧张是有意的。但要注意患者整体水的摄入仍会明显不足，要增加其他方式补水。

3. 喂食时体位

喂食时患者的体位也是有讲究的，最好坐位，其次是半卧位，杜绝仰卧位喂食。仰卧位进食最容易导致食物误吸入患者的肺内，引发肺部感染，特别是流质食物更易如此。

进食时患者体位要求如下。

(1) 最好是坐位。

(2) 其次是半卧位。

(3) 不能半卧位者，至少要侧卧位。

(4) 坚决不允许仰卧位。

许多陪护或患者家属，在患者仰卧位时就使用羹匙给予患者喂食，而且许多时候都是在喂食流质，这是极大的错误；换句话说也是极不负责任的做法。

（五）食物问题

1. 食物种类

维生素充足、动物蛋白辅助：除有特殊体质或有肝肾功能障碍、糖尿病、严重心衰、过敏等限制性疾病外，食物种类尽可能要全面，不能偏食。

(1) 保证每日绿色新鲜蔬菜。在没有特殊疾病限制的状况下要以蔬菜为主。

(2) 保证每日必需的蛋白质摄入。如精肉每日 1 两，不能食入动物蛋白的给予植物蛋白，如豆类或坚果；必要时可以以植物蛋白为主。

(3) 保证每日新鲜水果。如一个苹果、香蕉等，糖尿病患者可采用不甜的水果，如木瓜、百香果等。

2. 食物选择，均衡搭配、侧重补充、重点预防

摄入食物的总体原则是，均衡搭配，侧重补充，重点预防的原则。患者卧床后，经常出现的并发症有压疮，血液浓缩如高钠血症、高氯血症，血液稀释如低钠血症，营养不良性低蛋白血症、营养不良性贫血、维生素缺乏、微量元素缺乏等。

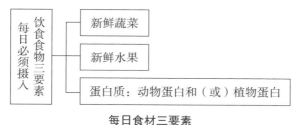

每日食材三要素

(1) 均衡搭配：轻易不要让患者偏食，每天摄入食物或蔬菜、水果的种类应包括新鲜蔬菜、新鲜水果、植物蛋白（如豆制品）、适量动物蛋白、新鲜菌类。

食物、水果、蔬菜，最好是应季的、当地产的为好，避免过久储存的。

食盐，是每天的必须，这一点我们在下一节会着重讲述。

(2) 侧重补充：主要是要防止患者在长期饮食障碍的状况下，出现低盐、低钾、低蛋白、低维生素、低矿物质等。

①避免贫血：间断补充猪肝、猪血等含铁较高的食物，当然动物内脏的摄入要依据患者的具体情况而定。

②避免低钾：钾主要来源于食物。

钾，即金属钾，人体内以钾离子（K^+）形式存在，是人体内不可缺少的金属离子，与细胞膜的活化等直接关联。饮食量的减少是钾缺乏的主要原因。

低钾血症后，患者产生肌肉无力、心慌、腹胀等主要症状。低钾血症时，要补充口服钾盐，一般选用带有果味的钾，饭中或饭后即食，以减少胃肠刺激。

预防低钾，主要是食物量充足、必须补含钾的盐、食用含钾的饮品，如橙汁等。

③避免低蛋白：低蛋白可以说是营养不良，或者患者有肝脏等基础疾病的结果。原有的基础疾病不是我们讨论的重点。

产生低蛋白主要有两方面的原因，一是蛋白质给的不足，二是肝脏合成不足。前者主要见于进食障碍者或卧床初期饮食照料不充分所致；后者多见于长期卧床患者，是全身功能衰退的表现之一。

④避免低钠低氯：钠、氯的获得主要是食物中的食盐，食盐主要成分 NaCl。低盐饮食有利于健康，许多患者家属或陪护人员对患者饮食中盐的使用格外严格，甚至会达到苛刻的程度。

盐的补充极为重要，特别是在北方等寒冷地区，人体对盐的需求量还会要高一点。长期低盐饮食、严格限盐和饮食量长期不足，是会造成低盐状况出现的主要原因。

(3) 重点预防：做好患者原有疾病的防治，如针对糖尿病、高血压病、肝脏疾病、肺部疾病、痴呆、帕金森及血管狭窄状况等。另外不论患者是否有糖尿病，预防低血糖都是尤为重要的，特别是那些正在使用降糖药、胰岛素的患者，更应该时时小心。

针对患者常出现的问题，做好预防，仔细观察，每天做好护理记录，才能及时发现、才能有针对性的采取措施，当然住院患者，这些状况由医生判定就可以了。

（六）饮水要充足，强调饮水护理问题

1. 饮水充足

饮水不足是脑卒中患者最常见的饮食照料问题，饮水不足是导致患者出现血液浓缩、离子紊乱等其他病理状况的主要原因之一。许多患者、患者家属及陪护对饮水不足的危害、对饮水有助于防止脑血管灌注不足、扩充血容量、加强代谢等作用，明显认识不充分或存在偏差。

饮水不足，是导致许多患者机体内环境紊乱、引发缺血性脑卒中的重大隐患！

主观因素是导致饮水不足的重要原因。

患者或患者家属及某些陪护，以各种理由主观拒绝或主观减少患者日常水量的摄入或补充。

被用来拒绝或不给予充足饮水量的主要原因，常有以下几点。

(1) 喝水呛。

(2) 尿太多。

(3) 粥里不就是水吗？够了。

(4) 上卫生间不方便。

(5) 总尿裤子。

(6) 现在的够了，不再增加喝水也没事。

(7) 患者不喝等。

水对于患者的重要性我们已经在相关章节中详细阐述，在此就不多叙述。重要的是要扭转患者和患者家属及陪护对饮水不足的认识，这一点不提高是无济于事的。

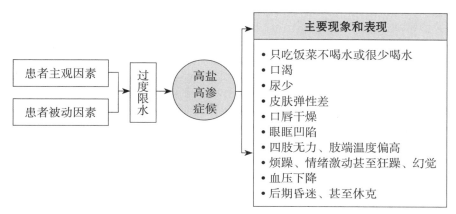

产生高盐、高渗症候的原因和患者表现

一顿两顿饭可以不吃（糖尿病、低血糖慎重）；但是，水不能不喝！

2. 饮水护理问题

强调饮水护理专项问题，目的是防止饮水不足的产生和饮水方式的错误。饮水护理的几项内容如下。

(1) 每日的总量：日入水量一般在 1500～2500ml（心衰患者要依医嘱而定）。要根据患者的体重，心脏情况、浮肿情况、肾功能、周围环境温度，以及是否有腹泻、发热等情况确定。

在发热、腹泻、环境温度增高、多汗等的状态下，要适度增加水的摄入。若合并心衰、体重较轻、存在浮肿等时就要减少。

(2) 水的摄入方法：让患者侧卧采用注射器，由一侧口角缓慢注入，每次要记录给予的量。鼻饲患者应该将患者置于半卧位，由胃管缓慢注入，每次最多150ml，分次注入。分次注入也要有 5～10 分钟的间隔，避免连续注入；同时观察口腔内是否有反流。

(3) 喂水时间：每日喂水要每小时均匀注入，全天饮水总量主要集中在早晨 5 点到当晚 22 点之间完成为好。依据具体情况也可以在夜间 0 点后，停止补水 3～5 小时，避免影响患者睡眠和缓解胃肠消化性疲劳。严重缺水者，补水时间和补水量都要相应调整。

鼻饲患者每次胃管注水或注入食物前都应该先回抽胃内容物并察看胃内容物

的颜色，回抽胃内容物的颜色呈咖啡色或胃内存在没有消化的宿食时，提示消化道出血或胃肠消化能力、胃肠动力衰退，此两种状况时都需要暂停胃管内水或食物的再次注入。

（七）过度限盐，也是错误的

1. 氯化钠在人体内的含量和担当

食盐（salt），即氯化钠（NaCl），日常生活中称为盐（食盐）。食盐味咸、白色晶体。盐是人体不可缺少的成分，在人体内盐主要以钠离子（Na^+）和氯离子（Cl^-）形式存在。

钠离子是人体血液中含量最高的金属离子，钠离子是维持血浆渗透压的主要晶体成分，是能"锁住"水的最重要的离子。同时钠离子还要参加细胞电生理活动，如细胞复极、主导细胞兴奋后的功能恢复等。

钠离子在人体血浆内的含量相对固定，为135～145mmol/L，高了、低了都是异常状态。氯离子在血浆含量为98～102mmol/L，是人体血浆中仅次于钠离子的离子成分。氯离子参与胃液的形成和稳定神经细胞膜的作用。

钠离子和氯离子共同维持细胞外液的容量和渗透压，两者占离子总数的80%，所以你知道 NaCl 对人体有多重要了吧！

2. 人体对盐的需求，是人类进化的结果

(1) 人类机体必须由食物外获取盐：人体不能自我合成钠离子和氯离子，氯化钠的获得主要来源是食物。天然食物中氯化钠含量较低，即便是生长在海水里的动植物也是如此，天然食物中的氯化钠含量不足以维持人体的日常生理需要。这样就导致人类进化过程中，必须要在食物中添加氯化钠也就是食盐以补充人类机体的需要。

在食物中额外添加食盐成为人类目前获取氯化钠的最主要途径，这也是人类进化的结果。

(2) 在上古时代的周朝，盐已经作为调味佐料：人类食盐开始的时间无从考证。远古时代茹毛饮血，人类获得盐如动物一般直接从被猎食或食入的食物中获取，不会额外添加。上古时代夏商两代逐步成形咸味的食物需求；及至周代，咸才作为"五味"（酸、辣、苦、甘、咸）之一。

(3) 食盐曾左右经济和战争：人类历史上，食盐曾处于主导经济、政治、迁徙、甚至战争的地位，以往政权重要的一项就是掌握食盐的生产、销售和流通，食盐作用就像现代社会主导经济的石油一样重要。历史上的茶马古道、美国独立

战争、玛雅文明盛衰的背后，盐都扮演了重要角色。

3. 地域、气候、习俗的差异导致食物中盐的含量不同

肠道是人体排出氯化钠（盐）的主要方式，其次是汗液分泌排泄。所以长期高温多汗环境可以造成人体缺钠、缺氯。

但是生活在赤道、热带或温热带多汗的人们，并不总是发生机体低盐的现象，这一点是由于世代长期处于热带的人体，经过自身汗腺排出钠离子的功能并不是非常突出；这也是人类进化时形成的保护性机制。而久居高纬度地区的人们如果长时间居住于热带，可就要当心了。

(1) 食盐量地域差异：对食盐的日常生活用量，南北存在明显的差异。高纬度地区明显高于低纬度地区，西部食盐高于东部沿海地区。高纬度地区，在我国主要是北方地区、特别是东北地区，越寒冷地带人们对食盐的成分需求量越重；这也是因地域差异食盐量迥然不同的原因，所谓"南甜北咸"。

(2) 国人食盐超出 WHO 标准：2019 年 7 月 15 日英国伦敦大学玛丽皇后学院发布一项研究结果显示，中国成年人过去 40 年间，平均每天食盐摄入量在 10g 以上，超过世界卫生组织推荐量 5g/d 的两倍。中国居民过去 40 年中食盐摄入量一直居于高位，北方居民食盐摄入量达到日平均 11.2g，较 20 世纪 80 年代时的 12.8g 有所减少。而南方居民食盐摄入量从 20 世纪 80 年代的平均每天 8.8g，增加到如今的 10.2g。

研究人员说，"在中国大部分食盐摄入来自家庭烹饪用盐；而当前另一个增加食盐摄入来源的趋势是众多的加工食品、街头小吃，餐馆和各种快餐连锁店快速发展，需要注意相关食品中的含盐量"。

4. 高盐饮食的地域分布与脑血管病高发相重叠

我国脑血管病具有区域发病特点，高盐饮食的地域分布与我国的脑血管病高发区域分布相互重叠。

(1) 北方高，南方低。

(2) 西部高，东部沿海地区低。

中国最南方的省是海南省，海南脑血管病发病率不超过 150/10 万，而黑龙江等东北省份脑血管病发病率不低于 360/10 万或者更高。单就这一点，南北差异至少在 2 倍以上。

食入盐量偏高的居民主要分布在高纬度的北方和西部地区，这一点也和脑血管病高分布区域相吻合。

然而近几年来，南方食盐量有增加趋势，而北方在逐步减少。

5. 高盐饮食的危害

随着医学知识的普及医学领域研究显示，高盐饮食会导致或加重某些疾病，如高血压、心衰、胃炎等，另外食盐过多还可以导致白内障、易患感冒和缩短寿命。

(1) 高盐与高血压直接相关：高盐饮食是国际公认的高血压病危险因素，高盐饮食习惯也成为健康讲座的热点和人们保健心理的诟病。

我们讲过，钠离子是血液中主要的"锁"水成分，血浆中钠的含量增高，必然要求更多的水存在他的周围，如此就导致血液中水的含量高于正常，血液呈高容量状态，高容量状态下血管壁承受更大的血液压力，从而导致血压的升高。

(2) 高盐与血糖升高：另外有专家指出，因为高盐饮食时食物中过多的盐会随着食物进入人体，高盐对肠道刺激可激活体内淀粉酶的活性，促使肠道加速对淀粉消化以排泄过多的盐分。

淀粉酶的消化作用会调整人体肠道、特别是导致小肠对葡萄糖的再次吸收提高，从而造成进食后血糖升高，导致糖尿病患者食盐过多可能引起血糖升高。

(3) 脑卒中患者高盐、脱水症候的产生：自主意识的患者会主动饮水，及时纠正人体可能产生脱水状况或高盐所导致的高渗状况。

对于有脑功能障碍的脑卒中患者，如痴呆等和运动障碍患者来说，这时家属或陪护对于饮水的主观认识、做法和观察就至关重要了。对于这类患者人群来说，引起患者高盐高渗的主要原因就是给予患者的每日饮水量不足，而不是高盐饮食。

导致患者高盐、高渗状态的原因常见以下几点。

① 持续给予饮水减少。

② 家属或陪护疏忽未察觉，如尿少、皮肤弹性差、口唇干燥、眼眶凹陷等。

③ 只给饭菜吃，不给或少量给水。

④ 即便是低盐食物，在持续饮水不足的状况下，一样会产生慢性高盐高渗的生理状况。

6. 但是，过度限盐也潜伏着危害

(1) 盐有"保温"作用：有一种说法，盐（氯化钠）是人体的生理"保温被"。意思是说高寒地区人体对食盐的需求量就应该高于温热带地区；在高寒地区，盐对于人体来讲具有像保温被一样的抵御寒冷的作用。

这种观点的提出是基于南北差异的日常生活现象，高纬度、高寒地区生活的

人们对盐的需求明显超过温热带地区。

高纬度寒冷的北方地区高盐饮食习惯的形成，一定有它自身的生理原因，只是我们尚未揭晓。

(2) 人体低盐，危害极大：长期低盐会导致人体出现低钠、低氯、低渗等症候群，比如精神萎靡、困倦、疲乏无力，站立行走困难、头晕、尿少，最后易导致低血压休克和意识障碍。

(3) 脑卒中后遗症患者产生低盐，家庭护理的疏忽和误导：对于正常的人来说导致低盐状况的出现，主要是主动限盐的结果。而对于有脑功能障碍的脑卒中患者如痴呆和运动障碍等的患者来说，家属或陪护的主观认识、做法和观察的细致程度，直接决定患者是否会出现低盐症候。

患者被动食入盐量减少的具体原因有如下几点。

① 进食量持续减少（食物含盐量正常），而家属或陪护疏忽未察觉。

② 持续低盐饮食。

③ 损失多补充少，如腹泻、多汗。

④ 家属或陪护主观对低盐饮食、对长期低盐饮食认识不足，未重视地域差异等。

食盐，是人体生理必需品。

盐分，在人体内有一定的生理含量限制，多了、少了都不行。

过度限盐，也必会遭到"失盐"的惩罚！

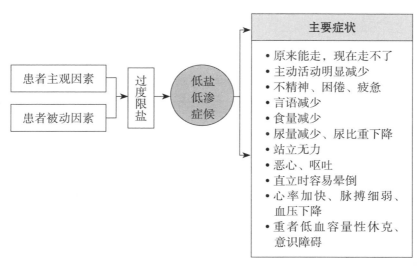

产生低盐、低渗症候的原因和患者表现

四、住：卧床患者护理要素，卧床护理必读

（一）卧床患者易产生哪些并发症

脑卒中后遗症高达 75% 左右，其中最为严重的就是导致中风患者卧床。运动残疾是患者卧床的主要原因，其次是痴呆等严重的认知功能障碍，再者是小脑、脑干等损害引发的严重平衡障碍。

卧床患者运动障碍、运动量骤减，会给患者精神、心理和躯体造成重大打击。卧床患者生活不能自理，哪怕是简单的吃饭动作也必须辅助或完全依靠他人。长期卧床易导致患者饮水、进食、排尿、肌肉、骨钙、心肌、呼吸、胃肠吸收等出现问题，而引起并发症。特别要强调的是，那些有认知功能障碍、痴呆和精神异常的患者，易患并发症，且不容易被察觉和发现。

卧床患者易产生哪些并发症？

1. 精神心理受损，主要包括悲观、恐惧、自尊受挫、抑郁甚至厌世，特别是急性瘫痪的患者初期更是明显。

2. 压疮。

3. 坠积肺炎、肺感染。

4. 失水。

5. 内环境紊乱，如低盐、高盐、低渗、高渗等。

6. 营养不良，如贫血、皮肤变薄、浮肿等。

7. 深静脉血栓，肢体最多见。

8. 肌肉萎缩。

9. 关节僵硬、屈曲畸形。

（二）常规护理操作，定时翻身、拍背、肢体按摩很重要

1. 卧床患者护理要素（适用于住院和离院卧床患者）

卧床的护理，就是卧床患者的日常生活护理。日常生活护理细节决定成败，是决定压疮、饮水不足、高渗等并发症是否出现的关键，要像对待孩子一样来护理卧床患者。

日常生活护理主体要素包括以下几点。

(1) 常规护理操作问题，主要包括翻身、拍背、肢体按摩。

(2) 饮食、饮水问题（在上一节已经谈过）。

(3) 日常护理记录问题。

2. 常规护理操作

(1) 定时翻身拍背：这一点对卧床患者极其重要。

① 目的：减少肺部痰液蓄积，预防肺部感染、肺不张、压疮。

② 方法。

• 每1～3小时翻身、拍背一次，间隔时间不宜过长。

• 将患者转成左侧或右侧卧位，用空心掌部或拍背器拍击患者的侧立面。每侧胸背部分为前胸、后背、腋下胸侧面三个面，每个面依次拍击至少3分钟，完成一侧胸背部拍击约10分钟，完成左右侧胸背部6个面拍击需20分钟。

(2) 全身按摩。

① 目的：促进皮下血流，改善肢体、躯干深浅静脉回血功能，防止产生深静脉血栓。

② 方法：每日2～3次，每次10分钟，均匀按揉四肢及背部、颈部、腹部，做到不遗漏一处皮肤。

(3) 肢体被动运动。

① 目的：防止卧床后患者肢体关节僵化，防止患者肢体长时间不运动产生肢体深静脉血栓。

② 方法：下肢被动运动。

• 如护理者站在患者右侧，左手置于患者右下肢膝关节腘窝下托举右下肢，右手握持患者右足掌。护理者要保持患者小腿与床面平行，做前后（髋关节屈伸）往复运动，右手依据患者下肢力量稍施阻力。护理者站于患者左侧时，做患者左侧下肢训练，左右手交换位置。

• 上肢被动运动。护理者站在患者一侧，一手与患者同侧上肢掌指相握，另一手托住患者同一上肢的肘关节，作肩肘腕关节往复运动。

3. 做好护理记录

每日一份护理记录单，对卧床患者是必要的，护理记录的内容包括时间、饮水量、尿量、食物内容、翻身时间、拍背时间、操作者等。

给大家一份简易的家庭每日护理表格模板，希望能有所帮助吧。

每日护理记录单（模板）

时间：　　月　　日

时间	水摄入量	尿量	翻身	拍背	食物量和种类	执行人	其他
7:00AM							

（续表）

时间	水摄入量	尿量	翻身	拍背	食物量和种类	执行人	其他
…							
…							
…							
7:00AM							
总量							

1. 每24小时为一记录周期

2. 每日早晨7点，统计前24小时出入总量

（三）强调一下物理降温，发热就使用冰袋是不负责任的做法

1. 物理降温的几种方式

(1) 物理降温：物理降温是用非药物性手段，通过促进体表皮肤散热或经肠道吸收体内过多热量的措施，达到降低机体温度的方法。物理降温方法有以下几种。

① 温水擦浴。

② 酒精（乙醇）擦浴。

③ 冰敷，包括冰帽、冰槽、冰枕、医用冰袋等。

④ 冷盐水灌肠。

其中以温水擦浴、酒精擦浴和不同种类的冰袋使用最为普遍。冷盐水灌肠最好在有条件的医疗机构中在医生的指导下、由专业护理人员进行操作，患者家属或陪护不要在家自行操作。

(2) 物理降温使用条件。

① 擦拭降温，建议患者体温（腋温）在38.0℃以上。

② 冰敷降温，建议患者腋温38.5℃以上。

③ 医生指导下进行。

(3) 物理降温的终止：患者出现寒战、面色苍白、脉搏呼吸增快、肢体麻木青紫、冷汗、腹痛、胸闷等异常情况，应立即停止物理降温。

擦浴和冰敷相对安全度较高，具有一定专业知识或护理经验的人可以在家庭使用，但也要注意擦浴的方式、方法和适应证。不要随意扩大物理降温的使用范围，而且要依据患者的具体疾病、发热情况、心脏、肝脏及肺功能，局部皮肤是

否有破损、皮疹等情况而定。

总之绝不是患者体温高了，就使用物理降温这么简单。

2. 温水擦浴、酒精擦浴

脑卒中擦浴要注意以下几点。

(1) 体温（腋温）大于 38.0℃以上再使用。

(2) 擦浴的方法是，拍拭。拍拭，是使用温水或一定浓度的酒精湿润过的柔软小毛巾，轻触患者皮肤，使皮肤表面有一层薄薄的水膜，而后即刻更换下一处皮肤位置。不是来回揉搓（像搓澡似的），这一点一定要明确。

(3) 擦浴的部位：主要是四肢、背部、颈项部。避开面部、前胸、腹部、外阴、肛门，皮肤破溃处禁用。

(4) 擦浴的方式：上肢，由腋窝向远端手指方向拍拭；下肢，由腹股沟向远端足趾拍拭；背部，由上及下。

(5) 擦浴时间及注意事项。

① 每侧肢体 1～3min。

② 擦浴后用干爽柔软毛巾拭干，同时衣被覆盖不要晾着。

③ 降温时注意患者下肢足底保暖，可以在脚底放置热水袋。

④ 环境温度不要过低，过低不适宜擦浴物理降温。

⑤ 不要浸湿患者衣服被褥。

(6) 擦浴的水温和酒精浓度。

① 水温，27.0～37.0℃较适宜。

② 酒精浓度为 25%～50%，用量为 100～200ml。

3. 冰敷的使用和注意事项

冰敷局部温度过低，要注意冰敷的时间和周围皮肤的保护，防止冻伤。

(1) 冰袋外要包裹 1～2 层软质毛巾，不要与皮肤直接接触。

(2) 放置在双侧腋窝、腘窝、腹股沟等大血管经过处，避开耳郭、阴囊、腹部，皮肤局部组织红肿、破溃、皮疹等异常时不能放置。

(3) 依据体温的高低，可放置 1～4 块的冰袋。

(4) 冰袋使用原则不超过 30～60 分钟。

(5) 腋窝冰敷后，要经过 60 分钟后才可在此局部测温。

4. 发热就使用冰袋降温，是对脑卒中患者不负责任的做法

擦浴适于急性体温持续增高，擦浴后半小时要及时观测体温，检查降温效果，不可过度降温。

冰敷使用冰袋进行简便物理降温，适于持续发热的患者。

不负责任地使用冰袋的几个状况如下。

(1)超适应证：因为冰袋使用方便，所以实际应用过程中会被过度、泛滥、甚至超出适应证使用。特别是对于那些不能言语、痴呆的患者，在发热时使用更甚。

(2)使用过久：患者自身不会说话或痴呆，很多时候冰袋被遗忘，导致夹持冰袋数小时或数日！

(3)疏于观察：使用冰袋后，很多家属或陪护人员不观察患者使用冰袋后的体温变化情况、肢体远端皮肤温度和色泽的改变！只要患者不发热似乎一切都可以接受。

这种发热就用、体温不够高也用、长时间使用、用后不观察等使用冰敷降温，实际上是对患者的另一种伤害，是不负责任的做法。

（四）是否出现并发症，是检验卧床患者护理效果的指标

对于卧床患者而言，家庭日常护理是至关重要的，检验卧床患者护理的好坏和质量，客观依据就是患者是否出现并发症等病变，比如压疮、坠积性肺炎、深静脉血栓、高渗、营养不良等。

压疮如出现，提示护理人员或陪护及患者家属对卧床患者的护理存在严重的缺陷。当然有些严重营养不良、肝肾病变、低蛋白血症等的患者，即使护理到位也一样难以避免压疮的发生。

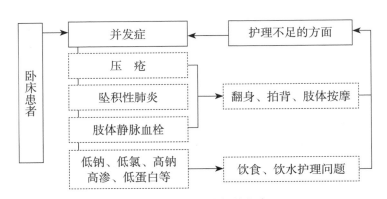

卧床患者护理不足与并发症

压疮出现，就是标志着日常翻身、拍背、按摩、防护辅助设备等护理严重不到位，是长时间不翻身、观察不仔细等导致患者髋部、骶尾部、足跟等长时间受压迫的结果。

1. 简单说说压疮

压疮又称褥疮、压力性溃疡，是由于局部组织长期受压，发生持续缺血、营养不良而导致皮肤或皮下组织坏死、溃烂，是脑卒中卧床患者常见的并发症。

2. 压疮发生的机制

造成压疮发生的主要力学因素：①物理压力，主要是来自患者自身重量的作用。②摩擦力，皮肤与床单、铺垫物产生的摩擦。③剪应力，体位重力下皮肤受阻于接触物、而与皮下深部组织产生相反的作用力，剪应力与体位密切相关。比如半卧位时，重力带动背部、臀部皮下深部等组织向下滑，有向下的力；而皮肤和表浅组织受摩擦力阻碍停留与原处，那么皮下与深部等组织间就存在两个方向相反的力，即剪应力。剪应力导致皮下组织与深部组织间牵拉、撕扯，容易造成血管、组织扭曲、断裂等损伤。

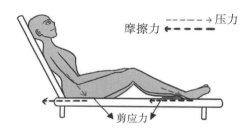

导致压疮发生的力学因素

3. 压疮分为三期

Ⅰ期是局部皮肤发红，解除压迫后 30 分钟也不缓解；Ⅱ期表皮发红、糜烂，未损及皮下组织；Ⅲ期是皮肤破溃形成溃疡，可深达皮下组织或深及肌腱、骨。Ⅰ期压疮（也称Ⅰ度压疮）时，及时发现、及时处置、及时治疗，是可以避免压疮进一步向Ⅲ期发展，是早期治疗压疮的关键时间节点。

五、行：防摔倒，日常活动第一要务

（一）最重要的事，防摔倒！

对于脑卒中后遗症的患者，特别是那些有肢体活动不灵的患者、有痴呆的患者，还有动作笨拙、肌肉僵硬的患者而言，日常第一要务就是，防摔倒！防坠床！

易出现摔倒的患者如下。

摔倒，脑卒中患者日常生活中比较常见，特别是对于老年脑卒中患者来说，当摔倒造成附加伤害时，这种伤害都可能是巨大的。

患者摔倒、坠床对家属而言也是极其痛心的，同时也造成患者家属痛楚的内疚。

切记：运动障碍患者和痴呆患者，都是最容易出现摔倒的患者人群。

1. 运动障碍患者

运动障碍患者存在肢体活动困难、肢体活动不灵活。如半身不遂患者活动时笨拙、患侧下肢抬举不够高、单手扶持，躯体稳定性明显受到危险。患侧下肢足尖下垂，踝关节、膝关节僵硬、屈曲不能，行走时如木棒一般，患侧下肢足尖只能在地面滑动，磕着、绊着成为常态；磕坏鞋尖也成为最常见的现象。

2. 认知障碍患者

认知障碍患者躯体整体协调性减退，虽然未出现偏瘫、但是肢体灵活性减退、笨拙成为摔倒的重要原因。同时认知障碍患者判断力出现问题，对于起身活动时机的掌握、身边物体可用来扶持的牢固性判断出现偏差；不该扶的扶了、不能依靠的靠了、不能抓的抓了，摔倒发生了。

3. 精神情感障碍

常见于固执、倔强等的脑卒中后遗症患者。患者固执、倔强促成不合时宜的运动动机，比如陪护或患者家属可能仅是数秒钟的离开，回头一看，患者摔倒了！

（二）摔倒、坠床的原因

1. 患者自身缘故

患者摔倒有患者自身的原因如下。

(1) 无防摔倒意识。

(2) 不借助行走辅助器材。

(3) 动作笨拙、平衡能力差。

(4) 患肢僵硬。

(5) 下肢变"长"，抬举困难。

(6) 不同程度智能障碍，精神情感障碍等。

这些是脑卒中患者自身方面的原因，而且这些原因很难改变。

你总不会去与一个有一定脑损害、有一定智能障碍的患者去讲大道理吧！他

（她）理解不了！

　　2.陪护尽责，家庭防护设备的使用

　　对于脑卒中患者由于患者自身动作笨拙、智能异常等所导致的支撑、行走、移动、穿衣等日常动作时，防摔倒、防跌倒，防磕碰、防坠床不要寄希望于患者自身，患者家属、陪护的责任取决定性作用。

　　家属和陪护在增加细心程度、关怀程度后，患者摔倒、坠床现象是可以明显减少或杜绝的。

　　另外患者身处的环境状况、防护设备有无、是否使用方便、是否布置合理、是否完善等也防止患者突发意外伤害的关键。

　　记住，防摔倒！防坠床！患者家属或陪护具有职责。

　　防摔倒，陪护的责任重于泰山！

　　摔倒仅是几秒钟的事儿。

　　能动而不能走、能走又走不稳、能听但不听话，这三类患者是最难管理的，也最容易出现摔倒和坠床。

　　这些患者不听话、固执、往往合并一定程度的认知障碍，家属或陪护千叮咛万嘱咐"不要动啊！"，家属或陪护去趟卫生间、接杯水、拿下手机什么的，患者起身了、站立了、下床了！

　　然后，摔倒了！

　　这一点，让陪护或患者家属十分懊恼，也有许多由此产生陪护和患者家属的隔阂、不快、甚至纠纷。

　　（三）股骨干、股骨颈骨折最常见

　　脑卒中或其他运动障碍患者，如帕金森、PSP、阿尔茨海默病（AD）、帕金森叠加症等患者，及脑卒中后痴呆、精神障碍、情感障碍等患者，摔倒或跌倒轻者常造成皮肤擦伤或溃破，如面部、头部挫伤；较重的患者发生骨折，最常见的骨折部位是股骨干、股骨颈（就是大腿根部），上肢腕部、前臂、上臂也是容易骨折的部位。

　　（四）骨折后患者会出现哪些表现，要细心体会

　　骨折了？疼！不知道吗？

　　常人都知道，脑卒中患者就不一定知道。

　　有些脑卒中患者，不知道疼！不知道说疼！

对于脑卒中后遗症患者，特别强调的是那些有言语表达障碍，有不同程度痴呆或认知功能损害、精神障碍、情感障碍的患者，因为这些患者言语笨拙、说话表达不清晰、不能或者不会表达、甚至根本就不能判断自己出了问题，骨折对于这些患者来说难以形成疼痛刺激。

如此就让患者家属或陪护难以第一时间从患者身上获得疼痛或不适的信息，造成骨折或其他肺表面伤害的掩盖。

对于言语表达障碍和痴呆等脑卒中患者，需要护理人员仔细观察和体会，才能发现患者可能存在的意外伤害。

这一点，不是在忽悠，是真的。

仔细观察、体会以下状况，判断患者是否存在骨折的可能。

那么如若患者发生大腿股骨骨折，患者有哪些异常表现？

(1) 开始卧床：患者自主活动减少，或者辅助活动明显减少；部分患者可能会表现出拒绝活动，不愿活动。卧床，成为患者的主要日常方式。

(2) 主动活动减少：分为两种情况，轻度运动障碍患者和需辅助的较重运动障碍患者。

① 轻度运动障碍笨拙的患者，在自主活动减少时，一般会较早、较明确的被发现。这类患者一般有自己的锻炼方式和生活规律，出现异常状况后，患者虽然不会表达、也不会告诉你他摔倒了，但是患者不再去锻炼了、锻炼习惯突然变了，此时多半都会引起患者家属或陪护的注意。

② 有明显动作笨拙需要辅助才可以活动的患者，确定患者主动活动减少较为困难。这类患者平日活动就较少、活动需要辅助，患者不主动活动与其日常生活规律没有太大的差异，所以观察起来并要确定患者活动量减少了、不主动活动了相对较困难。

有些患者是经历了数天或数周后，才被患者家属或陪护确定活动减少的存在，才被意识到可能存在意外性损害，才将患者送至医院进行专业检查。

还有些不够细心的陪护或家属，经历过了数月，才发现患者异常！

你觉得这样的情况发生可信吗？

但却是现实生活中，真实存在的！

患者活动减少了、开始卧床不起了，就是告诉陪护或患者家属一定要当心了，患者可能出问题了。

③ 饮食减少：患者不愿主动进食，这一点主要源于患者卧床后活动减少、消化功能减退所致，也有一部分是患者由于疼痛刺激，产生大脑抑制性食欲减退。

④ 精神萎靡：这一点好理解，疼的嘛。疼痛反射刺激或抑制引起精神活动减少。

⑤ 痛苦表情：可以有痛苦表情，但不充分。对于痴呆的患者而言，能明确的表述自身的痛苦，是一种奢望！患者能有痛苦表情，也多是在搬动或被动活动存在骨折的肢体时才出现；不活动可能骨折的患肢时，患者表情和平时可能是一样的。

陪护或护理人员若不细心，什么也看不出来。

⑥ 平卧时两腿足跟不一样长：脑卒中后遗症患者，瘫痪侧下肢变长这个问题我们讨论过，是存在的事实，但是患者足跟可是一样长的。在患者并拢双腿时，双脚后跟应该是长短一致的。

在股骨干、股骨颈骨折后，骨折的下肢会出现与对侧下肢不对称，两条腿的脚后跟长短不一。这和平时患者仅是单纯的瘫痪下肢脚尖变长是不一样，千万可别疏忽了。

骨折后的下肢变长、还是变短，与骨折后的错位有关。向上移位，变短；向下移位，变长。

⑦ 骨折部位局部肿胀、疼痛：患者主动活动或被动活动后疼痛，不能站立或站立时疼痛更加明显。疼痛部位局部肿胀，拒绝触碰、按压。骨折发生在关节或关节附近时，关节形态发生改变。

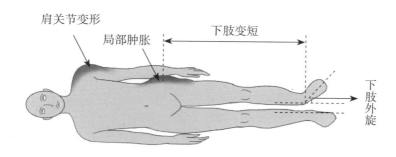

左侧肩部、下肢上部肿胀、变形，下肢变短

⑧ 活动骨折肢体时，有骨与骨头的摩擦感：骨头与骨头的相互摩擦，我们称为骨擦感，有的骨与骨摩擦还会产生声音，称为骨擦音。

骨擦感、骨擦音，就如同拿着两个生鸡蛋，在相互摩擦，其感觉让人极其不舒服。搬动患者肢体时出现骨擦感、骨擦音，会让人毛骨悚然、终生难忘。

六、写在最后面的话：要把中风老人当孩子对待

要把中风老人当孩子一样来对待！

说起来容易，做起来极难。孩子是个宝，出生后就有月嫂、月子中心。目的就是保证孩子的正确喂养、教授家人照顾孩子的方式，保证婴儿健康成长。

回到家后，更是守护有佳。

怕孩子呛着、怕溢奶、怕压着食儿；怕凉着、怕热着；怕磕着、怕碰着；怕吵着、怕惊着、怕吓着；怕闹觉儿、怕哭。

……

对待中风老人有这样全面吗？对待卧床、痴呆老人能做到这样吗？

极不恰当的做法

某些患者家属或陪护的做法让人极其费解。比如，不会在孩子仰躺着（仰卧）时，直接喂水；但对老人会这么做！不会在孩子发热时，就给冰块夹持；但对老人会这么做！只要老人发热，即便是低热，也会给老人腋下等部位夹持多个冰块物理降温。

我们知道，物理降温是应对发热的有效方法，温水擦拭肢体、大关节部位夹持冰块都是物理降温。但是使用物理降温要依据患者的具体情况，体温不超过38℃（腋温）时，不必使用物理降温，更何况是适用于中高热的冰块夹持。

有些陪护为了避免承受患者家属对患者出现发热的责备，干脆在患者腋温37.3℃左右时就把冰块置于患者周围。

随意使用冰块夹持降温，是陪护失责！是家属失责！是极其缺少爱心的做法！

（坚决没有指责的意图，只是想强烈地表明，对待"老小孩"病患要与对待小小孩一样，要保持理念、做法、爱心付出上的一致。如有本文雷同的做法，请视为更正不适做法的依据，作者）

> 医者注：发热与物理降温
>
> 发热（fever）
>
> 俗称发烧，是指人体体温高于正常温度。人体温度的测量通常采用三种方式获得：一是口温（口腔温度），使用口含温度计；二是腋温（腋窝下温度）采用常规腋温温度计测量，这个方法使用最普遍；三是肛温（肛

门内直肠温度），较少有。

　　我们常规测量人体温度都是腋温或额头、手腕等比较简易操作的部位，也称体表温度。

　　发热分为四个级别：低热 37.3～38.0℃；中度热 38.1～39.0℃；高热 39.1～40.0℃；超高热 40.1℃以上。

　　发热具有生理性和病理性双重特性，低热时有利于机体免疫反应的激活和活化，当然高热危害更大。

第8章　偏瘫后训练、锻炼要素

一、大脑可塑性及可塑性机制

（一）大脑可塑性

大脑可塑性又称为神经重塑或重建，是指由于各种原因导致的脑部神经组织损伤、功能损害，通过治疗、康复等技术手段能重新恢复或部分恢复的能力。

如脑卒中临床表现为运动功能、语言功能、吞咽功能、认知功能等不同程度的神经功能缺损，在临床治疗、康复治疗后恢复或好转。这种脑组织功能可被修复和恢复的能力，就是大脑可塑性。

大脑可塑性是现代康复医学的基础理论，为偏瘫后运动恢复、康复训练，提供了理论依据。

（二）大脑可塑性的机制

大脑神经重塑的机制很复杂，目前还不能完全揭晓真正的内在机制，可能与大脑内部神经元改变、细胞活化等机制有关。

1. 神经干细胞分化新的神经元细胞。
2. 神经元轴突、突触重组。
3. 神经元轴突、突触效率的调节。
4. 神经元轴突、突触再生。
5. 脑组织功能区的调整。
6. 双侧大脑半球、小脑半球功能的转化。

（三）偏瘫及偏瘫后遗症分期

1. 偏瘫恢复有自身规律

脑卒中造成肢体偏瘫，偏瘫肢体功能（肌力、肌张力、协调功能）恢复有人类的自身规律，从急性期肢体软瘫、面条样松垮无力到恢复正常或固定的偏瘫后遗症运动模式，需要 3～18 个月。

偏瘫恢复还与中风灶大小、部位、性质、患者基础状态、合并症、并发症等有关。年龄轻、病灶小、基础状态好、无糖尿病等患者恢复快、效果好，甚至不遗留运动障碍后遗症，1～3 个月基本恢复正常；反之恢复期长、遗留后遗症。

2. 偏瘫恢复 6 阶段理论

在偏瘫肢体达到恢复极限或形成稳定的后遗症运动模式前，患者偏瘫肢体需要经历 6 个阶段，即无任何运动期、联合反应期、运动出现期、出现分离运动期、肌力增长期、协调运动恢复期。

Brunnstrom 运动恢复阶段的特点

阶段	时间期限	肢体状态
I	发病 1～2 周内	• 弛缓性瘫，无任何运动
II	第 2～4 周	• 无随意运动；出现共同运动，联合反应运动
III		• 可做钩状抓握，屈肌、伸肌异常运动模式达高峰
IV	第 5～6 周	• 能侧方抓握，可屈肘、伸肘、可屈膝、伸膝 • 共同运动模式减弱，分离运动出现
V	第 6 周至 3 个月	• 屈肘、抬肩可过头，踝关节可背屈 • 分离运动为主
VI	发病 3 个月后	• 运动速度、协调运动正常或大致正常 • 共同运动完全消失

通过 Brunnstrom 偏瘫肢体恢复理论，能更加让我们体会"去病如抽丝"的漫长过程。中风后 3 个月内，机体运动功能基本恢复到可恢复程度的 90%～95% 或完全完成恢复。3 个月后即使继续康复治疗，大脑可塑性恢复和肢体可恢复的程度也是有限的，不足 10%。所以要抓紧时间、肯吃苦要在偏瘫后 3 个月内积极康复训练。

医者注：Brunnstrom 康复技术理论

Brunnstrom 理论又称作 Brunnstrom 康复技术，是瑞典物理治疗师 Sibne Brunnstrom 创立的一套中枢神经系统损伤运动障碍治疗方法，主要依据偏瘫患者肢体运动障碍不同时期恢复的表现，总结肢体运动恢复症状并划分为六阶段。Brunnstrom 康复技术理论是目前神经康复医学经典理论，参照和指导意义极大。

（四）脑卒中偏瘫肢体恢复的特点

1. 偏瘫恢复次序

(1) 由近及远：由肢体近端开始逐步向肢体末端恢复，近端大关节先产生运动，如肩关节、髋关节，最后是手指和足趾。

(2) 由弱到强：肌力由 0 级完全瘫痪到 1 级，然后出现关节活动的 2 级，再恢复到可抬举的 3 级，最后能负重的 4 级和正常的 5 级。

(3) 肢体活动幅度由小到大。

(4) 由粗大到精细：肢体手指精细功能，如系纽扣、拿筷子等是最后的事，不恢复就是后遗症了。

要强调的是，急性脑卒中后产生肢体运动障碍、偏瘫，偏瘫恢复具有时效性，不同恢复时期具有不同的运动方式出现，坚持早期康复训练对于患者肢体运动、感觉功能的恢复是有益的。

2. 18 个月后后遗症永久遗留

脑卒中偏瘫后 3 个月内为最佳康复治疗期。3 个月至 1.5 年为恢复期后期，1 年半后则进入后遗症期。

偏瘫分期

偏瘫急性期	偏瘫恢复早期	偏瘫恢复后期	偏瘫后遗症期
3 天内	1 周至 3 个月	3～18 个月	18 个月后
软瘫期	恢复 90%～95%	后遗症形成	永久遗留

偏瘫恢复后期，即患者在脑卒中 1.5 年或者早一点可能为 1 年后进入后遗症期。18 个月后不论是否进行过康复训练，患者肢体基本形成一个稳态的运动模式，也就是说即使患者再进行不断地康复训练，对于偏瘫功能的改善、步态姿势的恢复和矫正，已经无效果了或效果甚微。

偏瘫后 3 个月内，康复训练最佳时机。

偏瘫恢复早期（3 个月内）是大脑可塑性的黄金时间，抓住这一阶段的训练或锻炼，能最大限度地满足大脑可塑性的运动刺激，为肢体运动、感觉恢复，减轻运动、感觉永久性损害打下基础。

所以，偏瘫后康复训练，是有时效性的。

早期康复是至关重要的，能改善患者的肌肉张力、步态、姿势和防止并发症的产生。

二、偏瘫早期肢体状况

（一）急性期偏瘫肢体 5 大异常

瘫痪急性期肢体状况。

不论是出血性还是缺血性脑卒中，偏瘫侧肢体急性期运动障碍是主要特征性表现，同时还有肌张力异常、感觉障碍等特点。

- 肌力减退。
- 肌张力异常。
- 感觉障碍。
- 肢体浮肿。
- 关节半脱位。

1. **肌力减退**

肢体肌力共分为 6 级，最低是 0 级、最高是 5 级。

肢体肌力分级

肌　力	肢体状况
0 级	完全瘫痪
1 级	仅有肌肉收缩，无关节运动
2 级	有关节运动，但不能抬离床面
3 级	能抬离床面，但不能抗重力
4 级	能抗重力，但弱于正常
5 级	正常

肢体肌力降低处于 0～4 级状况，5 级为正常肌力。0 级肌力瘫痪，指肢体完全不能移动，手指、腕关节、肘关节、肩关节均不能产生自主运动，移动肢体或手指，需要外力。1 级指有肌肉收缩，但不能产生手指等关节的活动。4 级肌力接近正常但是明显弱于正常，可行走，也能上下楼梯，可以不需外力或扶持。

- 0～2 级，属于重度瘫痪。
- 3 级，中度瘫痪。
- 4 级，轻度瘫痪。
- 5 级，正常。

急性期肢体瘫痪越重，后期肢体残疾遗留的可能性和程度就越重；反之瘫痪越轻,恢复就越好。当然这一点与患者年龄、基础状态、是否合并糖尿病等疾病和恢复期训练的程度等都有关联。

2. 感觉障碍

患侧肢体感觉障碍的表现,依据损害部位、损害性质的不同而各有差异,感觉障碍大致分为感觉减退、感觉异常、感觉过敏等。

瘫痪侧肢体各种感觉均可出现不同程度损害,包括痛觉、温度觉、触觉等减退;也可以出现感觉异常,如麻木感、烧灼感、蚁行感、自发性肢体疼痛等。

丘脑卒中是导致顽固性感觉障碍的常见疾病,感觉障碍是别人看不见的痛苦。患者被长期的肢体或半身异常自发性疼痛所困扰,如刀割疼痛、放电样疼痛、针刺样疼痛,夜间也会发作,甚至痛不欲生。

3. 肌张力异常

首先要知道什么是肌张力,肌张力有什么作用。

肌张力是指在静息状态或运动状态下,维持肌肉一定紧张程度的能力。

举个例子吧,比如一段弹簧。

弹簧有张力,就能维持原有形态,能收缩。弹簧无张力,就变得松散,不能收缩回到原形。这个能维持弹簧保持原有形态、能保持具有收缩功能的能力,就是张力。

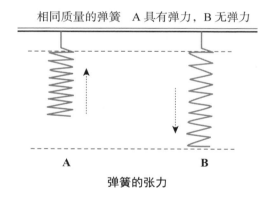

弹簧的张力

肌张力也是如此,肌张力是肌纤维细胞收缩、牵拉产生的力量,肌张力是维持人体保持各种姿势以及肌肉运动的基础。

人类肌张力的调节是在大脑基底节和额叶,统称为锥体外系。出血或梗死损害了这两个部位,就会产生肌张力异常。

脑卒中肌张力异常　脑卒中后急性期偏瘫肢体肌张力异常表现为减退或增高两种状态。

肌张力减退,表现为肌肉松弛、软弱。

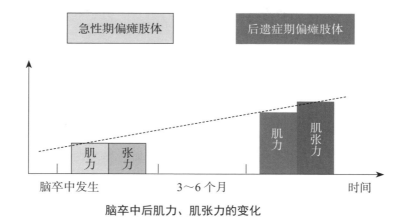

急性期偏瘫肢体　　　　后遗症期偏瘫肢体

脑卒中发生　　　　　3～6 个月　　　　　时间

脑卒中后肌力、肌张力的变化

肌张力增高，表现为肌肉僵硬、痉挛等。

脑卒中急性期瘫痪肢体九成多为肌张力减低，少数患者处于肌张力增高的状态。瘫痪肢体肌张力减低称为软瘫，随着治疗和康复的过程，瘫痪肢体肌张力会逐渐增高，此时肌肉肌力也会逐步恢复。

4.浮肿

主要表现为瘫痪侧肢体均匀性浮肿，非凹陷性，指压无凹陷出现，和一般的凹陷性水肿不同。

瘫痪后肢体浮肿主要是失神经性，神经张力降低引起皮肤、肌肉、组织间的肿胀，不是组织间水滞留引起的凹陷性水肿。表现为患者自觉手变"胖了""大了"，皮肤皱褶减少了，上臂、脚面、踝部有点粗了等。

5.关节半脱位

肌力减退或肌肉张力消失常会导致关节半脱位；完全性关节脱位，多出现在患者肢体关节被外力牵拉后。完全 0 级瘫痪时肌力减退消失严重，容易导致关节脱位或发生自主半脱位。

关节脱位最主要发生在上肢，肩关节最常见，其次是腕关节、肘关节。活动肩关节时，患者会产生不同程度的肩关节部位疼痛。下肢以踝关节松弛多见，脱位多是在使用暴力牵拉后产生。

外力牵拉导致关节脱位　偏瘫侧关节脱位可自主发生，但主要发生在外力牵拉下。扶持患者坐立、站起等动作时，用力牵拉患者偏瘫侧上肢，可以直接导致肩关节直接脱位或半脱位、腕关节脱位。

所以对待偏瘫患者在需要辅助翻身、站立、坐位等时，辅助人员一定要用自己身体贴近患者身体侧方，用上肢搂住患者肩背部缓慢托起，而不是直接牵拉、扯拽患者的偏瘫上肢。**切记！**

过早活动导致关节脱位 避免患者过早进行患肢不恰当的运动，比如早期站立、早期行走，也是防止关节脱位的关键。

（二）软瘫和硬瘫

急性脑卒中肢体瘫痪后，依据肌肉张力增高或减退可以将肢体瘫痪状态分为两种瘫痪形式，一是肌肉张力增高型，称作硬瘫（痉挛性瘫痪）；二是肌肉张力降低型，称作软瘫（弛缓性瘫痪）。

下面我们具体讲述两者的区别和预后的不同。

1. 软瘫、硬瘫的临床特点

(1) 软瘫形式：脑卒中后软瘫占急性期偏瘫的 90% 以上，主要表现是肌肉张力减低或消失，肌肉处于无张力、无肌力状态，肢体关节可随意摆放也不会收缩，"软塌塌的，像个煮熟的面条"。

(2) 硬瘫形式：硬瘫形式主要出现在脑卒中后遗症期，后遗症期肌张力增高、甚至挛缩是脑卒中后肢体康复训练的难点，也是结束康复治疗的指标。

脑卒中急性期瘫痪侧肢体出现硬瘫，约占急性期不足 10% 的患者，可发生于脑卒中后 3 天内或 24 小时内出现。偏瘫肢体呈现肌张力增高，呈现硬瘫状态，然而肌力仍然处于减弱或消失状态，不能抬举；肌张力增高明显限制了肌肉被动活动和牵拉等康复训练动作。

2. 硬瘫肌张力高，站立动作出现早

肢体硬瘫形式的临床特点如下。

- 肌肉张力增高。
- 肌肉无力（肌力低）。
- 被动活动受限。
- 不能随意摆放肢体位置。

(1) 硬瘫恢复快：硬瘫型会是某些康复训练人员和家属的期盼，因为瘫痪下肢肌肉张力较高，膝关节处于伸直的僵直状态，极其有利于下肢的站立、负重。经过短期康复训练或不经过训练，患者多也可以在 1～2 周内站立，给患者和患者家属带来思想鼓舞。

肌肉张力增高但肌力下降同样会导致关节脱位，患者活动肩关节后同样也会产生不同程度的肩关节部位的疼痛。

(2) 软瘫恢复好：就软瘫型患者而言，软瘫的肢体会对患者和患者家属产生比较大的思想压力，多数患者在 2～3 周的时间内，因为下肢肌肉张力降低，患者不能负重，自身站立也不能实现。此时，硬瘫患者会在 1～2 周就可站立、甚至已经能够独立偏瘫行走，这一点软瘫患者似乎差的许多。

然而软瘫患者康复作业训练的时间窗口更长，康复训练可持续至 3 个月后或者直至 1 年左右。硬瘫形式由于肌肉张力过高，限制了肌肉牵拉、关节活动等可能造成肌肉、肌腱、关节损伤的康复训练动作；所以硬瘫时，康复训练的窗口期较短暂。

故此软瘫患者最终恢复效果、步行姿势、膝关节反张等的矫正，要在效果上、时间上都要好于硬瘫患者。

3. 硬瘫需矫正

硬瘫患者由于肌肉张力在脑卒中后 1～3 天即可以出现，至中风后 1 周左右达到高峰，下肢、上肢都明显增高。

我们说过，下肢肌张力增高有利于下肢的负重。下肢负重，就是站立或行走时能支撑住体重，这一点是行走的基础、必备条件。

下肢不能负担自身的重量，就不可能迈开另外一条腿而前行，不论行走姿势好看还是不好看。

硬瘫下肢能及早负重，为硬瘫患者更早地可以扶持或独立而行，提供了下肢必备条件。但是硬瘫同时有利也有弊，肢体硬瘫肌张力过高弊端在于以下两点。

(1) 可康复时间过短。

(2) 被动训练时易产生损伤。

肌张力过高，被动康复训练活动关节或拉伸肌肉时疼痛明显，有的甚至可产生肌腱撕脱。所以患者主观对抗、恐惧康复训练。由此导致，硬瘫患者可进行康复作业训练的时间窗口明显短于软瘫患者。

有经验的康复师或康复训练机构，会首先降低硬瘫患者的肌肉张力，使之达到接近"软瘫"的状况，然后再进行肢体肌力、关节活动度和功能的康复训练，以求康复时间尽可能延长，达到最佳的康复时效。

三、脑卒中后偏瘫侧肢体摆放（良肢位）

（一）偏瘫肢体的良肢位

脑卒中急性期注意肢体功能位的摆放，对于防止软瘫时期关节脱位、无张力肌肉被动牵拉是十分重要的，这个功能位就是偏瘫肢体的"良肢位"。

良肢位能维护肢体关节的相对稳定，预防上肢屈曲痉挛，防止下肢膝关节、踝关节僵硬和痉挛模式的出现。

脑卒中后肢体偏瘫，设计良肢位有以下几个重点目的。

1. 预防痉挛。

2. 预防褥疮。

3. 减轻痉挛。

4. 诱发分离运动。

5. 维持关节活动范围。

（二）不同体位时患肢的良肢位

瘫痪肢体良肢位的摆放与患者不同的卧位体位或坐位姿势有关，仰卧位、健侧卧位、患侧卧位或轮椅坐位时，患肢良肢位的摆放姿势也不相同。

良肢位摆放开始的时间，患者生命体征稳定后即应开始良肢位摆放，卧床患者需要全病程良肢位。

卧床患者仰卧位、健侧卧位、患侧卧位三种姿势要定时轮换，轮换的时间为每 1～3 小时一次，患者可坐立时，要有坐立位参加。

1. 仰卧位，患肢良肢位的摆放

(1) 患侧上肢：上臂微微外展与躯体夹角约 5°，肘关节略屈曲，前臂与身体平行、前臂内旋、掌心向床面。肩、肘、腕关节下垫软垫，五指空拳放置软毛巾卷。

(2) 患侧下肢：臀部至大腿外侧放置楔形垫防止下肢外旋，膝关节下软垫垫起、微屈，踝中立位，足尖向上、无外旋，足跟部垫空心气垫圈。

2. 健侧卧位（患肢在上），患肢良肢位的摆放

(1) 患侧上肢：与双肩平向前平伸，与躯干成 90°，下垫软垫与胸平避免悬空。掌心向下（床面），肘、腕、指关节自然伸展，置于软垫上。

(2) 患侧下肢：置于健侧肢体前上，髋、膝关节自然轻度弯曲，踝关节中立位，下肢整体置于软垫上，避免悬空。

3. 患侧卧位（患肢在下），患肢良肢位的摆放

(1) 患侧上肢：患肩与上肢向前平伸与躯干成 90°；肘、腕关节平伸、掌心向上，五指空拳置入软毛巾卷。

(2) 患侧下肢：置于健侧肢体下后，避免患肢受压。髋关节自然略向后伸展，膝关节向后略屈曲，外踝下垫空心软垫圈。

四、偏瘫后遗症期，下肢怎么变长了

（一）偏瘫后遗症肢体特点

偏瘫发生后 1～1.5 年，患者形成了固定的运动模式，换句话说就是该有后遗症的也就有了，该"挎筐"的也就挎了，该恢复正常的也就恢复正常的行走姿态了；痉挛不缓解持续存在的也就不可能再恢复。

偏瘫后遗症形成后，患者有特定的瘫痪肢体模式，包括偏瘫步态等。

1. 肌张力高。

2. 肌力减弱。

3. 行走拖沓。

4. 偏瘫下肢"变长"。

5. 行走磕脚尖。

6. 膝关节反张。

7. 行走偏斜等。

（二）足尖下垂，总让患者磕坏鞋尖

偏瘫后遗症期由于下肢肌张力增高，膝关节僵硬呈伸直状态；另外踝关节向足底过伸，足尖呈下垂状态，这样就导致瘫痪侧下肢连同不能屈曲（回弯）的踝关节及足背、足尖都加入到下肢的行列，致使下肢明显变长。

足尖下垂的主要原因如下。

1. 中枢性瘫痪，下肢支配神经受损，踝关节不能背屈。

2. 肌肉痉挛、肌张力增高，致使膝关节、踝关节过伸。

下肢足尖下垂，膝关节、踝关节僵硬是下肢行走划圈、磕脚尖的主要原因。足尖下垂、踝关节僵硬在负重的状态下，容易产生踝关节损伤。所以脑卒中后患者常出现下肢踝关节肿胀和疼痛，局部理疗可有一定效果，但是缺乏根治的有效手段。

下肢"划圈"，即患者行走时为把僵硬的患侧下肢"迈"出，要靠扭动胯部将瘫痪下肢向外侧甩出，形成典型的患侧下肢"划圈"步态。

下肢关节僵硬、脚尖拖地、行走时划圈，行走时要依靠髋关节甩动迈步前行，这种行走姿态就是偏瘫步态。

（三）膝关节反张，损害患者的膝关节

膝关节反张，是指由于瘫痪侧下肢伸肌、屈肌肌力不足，行走时膝关节不能保持微屈状态、向膝关节后侧过度反伸（回弹），造成膝关节前部关节面、完全对触的行走姿势。

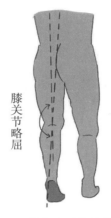 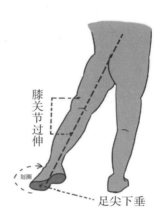

正常行走时膝关节略屈　　偏瘫步态膝关节过伸

膝反张

膝关节反张发生在患肢负重阶段，全身重量均压在反张的膝关节上，容易造成膝关节面软骨磕碰，造成膝关节面软骨损伤。

（四）偏瘫步态，具有保护性的人类遗传机制

脑卒中后遗症患者行走时出现的步态主要是偏瘫步态，偏瘫步态典型姿势是"上肢挎筐、下肢划圈"。

1. 偏瘫步态特点

(1) 低头含胸。

(2) 患侧上肢屈曲于胸前，没有摆动。

(3) 患侧下肢足尖下垂，脚尖难以离开地面，下肢相对变长。

(4) 患侧下肢向外画圈式甩动前行。

(5) 患侧下肢膝关节反张。

偏瘫步态是病理性行走步态，但对于脑卒中后遗症而言，偏瘫后肌张力增高、上肢屈曲、下肢伸直等却是人类进化的保护性机制。

偏瘫患者出现的患肢姿势和保护性意义

身体部位	姿　势	姿势出现的意义
头	略低	保证能目视脚下，而不是仅朝向远方
胸、腰部	含胸、略前屈	增加稳定，使腰部以下能发力带动下肢
患侧上肢和下肢	屈曲、向躯干内收	挎筐样，收向躯干增加稳定，防磕碰
髋关节	内收、前屈正常	保证下肢向前、向外移动
膝关节	僵直，不能屈曲	利于下肢负重
踝关节	僵硬，不能背屈	为了负重支撑

2. 上肢屈曲，利于稳定重心、防磕碰

患者瘫痪侧上肢呈屈曲、向躯干内收，如挎筐样状态。上臂内收紧贴于胸部前方，前臂、肘关节屈曲于胸前。

偏瘫上肢屈曲的意义，增加重心的稳定，防磕碰。

我们试想一下，如果上肢如下肢一样硬着伸着，一走路就横着摆，那不就到处磕碰吗！

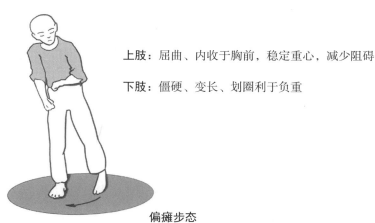

上肢：屈曲、内收于胸前，稳定重心，减少阻碍

下肢：僵硬、变长、划圈利于负重

偏瘫步态

3. 下肢僵硬直伸，利于负重

如果偏瘫侧下肢肌肉张力不增高，下肢就会软塌塌的，就不能支撑自身的重量，更谈不上行走了。

肌张力增高增加了下肢整体负重的能力，减少负重时可能引起膝关节弯曲而摔倒，间接提高了下肢整体结构形态，补充肌力不足时的下肢负重能力。

但是也是由于下肢膝关节的僵直，特别是踝关节的强直不能回弯，导致患足不能抬起、足尖下垂，这是引起患肢相对变"长"、行走时磕碰鞋尖的根本原因，也是造成偏瘫患者活动时容易摔倒的主要原因。

五、"先坐 – 后站 – 再行走"，偏瘫后训练是有次序的

（一）偏瘫后运动恢复次序

脑卒中急性期运动障碍，上下肢肢体肌力在3级以下、甚至0级，直接导致患者偏瘫后卧床。治疗后患者在下肢肌张力、肌力恢复的状态下，可以逐步达到扶持或独立行走，不过此时患者是以偏瘫步态行走。这种状况主要出现在大多数偏瘫较重的脑卒中患者。

患者由急性期卧床到可以偏瘫步态行走，这种运动的恢复不是即刻、短时间的，患者短则数日、长的可能要经历4周或更长的时间才能出现行走动作。

运动能力的恢复是沿时间轴发展而逐步和有序的恢复，不是跳跃式，也不会突然恢复到某一良好程度。

1. 先坐后站、再行走

卧床到能以偏瘫步态行走，躯体运动功能恢复要经历如下4个重要阶段，即偏瘫后运动恢复次序。

(1) 能坐立。

(2) 能站立。

(3) 扶持或借助辅助器械能行走。

(4) 偏瘫步态行走。

2. 能坐、能站是两个必备过程

能坐立、能站立是两个必须经历的恢复过程，不可省略。达到能坐立或能站立，每一步也有两个必须经历的过程。

(1) 扶持辅助。坐立、站立首先必须进行扶持辅助性坐、站。

(2) 独立坐站。经过扶持辅助训练后，在患者状况改善的基础上才可以尝试让患者独立坐位和独立站立。

3. 偏瘫后偏瘫运动恢复次序

偏瘫后偏瘫运动恢复次序是，扶持辅助坐 – 独立坐着 – 扶持辅助站立 – 独立站位。

不论是坐位训练还是站立训练，扶持、保护性坐着与站着都是必不可少的训练方式。这个过程的长短主要依靠患者的肢体运动功能缺损状况和患者的基础状况来决定；年龄大、基础状态差需要时间长，有心理障碍或精神障碍、痴呆的患者也需要较多的时间。

（二）独立坐着、独立站着，不可省略

坐立、站立，是患者和患者家属最容易忽视的恢复过程。许多患者家属直接就将患者扶持下地，进行行走，省略了坐立和站立两个重要阶段过程，表面上得到的当然是患者和患者家属的心理宽慰，但实际上对于患者偏瘫恢复还是有些操之过急和拔苗助长了。

偏瘫后偏瘫运动恢复，一定要由坐、站、行依次进行，次序不可跳跃进行，更不可省略中间环节。

偏瘫初期，坐、立、行训练。

急性脑卒中恢复初期，患侧肢体肌肉张力不够，肢体肌力显著低于正常或相比正常还有一定程度差异，此时期肢体功能训练是最关键的。接受正规训练或指导，对于患者以后的行走姿势、步态、关节保护都是有益的。

建议锻炼方式和注意事项包括以下几点。

1. 坐立训练

独立坐位的实现，是将来独立站立和行走的基础。

在独立坐位训练前，患者必须要经过辅助扶持坐位训练，其中包括几个要点。

(1) 床上半卧位依靠坐位，半卧位角度由15°、30°、45°逐步接近80°坐姿。

(2) 床下依靠坐位训练，可以坐在靠背椅上或让患者依墙而坐。

(3) 独立坐位训练，患者背后无依靠，当然要做好患者保护。

2. 站立训练

能站立是患者能独立坐着的结果，能站立是行走的必备条件。

站立训练是不能忽视和省略的一个重要环节，可首先使用站立床进行下肢站立力量训练；没有站立床，就先采用患者背靠墙站立。

靠墙站立训练一定要做好保护，防止患者站立不稳而跌倒。站立时间因人而异，建议至少每次大于30分钟，每日4～5次以上。

躯干肌肉，特别是腰背部肌肉是全身肌肉的"中枢"，只有在坐、站训练过程中锻炼好腰背部肌肉，才能在行走时支撑住躯体、发挥下肢的功能。

3. 行走锻炼

患者躯体功能状态获得良好的改善、躯干肌肉获得一定支撑力后，再进行行走训练。

行走训练建议要经历以下三个步骤后，再独立行走。

(1) 扶持行走。

(2) 借助助步器械行走。

(3) 挂拐行走。

行走训练的目的主要是锻炼下肢的肌力、恢复肌张力，更重要的是锻炼和增强全身的协调性。

协调性差，患者是不可能独立行走的。

（三）协调性锻炼，常被忽视的训练

1. 协调性运动能力的训练不可忽视

脑卒中等脑血管病后，大多数人仅仅注重患者肢体运动能力的下降或丧失，而忽视了躯体协调性运动能力的损害；特别是那些未完全丧失肢体运动能力的患者，过于追求能行走的表观目的，而忽视了能行走的本质是能稳定的行走这一最终目的。

协调运动能力的恢复能提高患者行走的稳定性，能改善患者行走姿势，防止患者平衡能力差引发意外跌倒或摔倒。

(1) 什么是躯体的协调性：协调性主要体现为协调能力，是指躯体和肢体的平衡能力、灵活程度，以及动作幅度的准确和控制能力。

躯体协调能力主要表现在患者的坐姿、站姿，以及能否独立坐立、站立和行走时的平衡能力，行走时的步态和行走姿势等。

肢体协调能力体现在肢体活动时的动作准确性、配合性和平衡。如用一个手指指自己的鼻尖，稳准快就是协调能力的作用结果；能抬手是肌力力量的结果。

能否独立、稳定、灵活地行走，是躯体协调能力最好的验证。

(2) 肌力与协调能力不同。

① 肌力：肢体的肌力仅指肢体肌肉的力量，比如能拿起多重的物品，能不能抵抗重力抬举起自己的上肢或下肢等，是力量的表示。

② 协调能力：协调能力是指在产生运动时肢体、躯体相互配合性、平衡性、准确性。比如拿持物品时，拿得准、拿得稳就是肢体协调能力的体现；拿得住筷

子，能夹住食物并准确地送入嘴内是最好的生活例子。

肌力和协调能力是肢体运动功能的两个方面，缺乏任何一个方面肢体运动都不可能正常完成，两者相互依托密不可分。

在大多数脑卒中状态，肌力和协调能力会同时损害，但是在恢复方面，协调能力的恢复慢于肢体肌力的恢复。由此容易导致肌力部分或者已经大部分恢复的患者，反而出现协调性差，行走时就容易发生跌倒。

协调能力损害严重而肌力损害较轻或无损害的脑卒中，主要见于小脑半球、小脑蚓、小脑中脚、脑桥前庭核、脊髓后索等，这类脑卒中患者也是协调性锻炼的主体。

肌力、肌张力恢复到可独立行走后，肢体、全身协调性训练就至关重要了，要提到日程上来。肢体、躯干的协调性是脑血管病治疗效果和康复训练结果的综合反映，代表着大脑、小脑功能恢复的程度。

肢体运动功能的两个方面

肌力	负重能力，肌力分为 0～5 级；0 级完全瘫痪，5 级正常
协调能力	平衡、灵活度、准确性、配合能力

(3) 中风后协调能力损害的主要表现：部分脑卒中后形成的脑功能损害，表现为对躯干或肢体协调能力的损害重于肌力的损害，这部分患者的表现具有以下几个特点。

① 步态不稳，步基较宽，双上肢不会摆动。

② 站立不稳，闭目难以站立。

③ 坐立不稳。

④ 行走时不能直线行走。

⑤ 上肢动作不稳准，精细动作差。

如同醉汉行走时摇摆不定、不能直线行走、双上肢摆动不成比例或无法摆动。言语方面，表现为吐字不清、音调高低不准确、口音改变或音调平滑无抑扬顿挫等。

2. 高强度行走，对于协调能力恢复并不是最佳选择

行走锻炼是脑卒中后恢复日常生活能力，走向自主、自立生活所必须具备的最基本锻炼；行走锻炼应该每日坚持。

有的患者即使在"拐了拐了"的状态下，进行锻炼时也能行走 8～10 公里

（这已经非常难得了，不是所有的患者都能承受如此强度的锻炼）。但是从脑卒中临床恢复机制上讲并不赞同患者如此高强度锻炼，虽然此患者其精神、耐力、信心是值得赞许的；而且这种高强度训练或锻炼，对于协调能力的恢复并不是最佳选择。

（四）协调性锻炼的方法至关重要，玩游戏也是锻炼

行走锻炼主要目的是提高体质和体能，而不是为了走而行走。

走的本质是能稳定的行走。

行走作为脑卒中后日常最基本的训练、锻炼方式，必须每日坚持。坚持行走有助于改善患者身体状态，提高体质和体能。

1. 协调能力整体训练

仅仅是行走锻炼，远远达不到协调能力康复训练的目的，需要增加躯体和肢体的整体协调能力的锻炼方法。

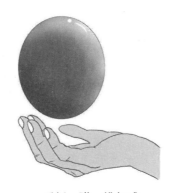

手托、弹、推气球

(1) 脑卒中肌力恢复初期的协调能力训练：室内托、推、顶气球，是有益的协调能力训练方法，其基础是肢体肌力有一定程度恢复，肢体、躯干具有独立支撑和已经能行走的患者。

气球推托训练的特点如下。

① 质量轻，易操作。

② 气球移动相对缓慢，容易追随。

③ 防摔倒作用强。

托、推、顶气球可以患者自行完成或与家人等共同完成，可以向空中或向墙面推、托气球，将气球有目的地传递给他人。

游戏也是锻炼！

(2) 脑卒中肌力恢复后期：增加训练的速度和训练物品的重量。如采用篮球、拍球等，进行拍球或简单的打打篮球训练；提高运动速度，可以打乒乓球。再如简单的广场舞、简易的健身操、慢而舒缓的太极拳动作等，都是可以借鉴和使用的。

2. 积极参与活动，多种锻炼并举，个体化原则

要根据患者肢体的协调能力进行多种的、肢体广泛参与的运动，而不是单纯的行走。

不要顾忌自己跳舞的姿势；你想，你能来参加运动锻炼，这就是最棒的！

肢体协调性锻炼对于轻至中度偏瘫患者是极其具有重要意义的，有利于大脑功能的重塑和神经重建。

总之运动方案一定要因人而异，制订个体化原则，不可千篇一律；但不锻炼是坚决不可取的、是错误的！

六、偏瘫后训练，辅助器械很重要

要牢记：行走训练、锻炼第一要务是防摔倒！而不是能走的有多远、走的有多快。

防摔、防意外伤害是各种类型康复训练的首要责任和要务，原因不必多说都明白的；所以行走锻炼时，人为辅助或借助器械辅助就尤为重要。

（一）器械辅助行走

1. 助步器辅助行走

助步器要使用质地轻便、稳固、方便灵活、抓持舒适、具有防滑功能的。目的也是一样，为了防摔！防摔！防摔！

重要的事情说三遍！

助步器网上商城有销售，各种型号和外形的都有，依据上面的建议您可以自行选购。

2. 拄拐行走

助步器训练有效果后行走姿势、稳定度得到改善，患者在肌力增强的状态下，行走训练就可以去掉助步器而使用拐杖辅助了，但是先别着急独立行走。

使用拐杖的目的是：防摔！防摔！防摔！

拄拐辅助行走，建议使用两种形状的拐杖进行过度。首先是使用四爪拐杖，然后再用单爪拐杖。

从稳定性来说，四爪拐明显要强于单爪拐杖。

到可拄拐行走阶段表明大脑、小脑协调性功能已经逐步恢复，这一阶段患者行走欲望强，但是肌力、肌张力还不如愿，意外跌倒仍会时有发生。

所以要坚持循序渐进的原则，不可过于急躁。

（二）床旁防护、室内防护

1. 床旁防护

床旁防护主要是防护栏，床旁防护栏要求有以下几点。

(1) 采用牢固、可折叠、轻质、折叠后无妨碍的护栏。

(2) 防护栏要足够高，高度以患者半卧位时不低于腋下为宜。

防护栏过低，在患者向床旁倾斜时可能引发上身出护栏，引发倾倒翻落，导致意外坠床。防护栏过高，使用不便。防护栏要在患者用床的双侧安装或者在无依靠的床沿安装。

2. 多功能床和患者移动设备

(1) 三节床面：床面使用三节床面，床头和床尾均可摇起并固定，以利于患者改变头部和下肢的高度。要适合半卧位和坐位时固定，防止身体向下滑动能抬高膝关节以下部分。

(2) 多功能护理床：可翻身、可升降、带便盆、气垫、无音移动、床头可拆卸、可洗头、泡脚等。

(3) 移动座椅便器：可携带可随意搬动，使用方便；减少卧床患者因每次移动较大距离时意外损伤。

(4) 辅助室内移动设备：机械移位器、移位机、站立行走架、站立机等等。

3. 室内防护扶手

室内墙壁在患者腰部高度安装墙壁固定扶手，包括卫生间内墙壁。扶手采用圆柱形长管，管径粗细适合患者抓握，长管两端要圆弧处理，长管外软质材料包覆；这几点主要目的是防止患者在抓握不牢或跌倒时意外挫伤。

4. 床上护理辅助用品

另外患者卧床期间，还要使用多种形态的软垫，如楔形、圆柱形、长方形，扁的、长的、空心的各式各尺寸衬垫等。这些主要是应用在康复早期或卧床患者护理时使用，这些就不在本书一一赘述，敬请参阅相关指导。

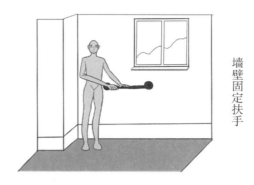

墙壁固定扶手

墙壁扶手的高度

（三）报警、监测等其他辅助器械

有条件的家庭可以采用一些电子化产品，提高患者的体温管理、行动检测、血压管理、跌倒等状况的监测，提高患者意外发生时第一时间的报警能力，应用 5G 家庭护理电子产品提高对患者的日常管理和监护。

1. 跌倒主动报警。

2. 跌倒辅助报警。

3. 体温、血压、脉搏监测。

4. 饮水量、尿量监测。

5. 活动范围监测。

6. 活动量监测。

7. 睡眠、惊厥、抽搐监测。

8. 视频监测等。

科技产品能为患者康复、日常监护、保护提供新的助力，也能为脑卒中患者康复技术手段提供新的技术来源。

第9章 给脑卒中后遗症算算经济账

一、脑卒中的花费、护理、个人能力损害

（一）脑卒中是患者自我管理不善，造成个体人生三大损害

1. 脑卒中新定义

脑卒中是由于患者个体对脑卒中动脉硬化性根本病因认识不足，对高血压、糖尿病两大基础疾病管理不善，对饮酒、吸烟、脑疲劳、熬夜、情绪波动、饮水不足等生活诱因忽视或毫不在意，在此思想推动下长期不作为或作为不当导致患者自身发生的脑血管病。

简单地说，脑卒中是个人在疾病病因和疾病生活诱因方面，认识不足、管理不善而导致的疾病。

脑卒中直接损害的是患者个人，连带的是患者家庭。

2. 脑卒中人生能力三大损害

脑卒中的损害不仅仅是患者的直观生活能力，如走路拖沓、胳膊挎筐、说话不清、呛咳、呆点、傻点、哼唱、骂人、睡眠颠倒等等，还包括个人独立生活能力损害，同时带来职业能力和家庭尽责能力损害，影响或损害患者个人的人格和思维。

脑卒中可以造成患者全方位损害，概括起来说这些损害主要表现为人生能力的三个方面。

(1) 独立生活能力损害：脑卒中后患者独立生活能力的损害、下降，是家庭职责能力和社会参与（或适应）能力损害的基础。

脑卒中后个人生活能力的损害，本书已经通篇讲述过了，在此就仅仅罗列一下关键纲要吧，以达到更警示人们。

① 语言能力损害，表达、沟通障碍。

② 肢体活动障碍，行走受限、如厕、穿衣困难。

③ 吞咽能力障碍，喝水呛咳、进食成问题。

④ 认知能力损害，智能下降、判断力受损。

⑤ 精神表现异常，人格改变、让家人也会敬而远之。

⑥ 情感表现异常，家庭融合困难。

脑卒中给个体造成躯体残疾、智能损害、人格改变，势必直接影响患者的家庭生活和社会参与能力，如职业能力受损、造富能力降低或缺如等。

(2) 家庭职责能力损害：脑卒中后个体独立生活能力受损或缺失，甚至形成患者自身日常穿衣、吃饭、如厕都需要他人辅助，生活能力倒挂现象。如果合并认知障碍，精神、情感异常，家庭职责无法履行。

患者的劳动能力受损，必然影响家庭财务状况，患者可能由增收人员变成财务支出人员，家庭负担在所难免。

脑卒中给患者个人家庭不仅仅造成劳动力减员、经济支出增加，家庭负担加重，同时还可以导致家庭整体性精神压力的出现。

(3) 社会参与能力损害：脑卒中后患者个人独立能力减退或完全丧失、甚至自顾不暇，个人职业能力、家庭履职能力减退或尽失，也必然导致其贡献于社会的减少，受服务于社会增多；对于患者来说，更谈不上改变社会、创造历史了（没有贬低的意思，只是说能力的缺失）。

以色列前总理沙龙就是最好的例子。

以色列前总理沙龙　中东是世界的焦点，以色列是焦点的中心。

沙龙，全名阿里埃勒·沙龙（希伯来语：וורש לאירא），以色列前总理（2001—2006），政治家。沙龙曾任以色列国防部长，是以色列强硬派总理和将军。

日理万机，全球的焦点。

2006 年沙龙于履职总理工作期间突发脑卒中，昏迷，卧床 8 年后去世。

所以脑出血、脑血栓，脑卒中来了，该瘫的都会瘫！没有贫与富之分，没有普通与权贵之分。

拯救脑卒中，最最重要的是预防脑卒中！

您知道了嘛！

疾病损害个人能力，患者受服务于社会。

个人的才能可以推动社会发展，如乔布斯通过科技产品改变了社会。当然这算得上是伟人，对于我们普通社会个体而言，个人的才能可以改变自身和家庭，这一点是毋庸置疑的。

然而在个体遭受疾病的状态下，个人能力受到损害，直接危害的就是个体本身和个体的家庭，间接的就是社会保障消耗了。

总之当疾病袭来后，疾病个体创造能力减退，而消耗能力增加。

脑卒中同样会消耗大量社会资源，所以某种程度上说也是个社会病，而不仅仅是个体疾病！

针对脑卒中的预防，不仅是个人的责任，也是家庭的责任和社会的责任，个人在疾病预防过程中担当的是主体。

脑卒中的预防，是个体自身的责任！也是家庭负责！社会的责任！

（二）脑卒中的经济账

由于患者个人能力的损害，导致患者人生三大能力的损害。这三大能力的缺失或倒挂，在患者及其家庭经济收入和支出上看，那就更明显和明确。

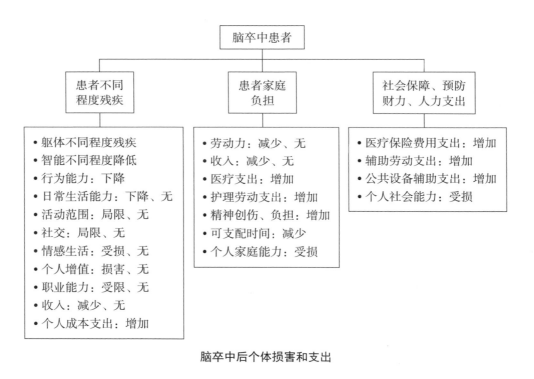

脑卒中后个体损害和支出

脑卒中后患者家庭收入减少和支出增加。

1. 个人、家庭创收能力减退或丧失。

2. 个人、家庭支出增多。

3. 增加护理人员支出。

简单地说就是，脑卒中后收入减少＋支出增多。

我们以一个 2 口之家为例。双方均能工作，家庭月收入 1 万元（双方分别 0.5 万元 / 月），家庭年收入 12 万元。

一方突发脑卒中，卧床。

- 收入减少。

患者收入减少按 70% 计算，损伤 4.2 万元 / 年。

若另一人不能正常务工，收入减少按 30% 计算，约 1.8 万元 / 年。

合计减少 6.0 万元 / 年，占家庭收入的 50%。

- 支出增加。

医疗支出，住院、口服药物、辅助设备等费用。

若需要增加陪护人员，陪护支出费用，按 3000 元 / 月计算，年收入 3.6 万元。

- 合计。

支出 + 收入减少合计约 9.6 万元，占年家庭总收入的 96%。

如果患者病情不稳定、反复住院、购置家庭制氧机、吸痰器、防摔床等，入不敷出是必然的定局。

二、久病床前无孝子：后遗症患者的家庭护理窘境

（一）"久病床前"缺乏"孝子"般的长久家庭护理

对于久病后、特别是对于长期卧床患者，必然存在不同程度的护理懈怠；患病之初的护理"待遇"，不会成为长此以往的持续。

这是一个家庭成员普遍避讳的话题，但是对于许多家庭却是客观存在的。2 年、3 年的卧床或许可以，十年八年的卧床患者甚至会让曾经相识的许许多多人忘却他（她）的存在。

1. 久病床前无孝子

"久病床前无孝子"民间俗语，语句出处和年代无从考证，直面语义非常好理解，表明一种从古至今都存在的家庭护理现实现象。

"久病"，即指患病长久。

"床前"，即指患者已经卧床；家人面对的是"床前"的病患，病患面对的是"床前"的子女或家人。

"无孝子"，字面上理解即指无孝顺子女（dutiful son）。

"无孝子"实际上更多是指心理、精神层面与道德相关的"孝"和在此层面

上支配的家庭护理行为，即家庭护理质量－"孝子般的家庭护理"；而不是单纯与道德有关的子女孝顺。

2. 不去道德绑架，只谈"孝子般的护理"

在此我们只讨论单纯的患者家属或陪护人员的相关行为和状况，不讨论心理和精神层面和道德问题相关的"孝顺"，也不以道德的角度和道德标准去评判。只是讨论家属或陪护的质量持续与否，以及家庭可支配护理或陪护的状况。

毋庸置疑，这种"孝子般的护理"、陪护质量是较难持续的，家庭可支配护理、陪护状况也是难以为继的；对于绝大多数家庭来说，持续的"孝子般的护理"是难以达到的。

（二）家庭护理窘境的四大表现与客观因素

1. 脑卒中后家庭护理四大窘境

"久病床前无孝子"，就如同在讲述脑卒中后遗症患者的某些家庭护理窘境，这种家庭护理窘境包括四大方面。

(1) 可使用的家庭护理、陪护人员不足或无。

(2) 家庭护理、陪护支出增加或捉襟见肘，拮据。

(3) 家庭收入、创富能力降低，受限或无。

(4) 长久的家庭护理、陪护质量保持困难，或下降或无法进行等。

当然完全存在上述四个状况的家庭一定仅是少数，但是这种少数也代表着一种现象，一种家庭和社会真实存在的现象。

"久病床前无孝子"，对于脑卒中后遗症患者家庭来说，我认为的"无孝子"更是一种指向脑卒中患者"缺乏长久的、细致的家庭陪护或家庭护理的窘境"，包括可使用人员，长久的护理、陪护质量，护理支出、收入受限等，这种解释更为恰当。

2. 造成脑卒中后"家庭护理窘境"的客观因素

脑卒中造成患者残疾后，特别是失智卧床或精神异常后，任何患者给自身或其家庭所造成的局面都是一样的。即，劳动能力丧失；长期陪护需求；医疗护理支出。

这三条都是最基本的脑卒中偏瘫后存在情况，也是必须面对的问题。

(1) 劳动能力的丧失：对于任何患者来说都带来两种结果。

① 劳动能力、创富能力丧失。

② 收入变为固定性，减少或无；再增值财富能力的空间受限。

(2) 长期陪护需求：体现在患者日常生活能力的极度降低，吃饭、如厕、坐起等均不能独立完成或根本不能完成。

陪护、护理人员需求的解决有两种方式，一是家人陪护、护理；二是聘请陪护护理。

① 家人陪护：陪护的家人同样存在自身工作受影响，创富能力受影响，家庭必须承担固定陪护人员收入的减少，虽然可以节省的是对外陪护费用支出。

② 外聘陪护：自然涉及陪护费用支出，另外重要的就是外聘陪护人员与患者家庭融洽的问题，这也是个复杂的事儿。

(3) 陪护护理支出：即使是家人从事陪护护理，表面上节约了直接外聘陪护费用支出。但是即便如此，必然存在家庭劳动人员减少，这笔隐性陪护支出怎么算都是存在的。另外还有护理材料、设备、生活消耗等等，也是不可避免的护理消耗。

随之而来是家庭护理"窘境"的不可避免。

以上三个方面，对于一般收入的家庭来说，必然造成如下内容的家庭护理窘境。

① 可支配人员不足。

② 家庭支出消耗增加。

③ 家庭或个人收入负向影响。

这三个结果，就是脑卒中后的家庭护理"窘境"。

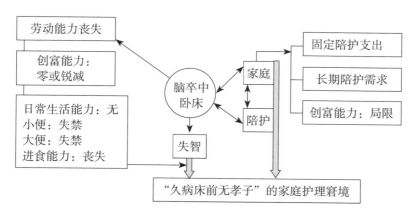

脑卒中久病后的家庭护理窘境（去除人文关系、道德及法律因素等）

3. 不想说的案例

首先讲这个案例前还是要强调，本案例不讨论道德问题、法律问题，只是分析脑卒中患者的家庭护理问题。

某男性患者，62岁，病退工人，饮酒史30余年。10年前因脑梗死住院治疗，遗留认知功能障碍，呆板，动作迟缓，行动不灵活。8年前出现行走困难，扶持、挂拐而行。6年前不再知道酒为何物；痴呆，使酒断然就此与他别离。5年前不能独立坐起和行走，不能自行完成吃饭，需要完全辅助喂食，大小便失禁，语言功能基本丧失，吐字不清，完全卧床。

有一子，其子健康、工作、未婚。5年来由其妻照料，其子间断辅助。

5年来患者反复住院施行医疗治疗，主要原因包括反复肺部感染、多发褥疮、高渗、高钠血症、低钾血症等。患者状况呈现为消瘦、眼部分泌物多、口腔存留食物残渣，衣衫不洁，被褥不洁、异味。

必须要强调的是卧床患者反复肺部感染、压疮，与家庭护理效果直接关联。

脑卒中患者反复肺部感染，其原因常见于如下护理、饮食现象或行为。

(1) 翻身不及时。

(2) 拍背不充分。

(3) 食物误吸。

(4) 喂食方式不正确。

(5) 患者自身体质下降。

(6) 水摄入不足。

(7) 饮食营养不足或失衡。

压疮多见于过久不翻身、皮肤局部被持续压迫。局部皮肤、肌肉经常按摩、轻柔、疏通经络等可以起到有效的防范压疮的作用。另外压疮形成因素还包括营养、饮食、卫生、局部理疗等护理问题。

以上描述，您可以看出这个患者被护理的护理状况了吧。

某日患者被送至住院，患者处于皮肤弹性减退、重度脱水、昏迷状况。家属首先要求不施行输液、给药、检查、监护等等一切医疗行为。被拒绝不治疗的等待死亡后，家属仅同意补液500ml。次日患者家属要求自动出院，拒绝一切治疗。

1周后，患者再次被送至医院，查体双瞳孔扩大，对光反射消失，血压、脉搏测不出，四肢厥冷，心电图未见心电波形，临床死亡。

第 10 章　脑血管病发现之旅

一、定期检查很重要

疾病隐匿生长不像手指上的刺，让人清晰、痛彻地自觉

1. 斑块潜在生长，你不会自知

绝大多数人，包括亚健康人群、老年人群和他们的家属等，都会忽视颈部动脉多普勒检查！他们会错误地认为"我自己的血管长斑块了、快堵了，我能没感觉吗？"。还有一些患者根本连这个问题都不会去考虑，"我自己身体好不好，自己没谱吗？"！

说实话，你还真的不能感觉到！

这么想，还真的不靠谱！

就像，你感觉不到，你每天在长大，

你感觉不到，你每天在衰老一样。

你感觉不到，你的颈动脉内膜增厚、斑块形成、轻度狭窄（30%）、50% 狭窄、70% 狭窄、99% 狭窄，乃至包括部分动脉可能闭塞的任何过程。

疾病的隐匿、潜在生长，并不像你手指上的刺，能让你清晰、痛彻地自觉！更何况动脉硬化改变和动脉内斑块增长的初期，并不是一种病态改变，你更无从自觉！

动脉病变悄无声息，定期多普勒检查能让你清楚它的动态过程。因为 3/4 以上的脑梗死是由动脉斑块导致的，尤其是颈部动脉斑块形成。

2. 内容很关键，能警示一个算一个

这一章节很重要，希望您耐心地花点时间把这段文字读出味道！因为我总觉得，能清晰阐述脑血管多普勒检查的重要性和必要性，是觉醒脑卒中等脑血管预防的开始。

希望能警示一个人，算一个！能少瘫一个人，是一个！

二、脑血管病原罪发现之旅：超声多普勒脑血管检查

（一）要把超声多普勒脑血管检查作为常规检查

您看到这一段时，最先想诉您的是——

健康者，要把多普勒检查作为脑血管常规筛查。

脑动脉病变者，要把多普勒检查作为脑血管定期检查。

为什么把多普勒的脑血管检查提到这么高的位置，给予这么高的推荐？

因为多普勒脑血管检查快捷、方便、经济、无创、结果快、结果明朗；可检测包含颅内 16 条大动脉和颈部 3 对大动脉。

（二）经颅多普勒，能最早发现脑动脉血流异常

1. 给大脑血管做个超声多普勒检查吧

经颅颅内动脉多普勒是颅内大动脉的无创超声检查和监测的方法。称作颅内段血管多普勒检查，简称经颅多普勒（transcranial doppler，TCD）。

TCD 是用超声的多普勒效应检测颅内和脑底的主要动脉，依据不同血流对超声反射信号的不同和血流频谱的不同，实现对动脉的无创性检查。

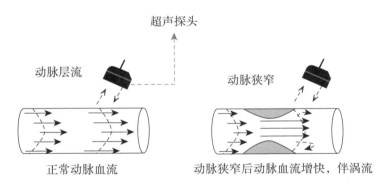

动脉狭窄处血流速度增快

简单地说，TCD 就是用超声波检查脑血管，特点是检查时间短、当场出结果、结果临床参考价值大，最主要的还有省钱。

2. 双侧大脑半球脑血管对称

由于人类大脑分为左右半球，两侧半球结构基本对称、脑供血动脉也呈对称状态分布，而且动脉管径对称，血流速度也相同。如双侧大脑中动脉（MCA）起始水平段（又称 M_1 段）血管直径平均为 3mm 左右，血流平均速度 50～120cm/s

（各医疗设备间存在差异）；所以当一个人的大脑半球在同等状态下，出现左右侧血流速度不对称、波形或频谱出现异常改变即提示局部脑血流量异常或动脉血管本身存在异常。可以用来判定该动脉是否存在近端狭窄，或远端狭窄，或闭塞等非生理状态。

比如，右侧 MCA–M$_1$ 段血流峰速度（最大速度）达到 300cm/s，左侧 MCA–M$_1$ 段血流峰速度为 100cm/s，提示，右侧 MCA–M$_1$ 段狭窄可能。

> **医者注：TCD 原理**
>
> 　　高频超声波具有较强的穿透颅骨能力，而且能力损失较小。经颅多普勒（TCD）主要利用高频超声检查颅内动脉，从血流速度快慢对超声波反射信号的高低来评定血流状况。由于双侧大脑半球的动脉或小脑脑干的动脉，在同等情况下左右脑血管的内径相对来说几乎固定不变，那么依据血流速度对超声波反射的降低或增高，就可以推测局部脑血管的血流状况，并依此推断血管可能发生的状况，如是否发生可以狭窄、闭塞和低波动等。

3. TCD 可检测的颅内脑动脉

目前应用经颅多普勒超声可检测的颅内动脉包括：①颈内动脉（终末段）；②大脑中动脉；③大脑前动脉；④大脑后动脉；⑤椎动脉；⑥后交通动脉；⑦眼动脉；⑧基底动脉；⑨前交通动脉。

居中的单一动脉是基底动脉和前交通动脉，其他都是左右对称的，共 16 条动脉。有些人群由于颞窗（太阳穴）骨质闭合或颅骨偏厚，超声波不能穿透颅骨，多普勒检查的动脉自然就少了。单侧颞窗不能穿透时，所查颅内要少 2～3 条，有的患者双侧颞窗均不能穿透的情况也存在。

4. 多普勒对脑血管功能状态的判定

TCD 不是二维 B 超，不能直接观看血管的形态和结构。比如肝脏 B 超，可以直接显示肝脏、胆囊的大小，胆囊结石的形态和大小等。

TCD 是依据血流速度的快、慢，血流反射频谱沿着时间轴展开，数值和信号转化为图形，呈现为不同的圆钝、高耸、低幅、"钉子"形等图像，来进行对检查动脉血管是否存在狭窄、灌注量改变、涡流、闭塞等状态的推断。

TCD 检查是推断性结果，不是 B 超、CT 平扫、MRI 平扫直接照片式反映原脏器二维或多维结构的结果；但是 TCD 仍然具有很高的实用性、可靠性和科学性。

多普勒检查可以初步确定或确定颅内动脉以下状态：①动脉血流速度降低；②动脉血流速度增快；③动脉灌注量降低；④动脉低波动；⑤动脉侧支代偿开放；⑥动脉血流方向异常等。

5. TCD 结果怎么看

TCD 检测结果至少报告两大项内容，即血流速度和动脉阻力指数；讲究点的，给报告中附带多普勒频谱图，要说的是，附带血流频谱波形图能更好地为临床医生提供更明朗的依据。

说一下多普勒结果怎么看，不要一拿到 TCD 检查结果自己先把自己给吓着了。掌握点专业知识没什么坏处，特别是对那些医生要求你定期检查多普勒的患者或患者家属，你的理解有利于你做出自我判定。当然最终的多普勒结论还是要由专业医生来给出。

(1) 血流速度：显示内容是数字，单位是 m/s（米 / 秒）或 cm/s（厘米 / 秒），如 RMCA 182cm/s；即表示右侧大脑中动脉血流速度为 182cm/s。当然 TCD 还能提供收缩峰期和平均血流速度。

有点太过于专业了，就不在这多说了。

(2) PI：即动脉阻力指数，反映的是动脉血管壁硬化的情况和血管阻力状况，PI > 1.0 表示动脉管壁硬化或血管阻力较大；PI < 1.0 管壁硬化和阻力不明显。

TCD 能检查到颅内较大的动脉，能显示所查动脉的被检查部位的深度、血流速度和动脉硬化程度或阻力状况，结果以列表呈现。

动脉血流速度快、慢代表不同的临床状况，反映不同的临床结论还要考虑患者年龄因素、基础疾病、发育等具体状况差异而具体分析。而且各地、各医院检查结果并不是完全同样标准。

所以多普勒的最终结果判定一定要由专业医生来做，不要自己任意揣测，检查者要重点关注异常性关键数值。

(3) 动脉低灌注、侧支代偿的开放：依据 TCD 血流是否逆行、双侧同等动脉血流是否对称，压迫一侧颈内动脉后同侧或对侧大脑中动脉等血流速度、血流量是否改变等等，来分析是否存在颅内动脉侧低灌注和侧支代偿性开放。

颅内动脉侧支代偿性开放，是被代偿侧动脉大血管重度狭窄或闭塞的主要间接依据，侧支代偿动脉多普勒依据的显示，能为临床提供良好、全面、客观、无创、快捷的颅内动脉血流状况。

当然这一点专业性就太强了，如有雷同事件，最好咨询专业医生。

（三）颈部血管多普勒检查，发现颈动脉斑块的首选

1. 显示颈部动脉解剖结构、血流方向、血流形态

颈部动脉的超声多普勒检查，现在通行采用的是彩色多普勒血流显像（CDFI），与颅内段动脉采用的是超声多普勒原理有明显差别。这一点，许多非专业医生都弄不懂更不用说患者了。

CDFI 简单多说就是超声多普勒＋二维或三维 B 超，它不仅显示动脉的血流速度、频谱，还可以直接显示检查部位的解剖结构及计算血流量。先进的仪器还可以达到定量分析、三维显示局部解剖形态厉害吧！

CDFI 可以对所查动脉直接做出狭窄、斑块形成、闭塞等诊断，可靠性高、精确性高。

2. 发现颈部动脉斑块形成和狭窄的最简便、最快捷、最经济的方式

颈部动脉包括颈总动脉、颈内动脉、颈外动脉的、椎动脉和锁骨下动脉起始段，其中除外颈外动脉其他动脉直接与颅内动脉相连或间接相连，是脑动脉颅外动脉的重要组成。

及时发现颈内动脉、颈总动脉、椎动脉和锁骨下动脉的斑块、狭窄对控制、预防脑血管病至关重要。

颈部动脉超声多普勒检查，是发现颈部动脉斑块形成和狭窄的最简便、最快捷、最经济的方式。颈部血管多普勒检查能清晰显示颈部动脉的内膜下结构、管径、斑块性质、斑块大小、狭窄程度、血流速度、血流方向、血流能力等信号，提供判定斑块是稳定性斑块、还是易损斑块的证据，具有非常高的临床指导意义。

3. 发现脑血管病的潜在人群和高危病患

依据多普勒颈部动脉血管检测结果，对存在动脉斑块的患者可以依据斑块的大小、性质、纤维帽的完整性、动脉狭窄程度等，将患者划分为不同级别的脑血管病风险人群。

将动脉斑块较大、动脉狭窄率较高或不稳定易损斑块患者列为脑血管病高风险人群，及时指导临床用药和其他治疗措施，能降低脑卒中的发生。

4. 颈动脉存在斑块形成和狭窄，是脑卒中高危人群

满足动脉斑块形成或合并动脉狭窄的下列之一者，为脑卒中的高危人群。

(1) 动脉斑块较大。

(2) 狭窄率＞ 70% 者。

(3) 不稳定斑块。

(4) 易损斑块者。

什么是稳定性斑块？什么是不稳定性斑块？什么是易损斑块？我们会在后面几节专门阐述。

5. 忽略颈部动脉超声多普勒检查，将是人生一大错误

进行颈部脑血管相关动脉，颈总动脉、颈内动脉、椎动脉、锁骨下动脉起始段多普勒超声检查，是一项利于患者预防脑卒中和发现脑卒中高危因素的有效的、快捷的检查方式，总结两点利于强调其重要性。

颈部动脉超声多普勒检查，能达到事半功倍的效果。

忽视颈部动脉超声多普勒检查，是一生中最大的错误之一。

将忽视颈部血管超声多普勒检查列为人生一大错误，提高的人生的高度？关键出发点在于，健康是人生的基石，脑卒中严重威胁人体健康，颈部动脉斑块、狭窄，是脑卒中的高危因素；颈部血管多普勒检查，是发现颈部动脉脑卒中高危因素最简单、最快捷的方法。

主观、非主观忽视、放弃这种能发现脑卒中隐患的常规检查，都是错误的。

6. 建议进行颈部动脉多普勒检查的人群

(1) 有冠心病、糖尿病、动脉硬化、高脂血症、高血压病、高同型半胱氨酸血症、既往有过短暂性脑缺血发作（TIA）、既往脑卒中等疾病的人。

(2) 有饮酒、吸烟、高盐、高脂等不良饮食习惯的人。

(3) 有肥胖、缺乏体育锻炼、熬夜（特别是脑力劳动，如手机、电脑游戏、写作）等不良生活习惯的人。

(4) 有肢体麻木、肢体无力、言语笨拙、吐字不清、头痛、头晕、黑朦、视物重影、颈部血管杂音等症状的人。

(5) 有久坐、久站、主观限制饮水、情绪低沉等异常生活状况的人。

(6) 年龄大于 45 岁即使无任何症状或疾病的人群也应注意。

7. 颈部动脉斑块的测定和评估

斑块性质的划分主要参考以下两点。

(1) 根据斑块超声学特征 。

① 均质回声斑块：分低回声、等回声及强回声斑块。

② 不均质回声斑块：斑块内部包含强、中、低回声。

(2) 根据斑块形态学特征。

① 规则型：如扁平斑块；基底较宽，表面纤维帽光滑，回声均匀，形态流

畅、外形完整。

②　不规则型：如溃疡斑块；表面不光滑，局部斑块缺损，形成"火山口"样缺损，缺乏流畅性。

8. 不稳定斑块和易损斑块

(1) 不稳定斑块：不稳定斑块是指超声下低回声斑块、混杂密度不均质回声斑块、斑块表面不光滑、表面破溃性斑块和较大体积的斑块。

不稳定斑块易发生斑块脱落、崩解导致血管闭塞，是已发脑卒中或脑栓塞的高危因素。不稳定斑块中，尤其以易损斑块引发脑卒中的风险最高。

(2) 易损斑块是不稳定斑块的典型，有如下特点。

①　表面缺损、有脱落痕迹。

②　不光滑、不流畅外形。

③　基底部窄小、呈峰状凸起。

④　斑块密度低、质地不均匀，又称软斑块。

⑤　斑块表面纤维帽不完整。

⑥　斑块存在内部出血破溃、崩解可能。

⑦　供血区内发生过脑栓塞。

(3) 不稳定斑块引发栓塞性脑卒中的机制：低回声、不均质、溃疡斑块都是不稳定性斑块，加之斑块表面无纤维帽覆盖或者纤维帽破损不完整均易导致斑块表面脂质脱落，脱落的脂质斑块即为血管内栓子，随血液流经颅内阻塞脑动脉即引发动脉栓塞性脑梗死，或称为动脉栓塞性脑卒中。

动脉到动脉的栓塞是动脉斑块引发脑卒中的根本原因。供血动脉自身的斑块不稳定，斑块碎块脱落引起分支动脉突然被栓子阻塞，形成突发性血流中断，导致供血区域内的脑组织缺血坏死引发脑卒中。

（四）脑血管多普勒检测的应用领域

脑血管多普勒检查越来越受到临床重视，TCD 或颈部彩色多普勒的应用范围也被逐步扩大，其结果也被认识和重视。

脑血管多普勒应用领域包括如下几个方面。

1. 判定脑血管狭窄程度和是否闭塞。

2. 发现并诊断血管是否痉挛，判定痉挛病变的部位和程度。

3. 观察锁骨下动脉狭窄和是否闭塞，判定是否存在锁骨下动脉窃血综合征。

4. 诊断颅内外动脉是否存在夹层。

5. 提供颅内动脉是否存在静脉畸形、动静脉瘘、烟雾病的依据。

6. 评价 Willis 环等侧支代偿循环的能力。

7. 探测颅内压增高。

8. 评判脑死亡。

9. 栓子监测。

10. 脑部或非脑部大手术前评估脑血管状况。

11. 有辅助诊断与治疗抑郁症的研究操作。

（五）窥视人体动脉的窗口，最快捷的动脉斑块检出部位

1. 颈部动脉是人体最浅表动脉，发现斑块意义重大

颈部动脉斑块，常规检查就能发现。

人体在发育过程中，所有的动脉一般都隐藏的较深，毕竟动脉血管至关重要嘛！

颈部的颈内动脉、颈总动脉，与体表皮肤最近，动脉隐藏的也最浅（还有桡动脉），用手即可以在自己的喉结旁触摸到动脉搏动。

故此颈部颈内动脉、颈总动脉的斑块也最容易被检测出来。

颈部动脉浅表易于检测和处置，这一特点我们还是拿图示来说明应该更好理解吧。

颈内动脉（ICA）是大脑供血范围最大的动脉，分支主要有大脑中动脉（MCA）和大脑前动脉（ACA），供血区域包含大脑半球的 3/5～4/5 的范围。ICA在颈部左右各一条，分别起自同侧的颈总动脉（CCA）。好发生斑块和狭窄的部位正是 CCA 分出 ICA 和颈外动脉（ECA）的分叉处（该处体表位置是喉结旁），其中 ICA、CCA 斑块发生率最高。

2. 颈部动脉斑块形成和检测的重要意义

颈部动脉人体最浅表，多普勒很容易检查，是检测全身动脉的窗口。另外颈部动脉狭窄、斑块形成，是脑卒中的直接根源之一。

资料显示国外颈部动脉狭窄、斑块形成高于颅内动脉，我国研究资料显示，颅内、颅外（颈部）动脉狭窄、斑块发生差不多。

所以抓住颈部动脉斑块的检测，对判定全身动脉硬化程度、对动脉斑块在全身动脉形成程度的预估、对预防诊治脑卒中都是十分重要的。

颈部动脉检测的重要意义如下。

(1) 颈部动脉硬化，是全身动脉硬化的窗口。

(2) 颈部动脉斑块形成是全身动脉粥样硬化斑块形成表现的一部分。

(3) 颈部动脉斑块是缺血性脑血管病的重要诱因，是脑卒中发生的高危因素。

(4) 有效控制颈动脉斑块的形成和改变斑块的性质、提高斑块的稳定性，能实实在在地减少脑梗死等脑卒中的发生。

3. 发现颈部动脉斑块的三种方法

怎么发现颈部动脉斑块呢？常用的动脉检测方法有三种。

(1) 多普勒超声：颈部动脉比较浅表，特别是颈部中段也就是喉结（男性比较明显）两侧，采用多普勒超声进行检查是目前最快捷、最经济、最直观、无创伤和有效的手段。

多普勒不仅可以测量斑块的部位、大小和性质，还可以进行动脉管腔狭窄程度和部位的准确诊断，同时还能进行血流动力学测定，并可对斑块进行形态学评价。

(2) CT 血管造影(CTA):CTA 是 X 线下使用造影剂的血管成像，费用比较高、是多普勒超声的 10 倍以上。

CTA 能显示整个颈部动脉和脑动脉的真实形态，直观效果非常好。对于判定颈部动脉、颅内动脉的狭窄性病变、动脉瘤样改变、动脉血管异常形态和走行，都有较直观的意义和特点；对于被颅骨遮挡的脑动脉状态具有较直观的效果，准确性较高。

CTA 不能直接显示动脉斑块的性质，也不能观测动脉斑块的整体形态。

(3) 核磁血管造影（MRA）、血管高分辨磁共振：可显示颈部动脉和颅内动脉及其部分分支的三维形态和结构，并重建动脉影像，对狭窄程度较重的病变判断敏感性高，但准确性不如 CTA，其价格是 CTA 的一半左右。

MRA 无射线辐射危害，同时不需要使用造影剂。MRA 的检查要求体内无金属植入物（如金属假牙、起搏器或金属假体等）。

血管高分辨磁共振，是目前直观显示血管斑块内部结构的检查技术，是判定斑块稳定性的最佳手段。由于血管高分辨磁共振检查费时长、价格也贵出许多，目前还没有普及。

三、脑卒中相关监测与评测量表

（一）不同年龄段脑血管相关检查和血压监测建议

具体见下表。

不同年龄段脑血管相关检查和血压监测建议

年　龄	血压监测		相关检查								检查周期
			一般检验			一般物理和影像			特殊影像		
	时间	频率（次）	血糖	血脂	血常规	经颅多普勒	颈动脉多普勒	头 CT	MRI+DWI	MRA或 CTA	DSA	
> 70 岁	每周	1～2	√	√	√	√	√		√	√	必要时	每年
60—70	每周	1	√	√	√	√	√	√	√	√	必要时	每年
45—60	1～2 周	1	√	√	√	√	√	√	√	√	必要时	每年
25—45	2～4 周	1	√	√	√	√	√	√	必要时	√	必要时	1～3 年
14—25	4～8 周	1	√	√	√	必要时	必要时	必要时	必要时	√	必要时	5 年
< 14	必要时		√	√	√	必要时	必要时	必要时	必要时	必要时	必要时	必要时

注：适于一般健康和亚健康人群，1 级高血压无严重并发症者；仅作为一般脑血管病专科检查建议
MRI. 磁共振；DWI. 磁共振弥散成像；MRA. 磁共振动脉血管成像；CTA.CT 动脉血管成像；DSA. 数字脑血管造影

（二）脑卒中相关监测与评测量表

1.脑卒中风险评估表

具体见下表。

脑卒中风险评估表

风险因素	分　值	具体情况
高血压	1～3 分	收缩压：≥ 140mmHg，1 分；≥ 180mmHg，3 分
糖尿病	3 分	有
房颤或瓣膜病等心脏疾病	2～3 分	房颤 3 分、瓣膜病 3 分、冠心病 2 分
嗜酒	2 分	长期嗜酒，平均每日＞2 两普通白酒
吸烟	2 分	长期吸烟（平均每日＞15 支普通卷烟）
高脂血症	1 分	低密度脂蛋白、甘油三酯、总胆固醇其中一项增高
肥胖	1 分	明显超重
年龄＞60 岁	1～2 分	年龄＞60 岁，1 分；年龄＞70 岁，2 分
高风险可能	≥ 5 分	其中任意 2 项以上危险因素
	≤ 4 分	既往有脑卒中病史
	≤ 4 分	既往有 TIA（短暂性脑缺血发作）

注：适用于成年人群；本表仅列举关键因素，仅作为脑卒中风险参照评估，不作为诊断依据

2. 脑卒中早期 7-once 快速诊查表

具体见下表。

7-once 脑卒中早期快速诊查表

	目标	简明叙述	检查内容	阳性结果
1	双眼	双眼向两边看一下	双眼分别向左侧和右侧各凝视 3 秒	不能向左右任一方向看过去
2	嘴角	嘴角向两侧咧一下	咬牙用力向两侧咧嘴	嘴角歪：偏向一侧；鼻唇沟不对称、一侧鼻唇沟变浅
3	说话	说一句话	简单说一句话，如今天是星期几	说不清楚、不连贯
4	伸舌	伸一下舌头	张嘴、用力向外伸舌	伸舌不居中，舌尖偏向一侧
5	吞咽	试着咽一口水	一小杯温水，吞咽一小口	吞咽呛咳、吞咽不能完成、流涎
6	双手	平举双手一下	坐位时双上肢平伸、卧位时上抬 45°、五指张开；坚持 10 秒	双上肢不同高，一侧下垂，肘、腕弯曲，五指张开不全
7	双腿	抬高双腿一下	平卧时屈髋、屈膝 90° 抬举下肢，或平卧同时抬高双腿 45°；两腿不并拢，坚持 10 秒	双腿不同高，一侧下垂或抬高不持久、不能抬举

注：适于存在脑卒中风险人群突发上述状况的自我或辅助判断；昏迷、意识模糊等意识障碍者不适用；精神障碍、情感心理障碍和严重痴呆患者请勿自行判断；仅作为脑卒中早期快速判断筛查，不作为自我疾病确诊依据；3 项以上阳性，意义明显

3. 痴呆风险 10 项评定表（D10 表）

具体见下表。

痴呆风险 10 评定表

10 项能力	判定结果	痴呆风险 10 项评定相关内容
1. 记忆力减退		近期记忆力减退为主，远期记忆相对保留 ① 近期的事忘记明显，如早饭吃了什么、门锁没锁，刚看完的电视不知道内容等 ② 忘记重要的事、出席重要的场合、记不住新认识的人、忘记特意放置的物品等
2. 学习能力减退		1. 日常工具使用困难 2. 原有使用技能丧失 ① 如简单的手机游戏、家庭用小工具、遥控器等 ② 如骑自行车、简单的家庭日常修理，原来会，现在不会了

（续表）

10 项能力	判定结果	痴呆风险 10 项评定相关内容
3. 判断力减退		综合思考能力、计算力减退 ① 如不知道比自己大 4 岁是哪年出生的；不会算账 ② 不能区分好赖话、不知道谁对自己好 ③ 不知道拒绝、不知道不能吃的食物等，不知道物品的贵重等
4. 注意力减退		1. 注意力不能集中 2. 思考能力下降 ① 表面是专注的，但其实是什么都没有想 ② 呆坐
5. 主动性减退		① 无参与意识，但不是讨厌或厌倦 ② 缺乏与人主动交流、躲避场合、活动减少；需要反复召唤
6. 时间、空间定向障碍		① 不能记住今天是哪年哪月哪日 ② 原来熟悉的环境，经常迷路，找不到家 ③ 记忆中的人物、时间、地点混乱
7. 重复性语言和动作		① 反复重复说过的话、反复询问同一件事 ② 反复做同一个事情；如无目的地来回走动、张望、擦拭等
8. 执行与运用能力减退		表现为操作困难、工具性使用困难或自我困惑 ① 不会处理日常事务，稍微复杂的事情更困难 ② 如饭后不知道先洗哪个碗，先穿哪件衣服，长的还是短的应该穿在外面；处理个人财务显得困难等
9. 动作笨拙		① 与以往（比如 1 年前）对比，动作缓慢、笨拙 ② 精细动作困难明显，比如系纽扣、系鞋带等。吃饭、穿衣服、跨越低矮栏杆等笨拙
10. 情感异常		① 出现脱抑制表现；如暴躁、固执、倔强，甚至出现脏话、幼稚、欣快、低沉、焦虑等 ② 对子孙表现冷漠，亲情减退

注：用于成人阿尔茨海默病、血管性痴呆的快速评测；适于清醒、无言语表达障碍、无精神障碍的人群；已被诊断情感障碍、心理疾病者，请相应专科先行就诊；仅作为痴呆风险筛查不作为确诊依据；以存在 2 项以上为阳性提示

第11章 "5☆+1"基础调控，远离脑血管病

第一节 "5☆+1"基础调控

一、什么是"5☆+1"基础调控

（一）"5☆"基础调控的内容和目的

针对现代人的生活方式、运动状况、睡眠状况、情绪心理的改变和饮食习惯，针对当下普遍高发的脑血管病、高血压、糖尿病、肥胖等，为促进人类个体健康发展、为使人们适应当下高度发达、快速发展的科技社会，我们将当下社会人们应该注重的五项生活内容作为基础调控的目标，并建议对这五项基础内容进行合理调控。

1. 5☆基础调控的五项内容

☆ 适度运动（moderate exercise）。

☆ 良好睡眠（adequate sleep）。

☆ 宽容心态（tolerant attitude）。

☆ 合理饮食（appropriate dietary）。

☆ 改变不良生活习惯（optimize unhealthy lifestyle）。

五项基础内容涉及运动、睡眠、情感、饮食和生活细节内容，因为重要并用"☆"号标注，故称5☆基础调控。按五项基础调控首字母缩写，简称5☆MATAO法。

运动、睡眠、思维能力，是撑起人类生存与发展的三大基本生理功能。

(1) 人类个体三大基本功能：人类百万年进化保留和发展的人类个体生理功能，归纳起来只是以下三个方面的基本功能或能力。

①运动能力。

②睡眠能力。

③思维能力。

运动能力和睡眠能力是个体生存的根本，是个体形成思维、并发展思维能力的基础。运动、睡眠、思维共同构成人类个体基本生理功能，人类的发展、个体的发展都离不开这三大基本功能的稳定与协调，离不开这三大基本功能的正常运行。

运动功能包括肢体运动、语言表达和内脏运动（即胃肠消化、肝脏代谢、血液循环、肾脏排泄、呼吸等）。睡眠功能包括睡眠时间、睡眠质量、睡眠周期、节律等。思维能力，包括认知及形成的高级智慧，精神、情感和心理。

人体是由三项基本生理功能撑起的独立个体，具有的内心活动形成心理，对人的基本生理功能有调节和干预作用；人的外在表现形成独特的人格。

(2) 三大基本生理功能是社会进步与发展的基础：三项基本生理功能是人类百万年进化后个体保留的基本生存功能，是个体组成的人类发展、进步，及科技发达、经济发展、体育运动、文化繁荣和社会进步的基础，三大基本生理功能缺一不可。

三大基本功能反映人的外在，形成人格；反应在内心活动，形成心理。心理活动又会反过来直接影响躯体、睡眠、思维，并修饰，或推动，或抑制个人基本生理功能。

5 ☆基础调控，就是针对人类和人类个体基本生理功能的调控。督促人们保持运动能力、把握睡眠功能、推动思维能力、调整心态，实现人类三项基本生理功能的和谐与发展，传承人类百万年进化的本质。

2.5 ☆基础调控的目的

5 ☆基础调控就是恢复与协调人类个体的基本生理功能，促进个体健康与保持发展。5 ☆基础调控针对疾病人群（无运动限制性疾病）和亚健康人群，在预防疾病时、疾病初期、疾病恢复期的康复锻炼和日常生活中基本锻炼，是基础性和指导性的建议。

这些建议内容源于生活，也归于生活细节，是建议一种正确性的认识和把握。

对于动脉硬化、高血压病、糖尿病、肥胖、焦虑、睡眠这六大现代自身性疾病，应该采用全程的适度运动、良好睡眠、宽容心态、合理饮食和改变不良生活习惯管理。

诸如一级高血压、轻度糖尿病初期、轻度焦虑、轻度失眠、肥胖、轻度高脂血症、非高龄动脉硬化等患者，不建议初期立刻口服药物或者即刻使用预防性药物治疗，应该以 5 ☆基础调控为主。

（二）"5 ☆ +1"，就是 5 项基础调控 +1 个针对性疾病

五项基础调控是强身、抵御疾病、健康保护、预防疾病和疾病治疗的基础，是现代人类发展与进化的大健康基本理念。在 5 ☆调控基础上，加上 1 项要针对疾病治疗的措施，就构成了 "5 ☆ +1"。

所以，"5 ☆ +1" 就是 5 项基础调控 +1 项针对性疾病预防和治疗的简称。

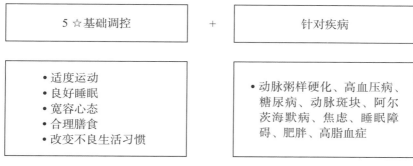

"5 ☆ +1" 针对疾病

二、运动是人类生存的本能与发展的原动力

首先要强调，人类是在不断地奔跑运动中得以生存和发展的，没有运动就没有人类高度发达的大脑。

运动能力是人类个体百万年进化后保留的基本生理功能和生存能力，是人类发展的原动力。

而人类的退化也是从运动减少开始的，诸如动脉硬化、阿尔茨海默病、肥胖、高血压、糖尿病、失眠等失配性疾病共同的基本特点，就是运动功能的衰退。

所以，在此我们将运动列为 5 ☆基础调控的首位，同时我们也认为运动是改善睡眠、心态、饮食和改变不良生活习惯并得以维持的基础。

（一）不要把运动当作负担，运动方式要与自身状况相匹配

运动建议，对于现代许多人来说是难以接受的，更不用说患有一定疾病的患者而言了。改变已经习惯了的无运动生活方式，坚持体育锻炼对部分人来说有

一万个理由拒绝；他们会主动拒绝运动生活方式或试图增加运动量的建议。

运动能增强自信心！运动能增加快乐感！

运动增强体质、增强免疫力、增强心肺功能等，就不在此过多赘述。

当然运动也会带来损伤，不同的人、不同的身体状况、不同的年龄对于运动的理解、运动方式的选择、运动量的把握都有绝对的不同观点。比如对于有的患者而言，自主呼吸就是锻炼、自主翻身、如厕、站立也都构成锻炼方式。

而对于大多数健康或亚健康的人群来说，运动锻炼的量和运动习惯的养成或有无，也是千差万别的。

1. 运动方式要与自身年龄相匹配

(1) 现代人运动理念存在偏差：我们主张患有高血压、糖尿病、动脉硬化、肥胖或高脂血症、焦虑、睡眠六大现代自身性疾病的患者，一定要依据自身状况保证适度运动。

然而大量现实表明，运动缺乏、运动方式与自身状况不匹配、过多采用"退化性"运动的人，比比皆是；在健康者有之、在亚健康者有之，在六大疾病患者身上更是普遍现象。

总结我们现代人对运动理念的理解，和"运动者"自我认可实行的运动方式，普遍存在如下 4 个问题。

① 运动观念认识不足。

② 运动量不足。

③ 运动方式与自身状况不匹配。

④ 采用"退化性"运动为主要运动方式。

(2) 运动方式与自身年龄匹配：运动方式要与自己的年龄匹配，不能 30 岁、40 岁、50 岁（在没有运动限制性疾病的状态下），就只采取"走步"、甚至将饭后散步作为主要的日常运动方式。

这是大错特错的！能运动而不运动，能负担较强的运动速度和运动量而以普通的运动度代替自身年龄下应该承担的运动强度，无论怎样的托词都是没有说服力的。

我认为，在没有绝对运动限制性疾病的状况下，70 岁以下人群单纯采用散步、走步的运动方式与强度，或以整日工作的劳累替代运动，都是与自身年龄不相匹配的。

简单地说，运动方式和运动量要与自身状况相匹配，年龄是最直接的匹配指标。

运动能力的减退，是人类个体自身状况退化的开始。

2. 运动方式应与自身状况相结合

许多患者含有自身性限制运动的疾病，比如骨关节疾病、肺源性疾病、心源性疾病、贫血、出血、脑卒中后遗症等，选择运动方式就要与自身的状况相匹配，总不能让下肢关节肿胀的人去跑步吧。

实际上，我想说的是以下几点。

(1) 每个人都有适合自身的主动运动方式或被动运动方式。

(2) 不能因躯体有限制运动性疾病，而彻底抛弃运动。总有一种运动适合您，不论是主动运动还是被动运动。

(3) 室外运动与室内运动都是可取的运动方式，当然条件允许的话，室外更推崇。

(4) 有氧运动或无氧运动针对能运动而不运动的人来说，讨论哪个更有益于身体健康，是毫无意义的。问题的关键是，您要参与运动。

3. 锻炼方式要遵循个体化原则，不同的人采用不同的运动方式和标准

运动是人类的本能，是人类生存的基础与发展的动力。

更高、更快、更强，是专业运动员的目标；也可以作为我们普通百姓在日常锻炼时，相对自身不断追求与提高的座右铭。

健康人、亚健康人、有基础性疾病的人、有限制运动性疾病的人，以及脑血管病后遗症患者，应该分别采用不同的运动方式、运动量，要遵循个体化原则，不同的人采用不同的运动方式和标准，不可一概而论、统一标准，这一点是毋庸置疑的。

对于健康人、亚健康人适度运动量的建议。

对于健康人和亚健康人来说，适度的运动量应该是要坚持每周 2～3 次的体育锻炼，而不是单纯的日常活动。比如坚持每周 2～3 次的有氧运动，如慢跑，每次 30 分钟左右，每次 3～5 公里。

（二）以运动时心率作为运动量和强度的标准

以下提出的运动相关标准，主要针对一定年龄范围内的运动缺乏者作为运动强身健体的指导性建议。

1. 有氧运动时最大心率（极限心率）

目前国际上公认的有氧运动时极限心率为 220 —实际年龄。比如 50 岁，跑步时极限心率为 220 — 50=170 次 / 分。

当我们一般的非专业的运动者或没有经过专业训练的人达到此心率时，此时的运动强度也就是本次运动的极限，不必要再增加运动强度了。此时应该维持稍微低强度的运动，如降低跑步速度呈匀速或不再加速，继而使心率下降并维持运动时的适合心率。

(1) 适度运动的要求：什么是适度运动，适度运动有怎样的心率要求和运动量的要求呢？

不同年龄段运动心率对比表

年龄（岁）	极限心率（次/分）	极限心率的70%	极限心率的80%	极限心率的90%
65	155	108	124	139
60	160	112	128	144
55	165	115	132	148
50	170	119	136	153
45	175	122	140	157
40	180	126	144	163
30	190	133	152	171
20	200	140	160	180

① 心率：适度运动时心率为运动极限心率的70%～90%。即，适度运动心率＝运动极限心率 ×（70%～90%）。

再次强调，推荐的运动适度与否一定要遵循个体化原则，不可冒进，不可急于求成，达到适度运动是个时间累积的过程，拔苗助长只会伤害运动者本身。

② 时间：适度运动时的运动量以维持适度运动心率持续的时间衡量，以10～30min 为运动量的目标。

比如45岁健康男性或女性，运动时极限心率 =220 − 45=175 次/分。

• 适度运动心率：175×（70%～90%）=122 次/分～157 次/分。

• 运动量：维持心跳次数在 122 次/分到 157 次/分之间，至少 10～30min。

如果运动者运动时最大心率小于 122 次/分或心率虽然在 122～157 次/分间，但持续不足 10min 可视为运动量不足。

(2) 运动不足与过量。

① 过量：心率高于适度运动时的极限；运动时间超出适度运动心率维持上

限的时间，即为运动过量。

② 不足：运动时心率低于适度运动时心率下限或维持适度运动心率的时间低于最低时限，即为运动不足。

运动强度划分建议：以跑步为例

极限心率	220 —年龄（次 / 分）		
运动强度	运动不足	适度运动	运动超限
心率要求	<极限心率×70%	极限心率×（70%～90%）	≥极限心率，或>极限心率90%
持续的时间	< 30 分钟	10～30 分钟	> 10 分钟

注：①成年人，年龄小于 60 岁；②无限制性运动疾病和其他基础性疾病者

2. 运动量要充足，但不必追求过高

对于健康人群和亚健康人群来说，运动量不足是普遍现象。当然这是运动的，怎么也有别于根本无运动习惯、甚至无运动想法的人们。

运动量要依据运动者的基本状况而定，是否有基础疾病、骨关节疾病、心肺肝肾疾病等等。即使都是健康人，而分别对于每个人来说，运动量的把握也应该因人而异。

3. 运动是种体育锻炼，不完全是生活中的步数

运动，很多时候会被理解为每日必然拥有的日常活动或劳动，这一点并不符合运动的本质和运动的理念。我们说的运动是运动锻炼，是有规律、有习惯、有自律、有科学方法的体育锻炼，不要用劳动取代运动锻炼。

4. 防止运动损伤

运动锻炼要防止和避免运动损伤，这一点有太多的理论条款和现实故事，就不在此多说了，只提取重要的列表如下。

防止运动损伤事项

运动前	运动中	运动后
• 运动物品的准备 • 避免饱食 • 适度饮水 • 充分活动关节与肌肉 • 精神与情绪放松等	• 运动量适度 • 运动速度适度 • 不能急于求成 • 呼吸配合 • 观察心率 • 规避运动环境变化 • 适度补水和维生素等	• 肌肉拉伸 • 规避运动后环境变化 • 饮食补充 • 更换衣物等

5. 运动要遵循个体化原则

再次强调，运动必须依据个体生理状况、疾病状况而定，采取个体化原则方案，也包括个体心理化原则，不可强行施之。

如果你不想过早的衰退、不想让早期的高血压、肥胖、睡眠障碍、阿尔茨海默病等疾病所困惑和缠绕，那就按照上面 5 ☆ 建议去做吧！

让我们在奔跑中开启，抗击疾病的 5 ☆ 基础调控旅程吧！

（三）"退化性"运动方式不可取

1."退化性"运动方式是个相对概念

首先要说什么是"退化性"运动方式？"退化性运动"是能让人体功能退化的运动方式吗？

当然不是。

退化性运动，是为那些能运动而不运动、能跑反而走的运动缺乏或运动不足的健康人而专门设立的名词。

"退化性"运动方式是个相对的概念，是指运动者主观选择的运动方式对于运动者自身年龄和身体状况而言匹配不高的状况。

"退化性"运动方式，是运动者可在自身年龄后 n 年或身体状况退化、老化的 n 年后仍能接受和施行的运动方式，被提前 n 年主动采用并成为主要的运动锻炼方式的运动方式。

简单说"退化性"运动方式，即 n 年后仍可以进行的运动方式被提前采用了。

"退化性"运动方式不符合个体化原则，运动方式、运动量与运动者自身年龄、自身身体状况都明显未达到自身机体承受的限度。比如仅保留日常活动而无其他锻炼方式；以劳动、日常步行活动替代运动锻炼；以快走代替慢跑等行为。

2. 退化性运动标志性特点：运动方式与自身年龄、身体状况严重不匹配

退化性运动方式具有以下几个方面的特点，要特别注意。

(1) 运动方式与运动者自身年龄、自身身体状况严重不匹配，明显低于自身年龄和自身状况可承受的限度。

(2) 运动方式、运动量、运动强度，相对于自身状况有较大的改善空间。

(3) 运动时心率不达标，不能建立强大的心脏心率储备。

(4) 运动时间未达到，以日常活动替代体育锻炼，以劳动量、劳累程度替代体育锻炼。

(5) 协调性锻炼不充分，躯体、肢体参与较单调、刻板。比如暴走，上下肢仅是前后机械性摆动。

(6) 缺乏长期性、规律性、习惯性。

(7) 脑参与度低等。

比如我们许许多多健康的青壮年，日常仅采用走步、徒步为唯一的体育锻炼方式，这种运动锻炼对于健康、无运动限制性疾病的青年、青壮年和中老年人来说，就是含有相对自身"退化"的意味。

对于健康个体(不包括专业运动、运动专长或运动爱好培养)以健身为目的，对其个人运动缺乏、运动不足和运动理念的不同而言，退化性运动方式具有标志性特征。

退化性运动方式具有的标志性特征如下。

① 缺乏使心跳快速增加和维持相对快速心跳的运动效果。

② 缺乏增加肢体协调性的运动方式。

③ 脑参与度低，主观用脑支配躯体、肢体动作少（非Ⅰ类运动）。

3. 脑参与度较低，退化性运动的重要特征

退化性运动方式用脑参与度较低，也是采用这种运动锻炼不充分的原因之一。例如65岁以下健康、无运动限制性疾病的人们，如若仅仅以行走作为日常锻炼唯一运动方式，那么这个运动就具有了相对"退化性"的理由。

举个例子以便更好地理解，行走运动和羽毛球运动。

羽毛球运动与行走运动的脑参与差异

	羽毛球运动	行走运动
脑参与的程度	参与度高	参与度低
瞬间脑反应	+++++	+
用脑主动性	+++++	+
脑－肢体联合	始终保持	可以呈"断开"方式（脑子去想别的事了，比如听歌）
躯体、肢体变化程度	随时、瞬间	固定模式，机械重复
躯体、肢体变化幅度	大、多样	有限、单调

先看看行走的特点和脑参与程度。

(1) 行走，肢体机械地参与运动。躯体、肢体协调单调、刻板、不充分，幅度有限、广度不足。

(2) 行走，脑参与不足。行走时用脑成本最低，或"根本不需用脑"，行走时可以听着歌或者干脆听着小说。羽毛球运动时，不会边戴着耳机听着歌边打球！

羽毛球运动的特点和脑参与程度。

接球时要用脑考虑这个球能不能接得住、怎么接，脚要跨或迈到哪、多大的步伐，还不能受伤；回击球时，多大力量、球的方向、角度、速度等，这些都是瞬间脑参与的，并且瞬间脑支配肢体共同完成，大脑与肢体始终保持紧密联系。

退化性运动心理暗示性也很强，许许多多的人们达不到运动极限心率和运动适合心率持续的时间，而仅仅是以此运动方式宣告"我，运动了"！

4. 能快走就能慢跑，谈谈行走与跑步的差异

(1) 锻炼方式而言，能跑就别选择走：很多人们膜拜"行走"活动方式，对于 20—65 岁（至少 60 岁）以内的健康人来说，"行走"运动是与运动者自身年龄匹配不高的运动方式，特别是有些人只是匀速或限速的行走，行走的速度和量都不足，实际上就是集中的日常"走路"。当然在竞走或"暴走"等行走运动方式时，运动速度或运动量达到了运动适合心率也无可厚非。

(2) 行走的锻炼目的，更适合定位于体质增强型锻炼：行走增强体质的实用性、效果性是明确的，是体育锻炼的一种，是任何年龄任何人都需要的基本锻炼方式。

但是从人体运动能力的维护和针对脑功能的锻炼角度出发，行走此类体质增强型锻炼更适合于 65 岁以上老人作为日常活动锻炼，而对于青年、青壮年、中年健康者单就年龄来论是"退化性"运动方式。相对来说，慢跑运动方式要强于行走，即便是暴走也与慢跑存在效果上的差异（没有贬低行走作为可行的增强体质的有效锻炼方式和具有的锻炼意义的意思，恕请谅解。作者）

(3) 行走与跑步的基本动作区别：行走、快走，都有别于跑步的运动方式，哪怕是慢跑的方式。从运动生理来讲，"跑"和"走"是具有不可否认的、有差

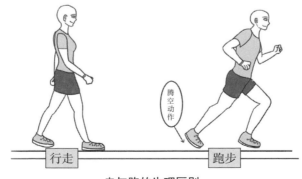

走与跑的生理区别

别的运动方式，即便是"暴走"与慢跑的运动机制也是有差异的。

行走（walking），是下肢交替移动，自身重心始终通过一侧下肢与地面接触。节奏是左侧重心 – 右侧重心交替往复。

跑步（running），也是下肢交替移动，但是有双足瞬间腾空动作，此时重心不与地面接触。节奏是左侧重心→腾空→右侧重心交替往复。

所以走与跑是不同的，"跑"动有腾空动作，在同等状态下，跑步要求身体付出更多的能量和肌肉配合，跑步增强心脏心率储备要更强一点。

故此对于没有运动限制性疾病的人们、不是"竞走"运动的参与者来说，应该采取个体化的运动原则，选择与自身年龄和身体状况相匹配的运动方式，能跑步者，尽可能以跑步代替行走，哪怕是慢跑。

"行走"运动建议只是作为日常生活中必备的活动或体质增强性运动方式之一而保留，但绝不应该是唯一的运动方式。

医者注：心脏心率储备

心率储备就是心功能储备，比如甲某、乙某年龄、性别等基本状态相同。甲锻炼，锻炼时最高心率可以达到 180 次 / 分，并且未发生运动限制，静息时心率 60 次 / 分。乙不锻炼，偶尔运动时最高心率达 140 次 / 分，就不能再增加了，静息时心率 70 次 / 分。

心脏心率储备 = 运动时最高心率—静息时心率。那么，我们看一下甲某与乙某的心脏心率储备。

甲某，心脏心率储备 =180 — 60=120。乙某，心脏心率储备为 140 — 70=70。

也就是说，在应急或者需要急速心率的状态下，甲某心脏每分钟可以比乙多出 120 — 70 =50 次心跳的储备。

你要知道，我们每时每刻心脏都在跳动，这是心脏在做功以维持全身的循环代谢，每分钟多出 50 次的储备，您想是什么概念！

起码，冲刺和逃跑的能力，乙某都不如甲某！

---

5. 赤足跑，原始运动的现代社会重新激发

原始人奔跑，是为了猎取食物或逃避风险，是生存需要。

现代人跑步，是为了提高体质，抵御疾病，是为了更高质量的生存。

"赤足跑"运动，是克里斯托弗·麦克杜格尔（Christopher McDougall）描述在墨西哥隐居的、史上最强的长跑族群拉乌马拉人世代追逐野鹿的原始生活，2009 年通过他的《天生会跑》（BORN TO RUN）一书的畅销，"赤足跑"得以闻名全球。McDougall 在他的书中揭示了原始的、耐力性的、赤足的运动，是人类生物的本能。

这些耐力性运动同时能异乎寻常的对动脉硬化、抗高血压、糖尿病、冠心病、失眠、腰背痛等现代自身性疾病。

（四）运动项目分类

1. 什么是脑－体连接

"脑－体连接"是指运动时需要脑参与程度、做出反应的速度和时限，肢体执行脑指令需要的速度和时限，脑与肢体之间联动、协调需应对的多变性、快速性、紧密性和完成的有效性。

构成脑－体连接三要素如下。

(1) 脑参与程度和即刻反应速度。

(2) 脑与肢体联动程度和变化。

(3) 肢体执行脑指令速度。

脑参与程度越高、即刻反应速度越快，脑与肢体联动越紧密、多变、快速，肢体执行脑指令的速度越快，则脑－体连接越紧密、越强（+++），反之越弱（+）。

任何需要肢体参与的运动都是以"脑－体连接"为基础，只是脑参与程度的多与少、强与弱的不同；需要大脑反应速度快与慢的不同，是否需要即刻或是有充分时间做出反应的不同；肢体执行脑决策需要快速或还是有充分时间的不同而已。

如在竞走运动中，脑参与程度没有像羽毛球比赛那么高、反应那么快；

棋牌类不需要肢体立刻执行脑指令；

打高尔夫球时，可以笑着等球落地；

斯诺克比赛时，选手可以坐着等待对方击球，而打乒乓球、羽毛球时就不行！

脑－体连接紧密的运动，能释放大脑压力、清除脑内不必要的记忆残存、改善脑记忆环境、分泌快乐因子。脑－体连接紧密的运动有助于提高记忆力、减轻认知功能损害、增强协调能力、改善睡眠、防止焦虑。

损害脑－体连接的疾病有帕金森、阿尔茨海默病、脑卒中后痴呆、脑卒中运动障碍后遗症、CO 中毒、所有类型的脑卒中等。

2. 将运动项目分为三类

将运动按照肢体运动速度（或强度）的快、慢（强或弱）；运动时心率的快、慢；脑参与程度和脑 – 体联动强度，分为Ⅰ类、Ⅱ类、Ⅲ类运动。

运动项目分类

类别	特　征			典型运动列举
	肢体运动速度	心率增加	脑反应速度和脑 – 体连接	
Ⅰ类	+++	+++	+++	羽毛球、乒乓球、拍球、篮球、拳击等
Ⅱ类	+++	+++	+	跑步、竞走、跳绳、足球、自行车、体操、跳高、举重等
Ⅲ类	+	+	+~++	台球、棋类、瑜伽、射箭、高尔夫球、马术、射击等

注：用 + 表示存在强度或快速的程度，+++ 为最强、+ 为最弱

3. Ⅰ类、Ⅱ类、Ⅲ类运动的特点

(1) Ⅰ类运动特点。

① 脑与肢体高度紧密、快速连接，呈现为全程性、时时性，表现为变化快，多样性，非程序化。

② 肢体肌肉运动速度快、强度大，变化大、非程序化，肌肉快速反复收缩。

③ 心率：心跳速度快。

(2) Ⅱ类运动特点。

① 脑与肢体不必时时紧密，缺乏快速、全程性连接和多样性，表现为变化不够快、程序化。可以短暂"走神"和"放飞思想"。

② 肢体运动变化相对小，程序化、"机械"性动作占绝对大比例。速度、强度都缺乏。肌肉做功付出胜于脑。

③ 心率：心跳速度快。

(3) Ⅲ类运动特点。

① 脑与肢体无快速性、反应性连接，缺乏应激性变化。不必时时紧密。

② 肢体运动变化明显减少，程序化、"机械"性动作比例大，大脑做功明显胜于肢体和肌肉。

③ 心率：心跳平稳。

不同类别运动的特点和作用

	Ⅰ类运动	Ⅱ类运动	Ⅲ类运动
典型项目	羽毛球、乒乓球	竞走、跑步	台球（斯诺克）、马术

（续表）

		Ⅰ类运动	Ⅱ类运动	Ⅲ类运动
脑－体连接	程度	高度紧密、快速连接	不必时时紧密连接	松散
	联动	全程性、时时性	可以短暂"走神"	计划性、非全程
	变化	变化快，多样性，非程序化	变化不够快，程序化	基本无
	速度	快速	有反应时间	反应时间相对充分
	应激	强	弱	缺乏
肢体运动	速度	快	快	可有
	强调	大	大	弱
	变化	变化大、非程序化	"机械"性动作比例大，程序化、变化相对小	小
脑、体做功比		脑、体相当	体＞脑	超强大脑
心率		快	快	无运动刺激性变化或小
医疗功效		强化大脑功能，强化协调能力，体质增强	体能增强突出，改善脑功能	强化思维训练，利于逻辑、分析、判定能力；强化记忆功能；稳定心态
针对疾病推荐		动脉硬化、高血压、糖尿病初期、协调能力减退性疾病初期、认知障碍、情感障碍、焦虑、睡眠障碍等	认知障碍、情感障碍、焦虑、睡眠障碍等

4. 不同类别的运动作为临床治疗指导的建议

Ⅱ类运动更适合体质增强，延缓动脉硬化，高血压、糖尿病基础调控、改善协调能力、抗焦虑、改善睡眠。慢跑作为首要推荐，是基础型锻炼方式，适合范围广。Ⅰ类运动作为Ⅲ类运动基础上再额外增加的体育锻炼，适合体质较好的人们作为运动与改善脑功能的补充。Ⅲ类运动在改善认知障碍，情感障碍、焦虑和睡眠障碍等疾病方面更受推崇。

三、宽容、阳光的心态

（一）宽容，不计较自己，也不计较他人

情绪管理，首先要改变自己。

情绪管理，是 5 ☆ +1 基础调控的重要内容，这方面不必讲太多大道理。不论是谁心里都明白，情感异常、心理环境异常对自身健康并无益处，甚至会由于

自身情感异常而伤害他人或给他人造成不快。

然而"你永远也无法叫醒一个装睡的人"，自己不想改变自身心理、精神、情感，只是要求别人去改变的人太多太多；即使明白这种改变对于其自身疾病是有益的，他（她）一样在用扭曲的心理继续修饰着自己的情感，不去自身改变；对于这样的人来说只有两个字"无语"。

你的情绪，你做主！

建议情感和心理环境如下。

1. 阳光心态！

2. 宽容心理！

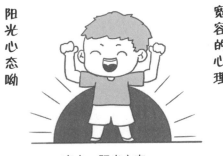

宽容、阳光心态

（二）人不会从悲观中受益

秦时吕不韦、汉时刘邦，丰富的典故和现实生活中乐观、怀有希望的人，不论我们自身否认或称之为遥远、不切实际或是"不是我自己"的种种推脱也好，实际上对于个体而言，就是自身能否愿意保持这种乐观与阳光的心态，是否愿意去宽容的对待自己与他人。

悲观的人，看不到正能量的希望。

悲观的人，总是拿着带棱角的心灵碎片，划伤自己、刺伤他人。

不进行情绪、心态管理的人，所行之事、所思之法无法拼整出一幅无痕而阳光易暖的图片。

（三）拿"B"类个性，来化解生活情感的异常

1. 人类的性格特点，可分为四大类

人类的个体性格是复杂多样的，心理学家将人的个体性格分为 4 大类，即 A 类、B 类、C 类和 D 类。没有哪一类型性格最好之说，只是不同性格的个体在处

理日常生活、应急事件等状态下的态度、方式有不同而已。

比如 A 类，基本彰显为锐意进取、追求结果、期盼理想成就，肯付出、肯牺牲个人的时间与精力、积极参与的状态，参与的动力源于要取得满意的结果。说冷笑话，但是形成带有张力的气场更大些。B 类更容易相处，能营造环境氛围轻松、注重参与而不一定是追求结果。B 类更重要的性格特点是会自嘲，并且言语不主动或有意伤及他人。

2. 性格不同、心态不同，处理事物的角度不同

同一件事，不同性格的人处理方式可以不同，结果也是大相径庭。这一点，决定于当事人个体内心张力，即对抗压力的能力不同。怀有阳光、宽容的心态，处理问题时不会过度让人紧张、倍感压力，而是舒缓、能预见希望，予人方便而不是处处算计。

人类 4 大性格类型的特点

性格类型	主要气场	性格表现特点
A 类	独立、成就、权力，结果很重要	对工作过分投入、自我激励强、遇到挑战会立刻激发情绪、敢于冒险、时间是成本、重视结果、喜欢竞争、说话重点突出、速度快、讲笑话并不可笑、有挑衅心理、迁怒别人
B 类	非常有耐心、会经常自嘲	说话温和、容易被理解、会发自内心的笑、珍惜闲暇时间、会让周围轻松和舒适、做他们觉得值得做的事、易相处
C 类	沉稳、技术特长丰富	寡言、严谨、内向、重视细节、逻辑能力强、不善交流
D 类	责任和权力都不是首选	经验主义、良好的指令执行者，不愿冒险、忧郁

当然人类个体性格是复杂多样的，甚至是多变的；具有双重性格或多重性格特点人还是比比皆是的，没有单一的定论。

3. 舒缓的"B"类个性，更适宜化解生活情感的异常

A 类，气场强、更紧张，B 类更和善。有研究资料显示，追踪 8 年 3 千多名身体健康男性，A 类人罹患冠心病的概率是 B 类人的 2 倍。

"压力"（pressure）一词来自物理学，是指可以使物体变形或伸张的力量。现代医学引入到医学领域，指人的内心（精神、思想、情感）对外界事物或自身不同状况或突发事件时产生的心理变化。

人类个体在经受突发刺激和压力时，机体会发生许多内分泌状况的改变，这些变化主要包括以下几项。

(1) 心跳加快、血压升高、呼吸加速。

(2) 甲状腺激素分泌增加。

(3) 下丘脑分泌性激素减少。

(4) 皮肤苍白、渗汗。

(5) 口干、血糖升高。

(6) 血液中胆固醇含量增加。

(7) 肾上腺分泌增多。

(8) 血液红细胞、白细胞增多，血液变浓。

(9) 消化能力减退。

(10) 持久的压力可能增加癌症等。

四、良好的睡眠

（一）睡眠障碍的 5 大表现

睡眠，是人类百万年来进化后保留的基本生存功能。

40% 以上的人群存在不同程度的睡眠障碍。

睡眠障碍，可以导致人类精神崩溃、心理坍塌、躯体障碍。

睡眠障碍（sleep disorder）可导致血压增高或诱发高血压、加剧血压波动，这方面的机制不是本章节的阐述重点，我们重点在于如何消除睡眠障碍。

睡眠障碍不仅仅是失眠、睡不着觉，依据睡眠障碍的临床表现将睡眠障碍分为 5 种主要表现类型。

睡眠障碍 5 个基本类型

失 眠	入睡困难	早 醒	易 醒	多 梦
• 整宿不能入睡或睡眠时间总计不足 1 小时，合并多梦	• 进入睡眠状态的时间过长，一般 > 1 小时	• 熟睡时间过短，一般 < 3 小时 • 无缘由过早觉醒 • 再不能入睡	• 睡眠时反复觉醒、又可快速入睡，觉醒无周围环境原因 • 睡眠总体时间充足	• 睡眠期梦境过多，醒后梦境清晰 • 入睡可无困难，睡眠时间无缩短

- 失眠。
- 入睡困难。
- 早醒。
- 易醒。
- 多梦。

睡眠障碍的表现并不是单纯把睡眠"丢"了的单一失眠形式，睡眠障碍还包括睡眠质量、睡眠时间，以及睡眠中睡眠－觉醒周期的转换、睡眠中大脑皮层潜意识导致的异常行为等。

所以睡眠障碍中后四种不论哪一种形式存在，最终都和失眠导致的睡眠障碍结果一样。

睡眠期多梦，是睡眠障碍中容易忽视的一种类型，很多患者并没有意识到睡眠期多梦也是睡眠障碍的一种，认为是正常的。梦境过多常合并梦境过于激烈，多梦的患者常伴有不同程度的睡眠期随着梦境出现肢体活动或喊叫、表情紧张等，甚至能在梦中下床行走、完成一些动作，如饮水、摆放物品等，俗称梦游。

睡眠障碍的根本损害在于睡眠期大脑皮层功能得不到充分的休息、释放、储存、整合大脑信息，表现为大脑慢波（θ 波、δ 波）睡眠（深睡眠）的减少。

（二）大脑觉醒－睡眠状态与脑电波形

人的大脑有 140 亿个神经元，大脑表面积约 $1/4m^2$，大脑活动功率相当于 1 个 20W 灯泡，大脑每天能记录处理 8600 万条信息，大脑神经细胞间传递速度达 400km/h。所以大脑也很疲惫，需要人生 1/3 的时间来休息和恢复功能，这个时间就是睡眠。大脑的功能活动可以通过颅脑表面脑电活动反应并记录下来，人类从深睡眠、浅睡眠到觉醒、清醒状态脑电波形完全是不同的，脑电频率由低到高；如下表。

成人脑电波形与脑功能状态

脑电波形	脑电波频率	大脑状态	脑功能状态
β	14～30Hz	清醒、睁眼	思考、智力运用、紧张、敏感
α	8～13Hz	觉醒、闭目	专注、轻松、想象
θ	4～7Hz	浅睡眠	梦境丰富，触发、强化记忆
δ	0.5～3Hz	深睡眠	最佳睡眠波、无梦，恢复体力

脑电波揭示人类睡眠状况与大脑功能。

θ 波、δ 波又叫大脑慢波，生理性大脑慢波只出现在婴幼儿至学龄前儿童时期和正常成人睡眠时期。成人醒后不论睁眼还是闭目，大脑生理性慢波都会消失。

婴儿时期 δ 波为主，幼儿以 θ 波为主；年龄越大慢波越少，频率越快。成人清醒睁眼时 β 为主，大脑处于思考、兴奋状态。闭目养神、气沉丹田、专注时 α 波为主。

正常成人浅睡眠为 θ 波，只有深睡眠期才有 δ 波；成人清醒状态下若出现 θ 波、δ 波那就是异常了。

θ 波，属于潜意识层面的波，被催眠的状态下也可以出现。生理性 θ 波代表着大脑功能成长阶段，是大脑储存强化记忆、抚育大脑灵感与创造力来源的表现，θ 波的存在也有触发深层脑智慧形成信念和行为的功效。

δ 波，属于无意识层面的波，昏迷状态也会出现。生理性 δ 波代表着大脑处于无梦深睡眠状态，δ 波是恢复体力的睡眠波。δ 波被誉为是通往大脑记忆与学习功能的大门，是大脑功能开化的开始。深层次研究认为 δ 波是大脑知觉与第六感觉的来源，还可能与心灵层面及超自然现象有关。

这回您知道保证睡眠有多重要了吧！培养大脑生理性慢波、抚育脑功能。

保证良好的睡眠质量和睡眠时间，是维护我们睡眠期慢波节律、慢波周期、慢波形态的必要条件。没有充足的睡眠时间，什么都谈不上；没有良好的睡眠质量，生理性慢波根本无法节律化、周期化。

睡眠质量，直接关联到我们的大脑功能，智慧形成、智力输出，灵感再现、记忆形成，以及形成个人主导的信念和行为，甚至能启迪超自然能力和第六感觉。

（三）慢波睡眠，睡眠的"标配"

慢波睡眠对人体是极其重要的，没有慢波睡眠的睡眠即使睡眠的时间足够也不能称之为良好睡眠。

而且在儿童和青少年期慢波睡眠期我们人体完成了一件"终身大事"，身高的增长！人体生长激素的分泌主要是在夜间睡眠时慢波睡眠期，身高的生长也在这一时期进行。所以，孩子睡得好肯定比睡得不好要长得高一点。

慢波睡眠期又称深度睡眠、熟睡期，生理特点如下。

- 每晚睡眠期经历 4～6 次慢波睡眠周期。
- 脑电活动降低，θ 波、δ 波为主。
- 体温低、脑温低，呼吸、心率减慢。
- 脑血流量增加。
- 生长激素分泌增加。

- 无梦，或梦境平淡、醒后不能记忆。
- 此时被叫醒后有恐惧感或发生梦魇。

（四）运动改善睡眠，提高睡商

规律、有效的运动能够改善睡眠，提倡运动作为改善睡眠的首选方式。许多失眠、多梦等睡眠障碍患者，共同特点都是缺乏运动！缺乏有效的运动方式和可观的运动量，特别是含有一定焦虑情节的睡眠障碍患者，似乎从来就没有想过用运动来改善睡眠。

采用运动改善睡眠，有两点建议。

1. 达到运动疲劳

运动或锻炼时，要主动创造运动疲劳。如同劳动后劳累能促使睡眠和改善睡眠质量一样，运动疲劳同样可以达到改善睡眠的作用。

达到或创造运动疲劳，必须具备一定的体质、体能，提高运动耐受，保证运动时间。

中等强度的运动是推荐的，如慢跑、中等以上速度的快走、舞蹈、跳绳、游泳、打球等。

2. 无氧运动

在自身运动计划内，适度提高无氧运动的比例，如哑铃、杠铃、深蹲、原地跑、原地高抬腿跑等。无氧运动促使肌肉产生更多的乳酸，血液乳酸的增加能够促使睡眠的改善。

每日进行运动的时间没有定论，到底是晨起锻炼、还是夜跑，或是下午集中锻炼，要因人而异，没有绝对的。有的人不适合睡前一小时锻炼，那就改时间，寻求自己适合的生理周期，坚持就好。

3. 建议采取Ⅰ类运动

Ⅰ类运动，更能建立脑与肢体协调关系，改善、释放、调整大脑功能、大脑潜意识、全身自主神经功能。建立快速脑反应，助于消除脑疲劳、清除脑记忆残渣、释放快乐因子，让睡眠期大脑更清净。

Ⅰ类运动还适于睡眠障碍合并焦虑或心理障碍的患者。

运动能提高人的心理自信和改变大脑分泌的状态，睡眠良好是身体健康的重要标志，皮肤才会有光泽、思维才会敏捷、社会适应度才会提高，并为自身心理、情感打下量好的基础，这就是睡商（SQ）。

五、饮食建议和改变不良生活习惯

（一）生活中的不良习惯，不会立刻致病

不良生活习惯的内容包含许多，我们简单地罗列如下表。如同我们生活中获得经验一样，日常生活也会告诉我们一顿不吃饭、一白天不喝水、一晚上不睡觉，长时间吸烟、饮酒并不会立刻马上出问题，"熬夜肯定肤色不好、皮肤发干，不跑步一辈子也没见得怎样"。

不良生活习惯列举

运动类	饮食类	情感与心理环境类	睡眠类	健康生活
• 运动缺乏 • 久坐、久站 • 运动观念错误 • 退化性运动	• 嗜酒、吸烟 • 饮水不足 • 高盐、高脂、高糖饮食 • 偏食 • 过量饮食 • 过多甜品与碳酸饮料	• 脑疲劳 • 思虑过久、过重 • 随意情感波动 • 压力过大、不会释放 • 容忍自身多疑、偏执 • 对自身状况盲目自信、忽视	• 熬夜 • 睡眠不充足 • 过久睡眠	• 不定期体检 • 不定期测血压、测血糖 • 容忍"小病"

不良生活习惯虽然不会立刻导致疾病，然而持续的不良生活习惯却在埋下疾患的种子，再用年龄叠加不良生活习惯去"培育"，这个种子早晚会发芽，而且在不知不觉中长大。

（二）能驾驭的不良习惯，也会倾覆自己的人生

我们不能说患有脑血管病的人100%都有顽固的不良生活习惯，完美的体育锻炼者与心态和善者就不会发生脑卒中吗？毕竟能健康生活的人群是大多数，疾病人群、脑卒中患者还是少数。

脑卒中发病逐年上升、向年轻化发展，抵御脑卒中就要关注引发脑卒中的共同疾病诱因和生活诱因，从根源上、多角度、从人群个体到整个社会参与才能降低脑卒中的发病率。

现实生活中健康类个体确实存在这样的人，他们秉持多年不良生活习惯而不加以改变，比如长期反复熬夜、比如长时间不监测血压等，并且自觉自己完全能把握这种或那种不良习惯的度，很多人还有一整套的纠正不良生活习惯的方法，在化解不良生活习惯可能的危害也有所见地（有的还特别有说服力）。

不要忘了！

你防得了脑卒中，防不了脑动脉狭窄。

防得了脑动脉狭窄，防不了动脉斑块形成。

防得了动脉斑块形成，防不了加速动脉硬化的进程！

最终，所有即使能驾驭的不良生活习惯都可能会成为诱发脑卒中根源，只是时机问题。

拥有不良生活习惯，已经跨过了脑卒中的"起跑线"。

不良生活习惯可以成为脑卒中的独立诱发因素，所有引发脑卒中的不良生活习惯都是从加速脑动脉硬化、诱发动脉狭窄和斑块形成开始，从降低脑灌注、诱发脑缺血发作入手，而且这个过程是隐匿的、不知不觉的。

记住，所有引发脑卒中的不良生活习惯在导致脑卒中发生前，不会主动告诉你，脑卒中开始了！

记住！脑卒中"刮"来，没有精准的"天气预报"。脑卒中"跑"来，没有明确的"发令枪"。

年龄不同、性别不同、生活习惯不同、区域不同、基础疾病不同，造成脑卒中没有统一的"起跑线"。拥有不良生活习惯者，已经跨过了"起跑线"、行进在通往终点的跑道上，余下的路程，就要看你是"快马加鞭"还是主动"踩刹车"！

持久的不良生活习惯者，在脑卒中的跑道上已经抢跑，难道真的要提前冲刺吗？

（三）饮食管理建议

关于饮食健康、脑卒中后饮食建议的文章、视频、讲座很多很多，诸如防过多热量摄入、过高脂肪摄入、过多盐摄入，避免暴食、避免偏食、提倡高纤维饮食等等，我们在此不再单独列章节讲述，也不过多给予重复性的指导。

但是在饮食管理上，我个人观点还是有两条小建议，当然也只是建议您去参考。

1. 过于"清洁"，只会让"清洁"害了不清洁的肠道

有一定量的"脏"东西是正常的，并且对免疫系统健康发育是必要的。这种"卫生假说"观点是由戴维·斯特奇（David Strachan）首先提出的。

自然选择人体在过去几百万年里，适应食用多样性的自然界生长的食物，其中包括水果、蔬菜、坚果以及其他富含纤维的食物。现代社会改良食物物种基因、普遍使用农作物添加剂，为了"洁净"过于消杀食物，致使食物本身性质也发生了超出人类肠道自身适应能力的变异。

这些"洁净"措施，对于人类百万年来进化的有菌性肠道而言，并无益处。

不要忘了，动物本身就是"揣着"满腹被"细菌侵蚀"过的肠道食物，在生存。

那些在人体肠道内的、有助于肠道消化的细菌，对于我们是必需的，否则消化代谢过程无法完成，我们称这类细菌为"有益菌"。人类机体与细菌、病毒是共存的，没有细菌等微生物人类有可能也不复存在。

所以当有人大量摄入纯的脂肪、纯的蛋白、纯的能量性食物后，缺"菌"的肠道有时真的会"哭穷"给你看，腹泻了、腹胀了等！同时现代医学学术界也有这样一种观点，认为帕金森病、阿尔茨海默病，也都可能和肠道细菌失衡直接关联。

2."空一下腹"也许没坏处

许多人保持过午不食的习惯，也有些人执行着一日两餐的习惯。不能评骘此两种行为好与不好，总之因人而异、自我适合就好。

古人把过午不食作为长寿和养生的秘诀，佛制中诸比丘弟子也要履行过午不食的戒律；认为食欲少能得身心轻安、易入禅定、欲得解脱。

我们从中也可以悟出一些道理，空一下腹也是有一定益处的。

(1) 每次摄入食物，血液需要进入消化道，心、脑、肾等重要器官会相对缺血，我们称为"胃肠盗血"，这也是引发饱食后心脑供血不足的主要原因。

(2) 饱食后，胃肠负担过重，影响运动和睡眠。

(3) 反复饱食，易导致肥胖，也有抑制垂体分泌生长激素的作用；特别是儿童肥胖很可能抑制身高的增长。

(4) 少食一顿，让胃肠道充分休息，利于彻底排空、清除宿食。

(5) 饥饿时，调动吞噬细胞活性，清除坏死和老化的组织细胞。

(6) 饥饿时，促进消化液自我调节和分泌。

从脑血管病防治角度讲，建议从动脉硬化起始后，减少过度饱食，依据自身状况可以适时空一下腹；或者可以尝试晚餐后 12 小时内不再进食，晚餐与早餐相距至少 12 小时以上。

对于痴呆和动作笨拙的脑卒中患者，每餐适度减少食入量，同时高维生素饮食有助于患者食后及早活动，减少、预防腹胀发生。

卧床患者，自然要少食多餐，以高纤维素饮食为主。每日补充适量的动物细质蛋白质，防止蛋白质或必需氨基酸不必要的缺失就好。

要强调的是，不论哪一种饮食计划都要强调一条，饭可以减少一顿不吃，但是水不可以省略，要保证每日日间充足的水分摄入。依据环境温度、湿度和自身身体状况，建议夜间起夜时适度喝几口温水。

另外，对于合并心衰、肾病、低蛋白血症、肝病、糖尿病等患者的饮食计划不在本章讲述，请详细咨询专业医生或医疗机构。

第二节 "5 ☆ +1" 针对疾病的治疗策略

一、"5 ☆ +1" 延缓动脉硬化进程

（一）首先要明确，动脉硬化进程无法被阻断

人类动脉硬化是不可逆的，不论采取多严格的非脂肪类饮食控制，还是如何幼时起一贯的坚持锻炼或是极限运动，说到底都是无法阻止动脉硬化进程的，也无法阻断动脉硬化的过程。

随着年龄的增加动脉硬化成为人类机体的必然，动脉硬化后斑块形成、动脉狭窄发生是随后导致脑卒中的病理基础；所以延缓动脉硬化速度、减少动脉硬化的演变，才是有效控制、减少脑卒中发生的根本措施。

要知道，动脉硬化进程可被延缓。

动脉硬化不能被阻止，这不是悲观与颓丧，更不构成肆意挥霍体质、妄为饮食控制、拒绝体育锻炼及不改变不良生活习惯的借口。要知道任何有利于抗击动脉硬化进程的措施，都会延缓人类个体的动脉硬化进程；但不是阻止、阻断动脉硬化的进程，只是延缓。

年龄、性别、种族是动脉硬化不可改变的因素，而高血压、糖尿病、痛风、高脂血症，以及嗜酒、缺乏锻炼、不良生活习惯等都是动脉硬化进程的可干预、可控制因素。

举个例子，比如动脉硬化进程以每小时 100 公里的速度在发展。那么通过综合干预等措施后，我们将动脉硬化的速度降到每小时 80 公里，此状况就是胜利，如若能降到每小时 50 公里，那就是完胜！

动脉硬化每小时 100 公里→每小时 80 公里，抗动脉硬化胜利

动脉硬化每小时 100 公里→每小时 50 公里，抗动脉硬化大胜利

动脉硬化每小时 100 公里→每小时 0 公里，不可能实现！

动脉硬化每小时 100 公里→重返逆行，回到从前，……起码目前不可能实现。

（二）基础调控延缓动脉硬化进程

寻求解决动脉硬化的最有效方法上，我倡导依靠调节饮食方案、享有原始耐力运动、心态调节避免焦虑，以及避免熬夜、脑疲劳、吸烟等不良生活习惯等方式来解决，即 5 ☆基础调控（MATAO 法）。

延缓随着年龄时间增长而不断加重的动脉硬化程度，需综合处置、应对复杂的动脉硬化变量因素，才可能延缓个体动脉硬化进程。

我们推荐将最基础的运动、饮食、睡眠、心态和改变生活习惯此五项，作为延缓动脉硬化进程的主要措施。

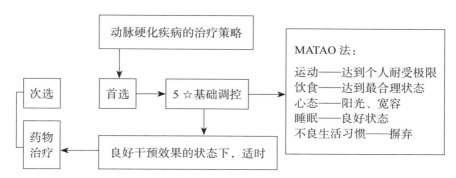

抗击动脉硬化首选 5 ☆基础调控

（三）提倡运动与改变不良生活习惯，符合人类进化理论

人类与疾病是共存关系，人类自身健康和疾病的协调平衡从人类进化角度来看，与人类所使用工具的匹配程度相关。

我认为，科技发展的本身，就有限制和减少人类原始运动本能的色彩。

所以针对动脉硬化、高血压、糖尿病、焦虑、失眠等疾病的防治，提出保持运动、坚持适度而科学的运动方式和运动习惯，同时避免久坐、暴食、熬夜等不良生活方式是有益的和符合人类进化理论的。

5 ☆ +1 对于缓解动脉硬化性脑血管病及脑血管病的高危因素来说，也是科学的和符合人类进化原理与治疗方式的。

5 ☆ +1（MATAO 法）的中心思想是适度运动，强调避免久坐、坚持运动习惯，这也是贯穿本书的主导思想。

恢复我们的原始运动本能！恢复我们的善良、宽容本性！恢复我们的酣畅淋漓睡眠！恢复我们的生态性饮食结构！少坐一会、多动一点，在饱食的日子里，适度的"空一下腹"也许没坏处。5 ☆ +1 延缓动脉硬化的具体做法，参见 5 ☆ 基础调控具体内容。

二、"5 ☆ +1" 高血压治疗策略

（一）口服降压药 ≠ 最有效的高血压治疗策略

我们反对这么一种观念，即"口服降压药就是绝对的高血压治疗"。口服降压药物是治疗、控制、应对高血压总体措施的一部分，但不是全部；而且药物治疗也不是每天记住按时吃药那么简单，降压药物的选择、血压的监测等都是使用降压药和调控血压需要注意的内容。

控制、治疗高血压，口服降压药物是重要的一项内容，但绝对不是全部！

除口服降压药物之外，治疗管控高血压病还需要有情绪管理、睡眠管理、饮食管理、运动原则、规避不良生活习惯这 5 项基础调控和血压管理，这些项目的总和与正常运行才能够成为高血压的有效治疗措施，单一一项都不能构成有效治疗措施。

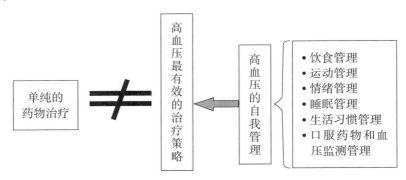

药物治疗与高血压的自我管理

（二）高血压自我管理的建议

高血压患者必须学会自我管理，提高高血压的自我管理意识和水平，通过采取健康生活方式，改变不良生活习惯不仅可以减少高血压发病率，更主要的是，可以减少高血压病的并发症。

高血压的自我管理（hypertensive self-management, HSM），并不仅仅是口服药物的搭配和选择；如果只认为规律口服药物、选择好的降压药物就是进行高血压自我管理了，那么这种理念只能被认为是片面的、缺乏系统性与先进性的。

高血压的自我管理是一整套生活方式的管理，包括患者的情绪、睡眠、运动、饮食以及规避不良生活习惯，即 5☆基础调控，在 5☆基础上＋药物治疗和血压监测管理才是目前对高血压最为有效的治疗策略。

（三）高血压与运动锻炼

1. 运动建议的总原则

对于高血压患者如何运动、何时运动、运动量怎么把握、运动注意事项等是关键。多高的血压可以跑或快走？血压增高时要不要限制运动方式和运动量？这些问题的回答也是指导高血压患者运动的原则。

原则 1，高血压患者禁忌过度运动，避免需屏气、腹压增加的锻炼方式，如举重、游泳、潜水等。

原则 2，血压控制良好者鼓励采用适度的、温和的锻炼方式。

原则 3，遵循循序渐进的原则，运动量和强度由低到高，时间由短到长；一次运动的完成，可以依据自身状况拆解成多次或小段运动来分段进行。

高血压患者适度运动时的血压参照，建议如下表。

高血压患者运动血压参照建议

血压状况		运动适度建议
高压 （收缩压）	＜150mmHg	适度慢跑类运动
	150～180mmHg	缓步活动为主，避免剧烈运动
	＞180mmHg	严禁剧烈运动，及早就医稳定血压
低压 （舒张压）	＜95mmHg	适度慢跑类运动
	95～115mmHg	缓步活动为主，避免剧烈运动
	＞115mmHg	严禁剧烈运动，及早就医稳定血压

总之高血压患者的运动方式，一定要遵照医疗建议，采取个体化原则。另外还要依据患者自身是否还患有其他系统运动限制性疾病、季节过敏、哮喘等，不能一概而论，此表只是单纯血压因素的参照建议。

2. 运动方式和强度

经常会有高血压脑血管病患者或高血压病患者询问，或是说"我有血压高，不能运动""我在运动呀！每天走七八千步呢！"

每每听到患者这样说时，我也只是笑笑地说，"我的老母亲每天要保证走1万步，她已经80多岁了！"，这时患者又会回一句自己"心脏不好，走多了会心慌"，而他（她）不知道的是，我的老母亲 80 岁那年因高血压住院，意外发现心脏冠状动脉有两处 90% 以上狭窄，并下了两枚冠脉支架。

高血压患者能否运动，答案是正向的。在有效控制血压的基础上，鼓励以适度的方式运动，并且把握运动的量。

(1) 将运动时心率作为运动强度指标：高血压患者的运动强度，同样可以采用运动时心率为指标。运动时心率监测较为方便，而且几乎可以达到每时每刻都能获得心跳数据，是指导高血压患者运动简洁、单一、明朗性指标，容易掌握。

1 级高血压心率控制在每分钟 100～125 次，或者运动后心率增加不超过运动前的 50%。

2 级高血压运动时心率不超过运动前的 30%，或者最大心率 < 125 次/分（合并快速心律失常等疾病除外，如房颤）。

(2) 建议有氧运动为主：高血压患者建议采用有氧运动为主，如慢跑；主要原因在于以下几点。

① 调节交感神经张力。

② 提高血管顺应性。

③ 加速血流、改善供氧、改善新陈代谢、提高心、脑、肾脏动脉供血。

④ 调节血糖和脂质代谢。

有氧运动时间，建议每天运动 30 分钟，总的运动时间在 60 分钟以内，可以由每次 5～10 分钟的小段运动时间累积达到总的运动量，并循序渐进。

（四）生活习惯管理

不良的生活习惯可以导致血压增高，不良的生活习惯也是脑血管病的高危因素，这一点我们分别在有关熬夜、饮水不足、情感异常和忽视等章节中也都做了阐述，道理都是相通的。

针对高血压病，提出需避免的不良生活习惯如下。

1. 嗜酒、吸烟。

2. 情绪激惹、思虑过重。

3. 高盐饮食、高脂饮食。

4. 过度劳累、脑疲劳。

5. 熬夜、深夜入睡。

6. 无运动锻炼、过度运动。

7. 长期忽视自身血压、过度紧张血压波动。

8.不规律口服降压药物、长时间不监测血压。

生活不注意的细节，长此以往都会导致血压的异常波动或持续的增高。这些生活中的细节习以为常就成为不良生活习惯，不良生活习惯的维持不仅可以诱发、导致高血压病的发生或加重，同时不良生活习惯也是诱发、加重脑血管病、冠心病、糖尿病的明确诱因。积极改变和避免不良生活习惯的养成，是减少诱发疾病发生和加重的良好措施。

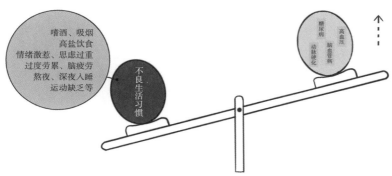

不良生活习惯撬动众多疾病

饮食管理。

饮食管理是高血压患者日常五大基础调控之一，没有饮食管理的高血压药物等治疗，就如同建设高楼大厦没有基础。

- 饮食管理原则。
  - 戒酒。
  - 戒烟。
  - 低盐、低脂、低糖、高维生素饮食。
  - 避免饱食、暴食、偏食。
  - 食后适度活动，避免久坐。

高血压患者是一口酒都不建议饮的，即便是所谓的养生酒或葡萄酒。低盐饮食或者限盐饮食是高血压患者饮食必须遵循的原则，控制盐的摄入可以明显缓解舒张压（低压）和收缩压增高的幅度，能减少心脏、脑血管并发症的发生。

高血压患者每日食入的盐量，原则上控制在 5～6g，这是很低的食物口感，很多患者不能承担如此低盐清淡的口味，特别是东北地区更是如此。

人们常说 21 天就能改变一个人的习惯，确实坚持一个月的低盐口味饮食，就会对咸的食物和菜类起到抵御心理，从此养成低盐饮食习惯。

高维生素、低脂饮食，对于防止血压增高导致的动脉硬化特别有帮助，也是缓解高血压所导致的血管疲劳的舒缓剂。

（五）口服药物和血压监测管理

1. 高血压患者对长期口服降压药存在两大误区

(1) 恐惧口服降压药物：很多初发高血压患者或是"老牌"高血压患者，不愿意口服降压药物，认为是药三分毒，自身又没有因为血压高带来不适或严重的身体状况，没有必要吃降压药而增加药物的毒副作用。

这种担忧是正常的，但也是可怕的。首先，目前的药物生产技术水平已经非常先进，药物副作用在现有的技术上已经被相当的低程度化，依据自身的生理状况在专业医疗人员指导下规避降压药的副作用，选取适合个人的降压药等是可以服用的。没有绝对无副作用的降压药，只有最适合的降压药。其次，高血压本身具有动脉损害和心脏、靶器官等损害，这种损害在某种程度上要大于降压药的毒副作用，两害相权取其轻。总之，在没有绝对禁忌证的状态下，高血压患者应该依据自身调控状况和身体状况、适时及时采用药物治疗。

(2) 有头痛、头昏等症状时吃药，无症状不吃药：这也是个错误观念，降压药物不是退烧药，发热时再吃、不发热就不吃。降压治疗是个平抑血压波动、避免血压在较高状态持续而应用的过程，其作用机制和目的都是需要长期口服才能获得。

同时要知道，不是每次血压增高都会引发头痛、头昏、头晕、耳胀等症状；但是，每次血压异常增高或持续增高，都有诱发脑卒中的风险！这种风险，对于患者来说，危害是更大的。

2. 血压监测建议

(1) 过于频繁的短时间内反复测量血压，没有必要：患者一日内反复数十次测血压，甚至多达 20 次或更多。这种状况见于两种情形，一是血压波动或存在高血压增高性症状，二是焦虑性恐惧。

第一种情形实际上有时也存在一定焦虑性情节，第二种甚至发生在 1～2 级高血压状态，只因为血压每次测得的数值都不同，而引发患者或患者家属紧张。

对于血压波动，必要的监测是应该的。当高压（收缩压）小于 180mmHg 时，高压在此线下波动 20～30mmHg 是允许的，没有必要为短时间内反复测量的血压数值不同而纠结和恐慌。一是血压本身就是波动的、不固定的，二是某些电子血压计也过于敏感或存在质量差异。

(2) 最能代表全天血压状态的时间测血压：睡眠中血压最低，醒后血压偏低，晨起活动至午后是一日内血压最高的时间，这是正常的一日内血压生理波动。睡眠及醒后即刻血压不能代表整日血压平均水平，建议上午 9 时至晚 20 时间测血压。

但许多高血压患者血压一日内生理波动紊乱，最高血压可能会出现在夜间或晨起时，建议患者要掌握好自己血压波动的规律。

(3) 建议依据血压高低的程度来决定测量血压的次数：根据高压（收缩压）的高低，来决定测量血压的周期和每日次数，血压越高、脉压波动越大测量血压的次数越频繁、周期越短；血压平稳、血压波动或增高的程度有限，测量血压的次数可以相对长一点。

依据高压（收缩压）的程度建议监测的次数如下。

① 高压 160mmHg 以内，每周 1 次或至少 2 周 1 次。

② 高压在 160～180mmHg，隔日 1 次或每周 2 次。

③ 高压＞ 180mmHg，每日至少测 1 次。

④ 对于血压突然增高＞ 200mmHg，或者血压增高幅度＞ 40mmHg 以上，就要随时测量血压了，间隔 30～120 分钟。

(4) 出现高血压性症状启动血压监测：突然出现高血压性症状是启动血压监测的客观指标，血压监测的次数和时间周期可以结合血压增高的幅度具体实施。

高血压性症状包括头痛、头晕、恶心、心悸、胸闷、视物不清等，如若出现上述症状加重伴有呕吐、视物重影、平衡障碍、肢体麻木无力、心前区疼痛、抽搐等，应立刻就医，不要再在家单独监测。

3. 降压药选择建议

规避降压药的副作用是必须遵守的基本原则。例如钙离子拮抗剂，有增高心率、踝部水肿、牙龈增生的副作用；ARB 即沙坦类药物，长期可造成血管性水肿、肝肾损害；β 受体阻滞剂能引起心动过缓、加重心衰和阳痿的副作用；ACEI 类药物有干咳、体位性低血压的副作用；利尿药能引起离子紊乱、血容量减少等等。这些都明确写在药物的说明书里，很多患者都会读的非常细致。

(1) 降压药物选择和配伍的原则。

① 首选长效降压药物：什么降压药是长效降压药？简单地说就是该药物说明书要求一日内口服一次的降压药。长效降压药作用时间长，能最大限度保证一天 24h 内血药浓度的稳定。

长效降压药半衰期较长，药物持续作用的时间也长久。半衰期短的降压药多采用缓释剂型或控释剂型，以达到在胃肠道缓慢持续释放和被吸收的作用。

当然口服一种长效降压药物不能达到理想降压效果时，可再加服另外一种长效或短效降压药物配伍。

② 配合短效降压药物：在长效降压药物不能取得理想降压效果时（按药物说明书单药达到日最大剂量），建议配伍短效降压药物。所谓短效就是指一日内需要口服 2～3 次的降压药物。

(2) 短效降压药物口服原则。

① 要根据血压程度和已使用的长效降压药种类，进行选择。

② 从小剂量开始。如由每日一次开始，每次 0.5～1 粒，逐步增加量或次数。

③ 依据血压增减。依据血压控制程度调整短效降压药的使用次数、每次用量和每日总量。

还要强调的是，影响血压波动的因素很多，如情绪、失眠、焦虑、烦躁、惊吓、劳累等。如最近繁忙、经常熬夜，一定要测血压，依据血压波动适度增减药物剂量。

另外人体血压会随着季节变化出现波动，一般冬季偏高，这时要适度增加药量；夏季偏低，要随着血压降低适度减量；春秋两季气温不稳定，血压波动也会较大，不要随意突然停用降压药或过度反复增加降压药。

每次对口服降压药做出调整，不论是增加剂量还是减少剂量，都要随后测量数日的血压，观察和确定降压药的调整是否得当。

（关于高血压的药物治疗和选择，您也可以参阅"好大夫"网 huikai.haodf.com 相关文章。）

（六）年龄越大、血压越高！需要血压高点或低点的患者

1. 年龄越大，血压越高

高血压自我管理（HSM）是高血压患者应该遵循的最重要原则，HSM 最重要的内容之一是个体化原则，也就是因人而异、因个体差异采用不同的调控措施和血压标准。比如 70 岁以上老年人，日常血压不主张以标准理想收缩压 120mmHg 为调控目标，而是应该上调日常的收缩压（高压）。

(1) 65—70 岁，如没有特殊的限制，收缩压可以在 130～140mmHg 为宜。

(2) 70 岁后，收缩压在 140～150mmHg 为宜。

(3) 80 岁后，收缩压在 145～155mmHg 为宜。

建议年龄 70 岁以后，每增加 10 岁，收缩压上移 5～10mmHg 为目标血压。

2. 动脉狭窄、闭塞，血压要高点

针对患有脑动脉狭窄、脑动脉闭塞的患者而言，为了保证狭窄动脉远端灌注压和灌注量，也应该适度调高患者的血压，调高幅度建议是 10～20mmHg。当然这还要依据患者动脉狭窄程度、狭窄部位、狭窄动脉数量、侧支代偿情况而定。原则是不低于正常血压，即便是患有高血压的患者，血压调控也要高于原有平均血压状态，以 10mmHg 为宜；具体实施方案仍要遵循专科医生意见。

3. 脑动脉瘤、动脉夹层患者，血压要低点

发现颅内脑动脉瘤存在的患者，血压要低一点。降低幅度要依据动脉瘤的形态、大小、部位、多少而定，一般在 10～20mmHg 范围内。

原则是：①囊性动脉瘤，动脉瘤越大或带有子瘤、越接近大动脉血管根部（近心端），血压降低越严格。②脑动脉夹层，不论是颅内或颅外动脉夹层都应该适度降低收缩压（高压）。

另外发生脑血管痉挛、血管炎、烟雾病等其他脑血管病状态，血压也要适度调整，这要遵循专业医生的指导意见。其他系统疾病状态如心衰等血压调整原则也有相应的标准，也请参照专业意见。

4. 高血压是把双刃剑

强调的是高血压是把双刃剑，高了、低了都不行。

我们已经知道血压高了，动脉瘤增长、脑血管痉挛、诱发脑血管狭窄的闸门效应－限制脑动脉供血，引发脑动脉供血不足；血压低了，直接导致脑灌注不足，特别是已存在脑动脉狭窄、发育纤细的患者，还有动脉硬化较重的老年患者。

所以，高血压是把双刃剑，日常血压高低的维持要因人而异，不可一刀切，遵循个体化原则，由专业医生具体给出个体患者的专业意见。

三、"5☆+1"糖尿病的治疗策略

规律运动是糖尿病治疗基础的基础。

没有运动计划的糖尿病治疗方案，不是完美的治疗措施。

（一）运动是调整血糖代谢的基础

很多的糖尿病患者会形成误区，认为有糖尿病了，就应该首选药物治疗。这一观点是不恰当的，起码对于那些无运动限制性疾病的糖尿病患者来说或对大多数糖尿病患者而言，治疗糖尿病最基础的方式是运动和饮食调控，其中重点是运动。

规律运动对于糖尿病的好处如下。

1. 促进糖代谢，降低血糖水平。

2. 增加胰岛素敏感性。

3. 降低胰岛素抵抗。

4. 促进脂肪消耗，调节异常糖代谢引发的脂质代谢紊乱。

对于糖尿病而言，运动是最基础的首选的生活干预方式，当然同时配合饮食调控，如在此基础上仍不能有效控制血糖，那就要适当选择药物治疗措施了。

运动是糖尿病治疗基础的基础。

（二）糖尿病运动方式与注意事项

1. 运动原则

遵循个体化原则，依据年龄、血压、骨关节状况、是否有其他疾病等，采取循序渐进、量力而行和坚持持久的运动方法。

(1) 运动方式：原本无运动习惯的糖尿病患者，运动时建议首先选取适合的低运动强度的运动方式，由低到高逐步增加。比如由增加步行时间、步行距离、速度，逐渐到慢跑、打球、跳绳、室内操等。

(2) 运动时间：不怕运动持续时间短、就怕不坚持运动。

对于糖尿病患者而言，有每日的运动坚持总比没有好。

由每日 5 分钟逐步增加的 30 分钟、60 分钟，坚持每周 2 次增加到每周 3～5 次。

2. 注意事项

(1) 防止低血糖：掌握近期的血糖水平，运动前监测一次血糖，血糖< 5.2mmol/L 时应避免过度、长时间的运动。运动时要随身携带适量的糖果或小饼干等，以备不时之需。

(2) 防止运动损伤：如采用棉质衣服、袜子，专业运动鞋，衣服宽松、轻便，做好关节保护。

(3) 其他注意事项，遵循 5 ☆ 运动原则。

3. 运动禁忌

糖尿病以下状况时不主张采用运动方法，或者暂停运动项目。

(1) 血糖> 14.0mmol/L，或波动较大。

(2) 近期反复低血糖。

(3) 糖尿病并发症、合并症、感染等。

(4) 专业医生否定运动方法时。

（三）糖尿病饮食调控分级原则

饮食调控是糖尿病治疗的基础，是重要的环节之一。没有饮食调控的糖尿病治疗方案，不能称为糖尿病基础治疗。

1. 饮食调控总则

(1) 控制每日摄入的总热量。

(2) 食用高纤维饮食。

(3) 营养搭配合理。

2. 食品种类简介

(1) 绿色蔬菜：带叶的、茎类、十字花科蔬菜。芹菜、韭菜、菠菜、萝卜、甘蓝、苦瓜、南瓜等新鲜蔬菜，以及菇类、木耳等；少吃根、块茎的菜。

(2) 杂粮：荞麦面、燕麦首推，玉米。

(3) 豆类：豆类和豆类制品，扁豆、绿豆。

(4) 鱼类：冷水鱼、小嘴而肉质细嫩的鱼。

3. 食物血糖生成指数

食物血糖生成指数简称升糖指数，把口服葡萄糖后血糖升高指数定为 100，食用某种食物后血糖升高的程度与葡萄糖对比，得到的数值就是该事物的升糖指数（GI）。

食物的升糖指数分类，高 GI 食物，GI > 70；中 GI 食物，GI 在 55~70；低 GI 食物，GI < 55。

不同食物的升糖指数

高 GI		中 GI		低 GI	
食物	GI	食物	GI	食物	GI
葡萄糖	100	蔗糖	65	巧克力	49
麦芽糖	105	玉米	60	乳糖	46
普通馒头	88	荞麦面	66	黑米、藕粉、黑豆	32~42
大米饭	83	燕麦	55	果糖	27
蜂蜜、马铃薯	73	山芋	54	柑橘、葡萄、桃、柚子、李子、樱桃	22~43
面包、白面包、华夫饼	70~77	胡萝卜	69	酸奶酪、牛奶、豆奶、脱脂牛奶、降糖奶粉	14~33

（续表）

高 GI		中 GI		低 GI	
食　物	GI	食　物	GI	食　物	GI
小米	71	香蕉、芭蕉、猕猴桃、芒果	55～52	菜花、芹菜、黄瓜、茄子、生菜、青椒、青豆、菠菜、莴笋、鲜菇、花生	15

进食高 GI 食物后，食物消化快、吸收快，食后血糖升高峰值大；故此糖尿病患者建议食用较低 GI 的食物，以免食后血糖突然升高。

4. 糖尿病饮食分级原则

对于糖尿病潜在人群或糖尿病患者，特别是糖尿病初期饮食控制一定要严格，管住自己的嘴。

糖尿病潜在人群或糖尿病家族性高危人群，至少应该采用初级饮食控制。对于血糖波动范围较小、空腹血糖餐后血糖控制较好的糖尿病患者、特殊需要防止低血糖发生的患者，在特定条件下至少应该采取中度饮食控制。对于那些血糖控制不良、仍在嗜酒、缺乏运动、并发症、合并症等患者，建议采取严格的糖尿病饮食控制。

糖尿病饮食分级

糖尿病饮食控制级别	按照食物升糖指数（GI）
初级饮食控制	停止直接进食糖类和 GI＞100 的食物
中度饮食控制	停止进食 GI＞70 的食物
严格饮食控制	停止进食 GI＞50 的食物

（四）及早发现、及早干预糖尿病

糖尿病前期糖尿病风险增加，及早发现及早干预是降低糖尿病发病率、减少糖尿病并发症的重要措施。

下列人群有可能成为糖尿病的高危人群，应定期进行血糖监测。

- 40 岁以上者。
- 超重或肥胖者。
- 不良生活方式、不良生活习惯持续者。
- 具有糖尿病家族史或心血管病家族史者。

不论是糖尿病前期还是糖尿病期或晚期，都应坚持良好的生活方式、学会自我管理，以减少并发症、提高生活质量。

(1) 饮食控制。

① 多吃新鲜水果、蔬菜，多吃含纤维素和不饱和脂肪酸的食物。

② 限制高热量、高脂肪、高盐饮食。

③ 减少碳酸饮料摄入。

④ 戒烟酒。

(2) 积极控制体重。

(3) 增加体力活动。

(4) 减少心理压力。

推进以上健康的生活方式，是糖尿病自我管理的重要内容。

四、"5 ☆ +1"中风后痴呆的干预策略

（一）脑卒中后痴呆，独立生活能力划分

按照脑卒中后痴呆对患者日常生活能力的影响，以及患者认知损害程度对独立生活能力的影响，将脑卒中后痴呆程度分为四个等级。

脑卒中后痴呆程度划分

等 级	对日常生活影响程度	独立生活能力和辅助	出 行
轻度	损害较轻	能独立生活	能独立完成
中度	部分损害	生活需要部分辅助	辅助和引导
重度	较重	必须依靠生活照料	不能
极重度	严重	完全生活照料，卧床、二便失禁	卧床

（二）动作笨拙、肢体协调能力损害是干预、训练的主要对象

脑卒中后痴呆大部分患者的运动能力可以通过康复训练得到部分保留，虽然患者的肢体运动能力减退，但是自我行走、辅助行走还是可以的；日常穿衣、吃饭、如厕等功能受影响，但基本能独立或在轻度辅助下可以基本完成。

患者运动的协调性是日常干预的主要目标。患者协调性损害源于脑卒中和痴呆两个因素，而并非仅仅是中风。

协调性损害的主要表现为患者可以行走、但是走不稳，吃饭、穿衣、如厕、行走转弯、跨低矮障碍物等动作明显笨拙与不协调。

这些主要发生在轻度和中度脑卒中后痴呆患者身上，对于这两类患者运动能力与协调训练不仅可以提高生活质量，也是对患者进行中风与痴呆康复和干预的重要措施。

（三）针对轻度、中度脑卒中后痴呆的干预策略

1. 运动与协调训练

内容：依据患者运动能力状况，分别从事协调能力的慢速度和快速达训练。

要求：逐步恢复躯体和肢体的协调能力，训练时防摔！

(1) 慢速度协调训练。

● 推气球。

场所：在室内或风和日丽的室外，进行训练。

人员：家人或陪护、护理人员辅助。

方式：用一个充足气的普通气球，教会患者反复用单手或双手托起并推送给他人，尽量不要落地。

注意事项：防跌倒，周围没有锐物或障碍物；地面用软质材料覆盖。时间在达到30～120分钟为宜，每日可反复进行。

(2) 快速度训练：患者在训练后有一定的运动、协调、认知等能力的提高基础上，还可以鼓励患者拍软皮球、拍篮球等。

2. 益智与学习训练

内容 摆积木，拼图，拼玩具，背诵典故，患者自己讲故事，复述看过的短视频，总结内容、说出重点等。

要求 采用益智的小游戏鼓励患者独立完成，并且一定要检查完成情况。采取由简到繁、由少到多，手工玩具由大到小的原则。坚持每日进行，每次可在1～2小时，鼓励每日1～2次。

● 摆积木。

人员：家人或陪护、护理人员辅助。

方式：先给患者一个图形，鼓励患者独立看图完成，再鼓励患者不看图完成。

注意事项：游戏前后核对游戏块的个数，防止小的玩具被患者误食。患者拼错了也要鼓励患者，陪护要有耐心，每日可反复进行。

3.语言与主动性训练

内容：读书、读报、唱歌、朗诵，主动交谈、打招呼、说话

要求：发音清晰、字句连贯，朗读或说话时每个词、每段含意表达准确。坚持每日进行，每次可在 30 分钟以上，鼓励每日 2～3 次。

注意事项：不要急功近利，患者的记忆和主动性训练在于日常的积累。主要诗句以简单的三言、五言句为主，反复强化，能让患者记住为主要目的，不在于看过多少书、背过多少诗词。鼓励患者主动交流、参与交谈，不要打击、挖苦患者，更不要当众责备患者。要主动为患者营造交谈、读书、背诗词的气氛环境。

五、动脉斑块的处置建议

（一）不建议立刻口服药物的斑块

我们以颈部动脉（颈内动脉和颈总动脉）为例，如果发现颈部动脉有斑块了，有斑块就吃药吗？斑块多厚？血脂什么样的改变要吃药？积极筛查、足够重视、避免恐惧，是种态度、也是方法。

首先要做的不是紧张、害怕，而是要找专业的医生咨询、获取专业的处置意见。因为大多数动脉斑块是稳定性斑块，不稳定性斑块仅占少部分。恐惧动脉斑块脱落产生脑梗死是无意义的，重在发现后的处置。

不是所有的斑块都需要口服调脂药物来治疗的。

斑块的大小一般有长度和厚度两个数值，斑块厚度是绝对要重视的重要数据。斑块长度、斑块体积等测量性数据，一般来说在内科常规治疗中不作为特殊参考，而在外科手术、临床研究时会使用的更多。

我们以斑块厚度（IMT）、斑块性质和血脂水平为参照，针对斑块形成提出如下指导建议。

需满足以下几个条件的稳定性斑块，暂不需要口服药物，包括颈内动脉和颈总动脉。

• IMT ≤ 2.3mm 的稳定性斑块，血脂正常或仅轻度异常。

• 2.3mm < IMT ≤ 2.5mm 的稳定性斑块，血脂正常。

• ≤ 2.5mm 的稳定性斑块，无动脉狭窄、无相应的脑栓塞证据、无 TIA、脑梗死病史等。

要知道动脉硬化、动脉斑块形成是脂质代谢异常的退化性疾病，针对这类疾病或病症，我们首先要采取的治疗措施并不是马上吃药，而是应采用饮食控制、适度锻炼等 5 ☆ 基础调控方案。

患者或体检者在发现斑块后往往都特别紧张，再加上有时受到某些指导的影响，许多患者会跟风大量长期口服他汀类降脂药物或其他调脂药物，认为只要口服降脂药物了就会控制斑块的增长、甚至就会消除斑块了！这些观点是不科学的和缺乏依据的。

（二）需要口服药物的斑块

满足以下状况的动脉斑块，需要口服药物，包括颈内动脉和颈总动脉。

- IMT > 2.3mm 的稳定性斑块合并血脂明显异常。
- IMT > 2.5mm 的稳定性斑块。
- IMT ≤ 2.5mm 的稳定性斑块已明确引起动脉狭窄。
- 所有不稳定性斑块。

不同性质斑块在合并血脂不同程度改变时的处置原则

斑块性质	IMT 厚度（mm）	血脂	意见			
			适度锻炼	饮食调控	药物调脂治疗	定期复查
稳定性斑块	≤ 2.3	轻度异常	√	√		√
	2.3 < IMT ≤ 2.5	正常	√	√		√
		明显异常	√	√	√	√
	> 2.5	正常	√	√	√	√
不稳定性斑块	不论大小	正常	√	√	√	√
		异常	√	√	√	√

（三）动脉斑块的常规处置原则

如果人体存在动脉斑块，那么对于动脉斑块的常规处置原则是一致的，主要是应采用 5 ☆ +1 基础调控方案，加药物调脂治疗，加完善相关检查，加基础疾病治疗。

当然所有的治疗、处置要遵循的重要原则是个体化原则，要依据患者的具体疾病状况、身体状况等进行合理的建议。例如对于脑动脉斑块形成的患者还要进行头颅 CT 或磁共振检查，看看该类斑块是否已引起了脑组织梗死等。

在这里就动脉斑块的一般性治疗和处置原则，给予大家一些意见。

1. 生活方式的改变

包括戒烟、戒酒、低盐低脂饮食、加强锻炼、控制体重、调整心态、保持充足而良好的睡眠、避免不良生活习惯等；总之采用 5 ☆ +1 基础调控方案。

2. 药物治疗

(1) 控制血压、血糖、血脂等，控制血尿酸、血同型半胱氨酸等基础疾病。

(2) 适度抗血小板治疗，预防性应用抗血小板药物可显著降低缺血性脑血管疾病的发生。

(3) 降脂治疗，多项临床研究均证实他汀类药物可稳定斑块、显著降低心脑血管事件的发生率和病死率，可根据患者低密度脂蛋白（LDL-C）水平以及是否合并其他缺血性脑卒中危险因素，酌情使用他汀类药物控制血脂。服用过程中需定期监测肝酶、肌酶和血脂的变化。

医者注：颈部动脉斑块形成提示全身动脉硬化性疾病风险增加

临床研究显示若有颈部动脉血管斑块的形成，则提示全身血管动脉粥样硬化已经形成。颈部血管斑块的出现提示心肌梗死、中风、周围血管动脉粥样硬化疾病等发生风险增加。研究表明，颈动脉 IMT 每增加 0.1mm，心肌梗死危险增加 10%～15%，中风危险增加 15% 左右。尤其是超声显示低回声的软斑块即不稳定斑块，更容易脱落导致脑卒中。

（四）有动脉斑块的人一定要看的内容

1. 积极筛查、足够重视、避免恐惧

体检或常规检查时、更有些人是医生直接建议下，很多患者被检出动脉斑块的存在。

有斑块了！

担心！疑惑！焦虑！恐惧！接踵而来。

要是没有读到前面关于斑块稳定性的讲述，直接读到这里也能理解斑块是可以引发脑梗死的，这也正是之所以担心、不解的原因。

然而，要告知您的是：不是所有斑块都引起临床缺血事件的发生！不是所有的斑块都能引起脑梗死和脑缺血发作！

要强调的是，不是反对积极治疗动脉斑块，而是不赞成将动脉斑块问题扩大化，导致恐惧性的斑块治疗。

大多数斑块，比如斑块较小、较光滑、较硬质的动脉斑块都可以稳定在数年至十数年以上。至少如同您现在没有发生斑块所致的脑卒中一样，您仍是有时间去进一步完善检查和就诊专业医生的。

恐惧、心理压力解决不了斑块问题。

医生有职责合理、科学地解释病情，而不是单纯地加重患者或患者家属的思想压力、挑起恐惧心理。

医生有责任给予患者和患者家属，对于疾病应采取的合理的、科学的进一步检查建议。

所以，当您发现动脉斑块后，应该采取合理措施：①定期体检、及早发现。②正确对待、减少恐惧。③完善检查、合理就医。④饮食调控、适度运动。⑤药物治疗、遵从指导。⑥明确性质、预防中风。

2. 发现斑块，了解斑块的"过去"，指导以后的处置

当您发现此生已经具有动脉斑块，恐惧过后会有很多要采取的方法来抗拒斑块的增长和避免脑卒中的发生。譬如口服药物治疗，应该是最常见和最易被接受的措施。

我给予您的建议是，斑块形成被检测出来后，不能仅依据现在是否已经发生了脑卒中，更要依据头部 MRI、CT 检查确定是否既往发生过脑缺血事件。

3. 有症状性斑块和无症状性斑块

根据斑块是否引发过相关的脑缺血事件，将斑块分为有症状性斑块和无症状性两大类。

症状性斑块的特点

有症状性斑块特点	无症状性斑块特点
• 脑卒中病史 • 短暂性脑缺血发作病史 • 不稳定斑块 • 易损斑块 • 斑块合并轻度动脉狭窄	• 无脑缺血事件 • 稳定性斑块合并较轻狭窄

既往引起过脑缺血事件的有症状性斑块，是防范和治疗的重点，是可以再度引发脑卒中的高危因素。

无症状性斑块指的是患者临床检查发现斑块形成了，但是患者没有产生斑块动脉相应区域的脑梗死和（或）缺血性脑功能障碍的发作，这种斑块多半是稳定性斑块。

有症状性斑块指的是患者有斑块动脉，同时患者有斑块动脉相应区域的脑梗死和（或）缺血性脑功能障碍的发作，这种斑块多半是不稳定性斑块。

医者注：脑缺血事件

脑部缺血事件（cerebral ischemic events），通常指脑部动脉的缺血发作，包括两大类临床表现一是 TIA、二是脑卒中，统称为症状性脑缺血发作。

(1) 短暂性脑缺血发作（TIA），可表现为一过性单侧肢体感觉、运动障碍、单眼失明或失语等，一般仅持续数分钟，发病后 24 小时内完全恢复。发作过后查体无明确阳性体征，影像学检查无局灶性病变。

(2) 缺血性脑卒中（AIS）常见临床症状有一侧肢体感觉和（或）运动障碍、失语，严重者可出现昏迷。查体可有相应神经系统定位体征，影像学检查可见局灶性病变。

无症状性是指，许多颈动脉硬化性疾病患者临床上没有任何神经系统症状或仅有一些非特异性表现，如头晕、头痛等。

后 记

历时 4 年的写作，始于知天命后，落笔于近花甲时，时至今日终于完成书稿，却没有感到丝毫轻松，而是感觉责任和义务变得更大了。

实际上，40 岁以后人类大脑都会产生不同程度的缺血灶。人的一生中会发生多次小一点的脑梗死病灶，只不过大多数发生在中枢神经的"静"区，没有直接影响人体功能。相较而言，致命、致残、致痴呆性脑卒中才是我们真正的防治重点。

作为一名资深的临床医生，治病救人的同时也亲见了无数的患者脑卒中后的艰难困苦。诸多中老年、青壮年，甚至不足 20 岁的青年人罹患脑卒中，不仅失去独立自主的生活能力，甚至因痴呆丧失人格！

脑卒中的病因、诱因众多，不是简单控制某一因素或坚持养生就可以远离脑梗死、避免脑出血的。书中列举的病因和诱因，虽然都是促发和引发脑卒中常见的高危因素，但也并非百分之百会导致脑卒中。

生活诱因最难控制，许多生活诱因本就是一些日常的不良生活习惯，比如久坐、熬夜、饮水不足等。生活诱因也是最多争议、最难界定、最难形成共识的，每个人在这一问题上都有自己的见解。笔者的观点是不能以点概面地总结生活诱因，而是应该用科学、客观的态度去理解和体会。生活诱因往往是复合的，比如熬夜 3 天＋饮水不足＋压力＋精神紧张＋久坐，如此做法肯定对躯体健康无益！

防范脑卒中、拯救脑卒中是一个系统工程，民众思想认识体系的提高是决定性因素。书中所述从脑血管解剖到脑卒中后家庭护理，全面、客观、公正地帮助您了解脑卒中的残酷，认识脑卒中的前因后果，掌握发现脑卒中的方法。作为目前涉猎内容非常全面的脑卒中科普著作，您一定可以从中找到对您有益的内容。

感谢您的阅读，祝生活愉快、身体健康！

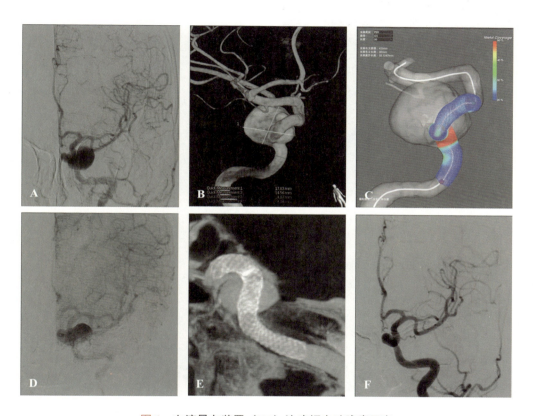

图 1　血流导向装置（FD）治疗颅内动脉瘤示意

A. 术前脑血管造影正位 2D 影像；B. 术前脑血管造影 3D 测算；C. 术前 AneuGuide 软件测算；D. 血流导向装置植入即刻 OKM 分级 B3 级；E. 血流导向装置植入后 VASCO-CT；F. 术后 18 个月复查造影 OKM 分级 D 级

图片特别提供（图 1）

王君，解放军总医院第一医学中心神经介入科主任，教授、主任医师，硕士研究生导师。国家自然科学基金评议专家，国家卫健委脑卒中防治专家委员会缺血性卒中介入专业委员会副主任委员，中国卒中学会神经介入分会青委会副主任委员

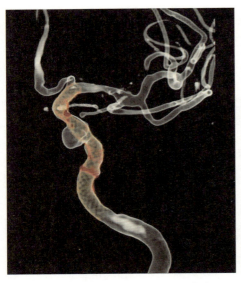

图 2 密网支架（FD）治疗动脉瘤

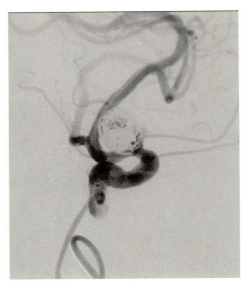

图 3 巨大动脉瘤弹簧圈辅助填塞

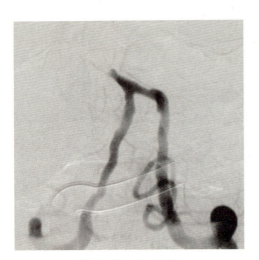

图 4 基底动脉闭塞

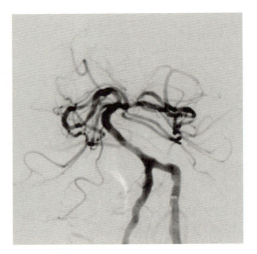

图 5 基底动脉取栓开通术后

图片特别提供（图 2 至图 5）

南光贤，吉林大学中日联谊医院神经内科主任、高级卒中中心主任、脑卒中急救指挥中心主任，教授、主任医师，博士研究生导师。国家科技进步奖评审专家，国家卫健委脑卒中防治工程委员会卒中中心管理指导委员会常委、督查专家，吉林省医师协会神经介入专委会主任委员

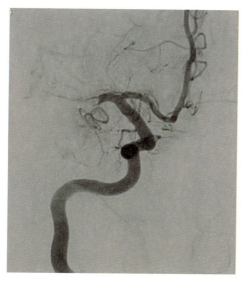

图 6　右侧大脑中动脉闭塞取栓前

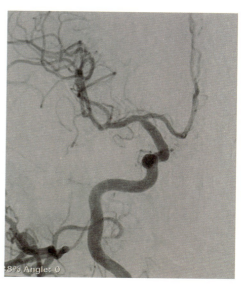

图 7　右侧大脑中动脉闭塞取栓后

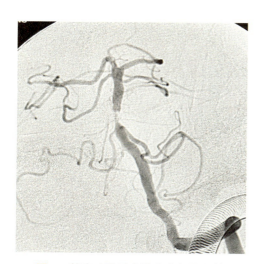

图 8　基底动脉重度狭窄支架置入前

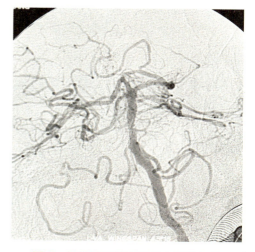

图 9　基底动脉重度狭窄支架置入后

图片特别提供（图 6 至图 9）

史怀章，哈尔滨医科大学附属第一医院神经外科主任，教授、主任医师，博士研究生导师，博士后指导教师。中华医学会神经外科分会脑血管病学组副组长，国家卫健委脑卒中防治工程中青年专家委员会常委，中国医师协会神经介入专业委员会副主任委员

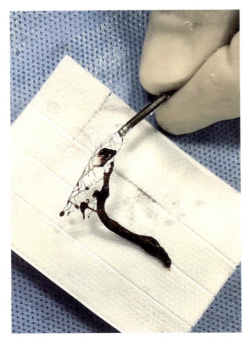

图 10　颅内动脉取栓术后血栓展示

图片友情提供（图 10）
周勇，大庆龙南医院神经内科主任

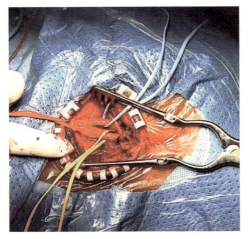

图 11　颈动脉内膜切除成形术
（carotid endarterectomy，CEA）

图片友情提供（图 11）
张宇，大庆龙南医院神经外科主任